基于大数据卫勤循证决策研究

张鹭鹭　主编

上海大学出版社

·上海·

图书在版编目(CIP)数据

基于大数据卫勤循证决策研究 / 张鹭鹭主编. —上海：上海大学出版社,2023.12
ISBN 978 - 7 - 5671 - 4870 - 3

Ⅰ. ①基… Ⅱ. ①张… Ⅲ. ①军队卫生－卫勤保障－研究 Ⅳ. ①R821.4

中国国家版本馆 CIP 数据核字(2023)第 226277 号

责任编辑 陈 露
封面设计 缪炎栩
技术编辑 金 鑫 钱宇坤

基于大数据卫勤循证决策研究

张鹭鹭 主编

上海大学出版社出版发行

(上海市上大路 99 号 邮政编码 200444)

(https://www.shupress.cn 发行热线 021 - 66135112)

出版人 戴骏豪

＊

南京展望文化发展有限公司排版

江苏凤凰数码印务有限公司印刷 各地新华书店经销

开本 710mm×1000mm 1/16 印张 22.5 字数 416 千字

2024 年 1 月第 1 版 2024 年 1 月第 1 次印刷

ISBN 978 - 7 - 5671 - 4870 - 3/R·45 定价 98.00 元

《基于大数据卫勤循证决策研究》

编 委 会

主　编：张鹭鹭

副主编：汪　博　唐　康　于伯洋

编　者：（按姓氏笔画排序）

前　言

随着管理要素日趋复杂,海量数据不断冲击,将大数据思维模式和大数据技术引入循证决策有助于规律的全面把握。建立用数据说话、用数据决策、用数据管理、用数据创新的管理机制,以强有力的证据作为决策的基石,摆脱非理性决策理念,以实现更加科学的决策。

本书按照 4 篇 12 章组织编写:第一篇总论,为第一章至第四章,包括大数据概述、大数据国内外现状、大数据研究分析方法、基于大数据卫勤循证决策研究框架;第二篇平时卫勤循证决策,为第五章至第六章,包括基于大数据住院费用保险公平性、美军平时医疗保障;第三篇战时卫勤循证决策,为第七章至第九章,包括美军战时卫勤保障转型、美军战时卫勤保障、美军战时卫勤信息化建设;第四篇非战争卫勤循证决策,为第十章至第十二章,包括基于大数据地震医疗救援人力资源配置、基于大数据龙卷风医疗救援伤病员发生、基于大数据龙卷风医疗救援医疗后送。

本书旨在完善大数据理论和方法在"平战非"卫勤循证决策中的应用,应用"卫勤决策支持"全国重点实验室中的调研、建模与干预实验技术,将大数据引入循证决策,改变了证据分析方法,实现了数据信息实时化、全面化、科学化,从而为决策者提供快速、准确的大数据支持,提升了循证决策效率与质量,为后期"平时、战时、非战争"决策提供了坚实的理论依据。但由于编者水平有限,书中难免存在纰漏之处,欢迎广大读者批评指正。

作为大数据理论、方法和技术在"平战非"卫勤循证决策中的全面实践,本书在编写过程中得到了"十三五"军队重点院校和重点学科专业建设后装保障项目(卫生勤务——海战卫勤组织指挥)与国家自然科学基金(72174204)的资助,并广泛借鉴了相关成果,形成本书。受篇幅所限,参考文献仅在每章后,按第一作者汉语拼音顺序统一列出,在此一并表示衷心感谢!

编　者

2023 年 10 月

目　录

第二篇 平时卫勤循证决策

第三篇 战时卫勤循证决策

第一篇

总　　论

第一章 大数据概述

第一节 大数据的定义和发展

一、大数据定义

（一）大数据背景

随着工业 4.0 时代的来临，除了传统的生产要素——土地、资本和劳动力之外，数据将成为一种重要的生产要素进而影响着各个领域的人类活动，这将对人类的认知和生活方式产生革命性的影响。美国麦肯锡全球研究院 2011 年 6 月发布题为《大数据：创新、竞争和生产力的下一个前沿领域》的研究报告，指出"大数据时代已经到来"，数据正成为与物质资料和人力资源相提并论的重要生产要素，大数据的使用将成为未来国家提高竞争力的关键因素。

（二）大数据定义

第一个提出大数据概念的维克托·迈尔·舍恩伯格（Viktor Mayer-Schönberger）及肯尼斯·库克耶（Kenneth Cukier）在编写的《大数据时代：生活、工作和思维的改变》一书中定义的大数据是指不用随机分析法这样的捷径，而采用所有的数据进行分析处理。大数据并非一个确切的概念，最初是指需要处理的信息量过大，已经超出了一般电脑在处理数据时所能使用的内存量，因此工程师们必须改进处理数据的工具。

《大数据：创新、竞争和生产力的下一个前沿领域》的研究报告中指出"数据已经渗透到每一个行业领域，逐渐成为重要的生产因素；而人们对于海量数据的运用将预示着新一波生产率增长和消费者盈余浪潮的到来"。该报告中把大数据定义为："大小超出了典型数据软件的采集、储存、管理和分析等能力的数据集。"

国内外至今对于大数据的概念还没有一个准确的、权威性的定义或比较一致的概念描述。本书通过梳理文献，归纳出三类大数据定义：

1. 属性定义

Gartner 机构的分析师道格·兰尼(Doug Laney)在 2001 年的报告和相关讲座中提到数据增长的挑战和机遇可以从三维的角度来定义：增长的数量，数据进出的速度，数据种类和数据源的范围。在 2012 年 Gartner 机构更新了对大数据的定义：大数据是指需要新处理模式才能具有更强的决策力、洞察发现力和流程优化能力的数量大、高增长率和多样化的信息资产。

2. 来源定义

大数据是指大量的不同的复杂的纵向数据或者分布式数据集合，来自设备、感应器、网络交易、电子邮件、录像、点击流和其他现在和未来可以使用的电子源。根据来源的不同，大数据大致又可分为如下几类：① 来自人。人们在互联网活动以及使用移动互联网过程中所产生的各类数据，包括文字、图片、视频等信息；② 来自于计算机。各类计算机信息系统产生的数据，以文件、数据库、多媒体等形式存在，也包括审计、日志等自动生成的信息；③ 来自物。各类数字设备所采集的数据。如摄像头产生的数字信号、医疗物联网中产生的人的各项特征值、天文望远镜所产生的大量数据等。

3. 比较定义

根据维基百科给出的定义，大数据是数量大、结构复杂，超出了传统数据处理能力的数据集合。大数据是取决于使用者和他们的工具而变化的，基于其扩大的能力，是个动态的目标。根据比较普遍的定义，大数据是指当前的数据太大，结构太多，变化太快以至于现在的技术不能快速存贮、加工，进而转化成价值。

综上所述，大数据是指人类能够获取的完整的、动态的、实时的数据流，具有容量高、速度快、结构复杂的特点，只有在充分合理利用的情况下才有可能发挥其高价值和准确性的特点。大数据具有动态的目标，是基于使用对象和使用工具的不同而不断变化的数据集。这个集合因人而异，在时间维度下持续变化，没有最好只有更好。

(三) 大数据特征

1. 3V 理论

2001 年，美国高德纳咨询公司(Gartner Group)分析师道格·莱尼(Doug Laney)在一份报告中首次提及大数据的数据特性。在这份报告中，莱尼提出了"3D 数据管理"的看法：即数据成长将朝 3 个方向发展，分别为数据即时处理的速度(Velocity)、数据格式的多样化(Variety)与数据量的规模(Volume)，三者统称为"3V"或"3Vs"。

（1）数据量大（Volume）：随着技术的发展，人们收集信息的能力越来越强，随之获取的数据量也呈爆炸式增长，数据容量越来越大。大数据中的数据不再以几个 GB 或几个 TB 为单位来衡量，而是以 PB（1 千个 T）、EB（1 百万个 T）或 ZB（10 亿个 T）为计量单位。

（2）增长速度快（Velocity）：这是大数据区别于传统数据挖掘最显著的特征。随着数量增长越来越快，大数据对处理数据的响应速度有更严格的要求。实时分析而非批量分析，数据输入、处理与丢弃立刻见效，几乎无延迟。数据的增长速度和处理速度是大数据高速性的重要体现。

（3）种类多样（Variety）：指数据出现的类型各种各样，其主要体现在资料来源多、数据类型多和数据之间关联性强三个方面：① 资料来源多。由于资料来源于不同的应用系统和不同的设备，这决定了大数据形式的多样性。大体可以分为三类：一是结构化数据，如财务系统数据、信息管理系统数据、医疗系统数据等，其特点是数据间因果关系强；二是非结构化的数据，如视频、图片、音频等，其特点是数据间没有因果关系；三是半结构化数据，如 HTML 文档、邮件、网页等，其特点是数据间的因果关系弱。② 数据类型多。以非结构化数据为主。在传统的企业中，数据都是以表格的形式保存的。而大数据中有 $70\% \sim 85\%$ 的数据是如图片、音频、视频、网络日志、链接信息等非结构化和半结构化的数据。③ 数据关联性强。各种、各类数据之间频繁交互、实时更新。

2. 4V 理论

维克托·迈尔·舍恩伯格和肯尼斯·库克耶在《大数据时代：生活、工作与思维的改变》一书中前瞻性地提出大数据的"4V"理论：① 数据量大（Volume）；② 增长速度快（Velocity）；③ 种类多样（Variety）；④ 价值（Value）。相较于"3V 理论"，"4V 理论"更加突出了价值（Value）的重要性，他们揭示了大数据技术仅仅依托大量的数据采集是不够的，这些数据本身还需要有（潜在的）较高价值，若数据只是"大"，这并没有太大意义，关键是如何最佳地挖掘高价值的数据、使用这些数据，使这些数据成为"智能数据"，即通过"大数据"技术的处理（数据采集、数据分析、数据处理、数据显示等）的过程，数据才能产生较高的价值。

3. 5V 理论

"5V 理论"在"4V 理论"的基础上增加了准确性（Veracity），即通过大数据的分析处理，最后能够解释结果和预测未来。但前提是提取的数据要有足够的准确性。须保证数据的准确性和可信赖度高，即数据的质量高。数据本身如果是虚假的，那么它就失去了存在的意义，因为任何通过虚假数据得出的结论都可能是错误的，甚至是相反的。大数据环境下的数据最好具有较高的信噪比。信噪比与数据源和数据类型无关。

二、大数据发展

（一）对大数据认知的发展

大数据正在促使众多学科发生着全方位、彻底性的变革，毫无疑问，在此过程中，人类对大数据的认知和应用也在逐步深化和提升。

纵观大数据发展历程，从 20 世纪 80 年代托夫勒（Toffler）在《第三次浪潮》一书中颇具预见性地将"大数据"描绘为第三次浪潮的华彩乐章，约翰·马西（JohnR Masey）1988 年首次使用了相近概念，到 2005 年前后 Hadoop 技术实现平台的创建，云计算等科技进步由于得到大力支持从而得以实现并推动发展，再到 2011 年随着 EMC（易安信公司）正式提出大数据概念、美国政府 2012 年专题白皮书《大数据的研究和发展倡议》的助推以及互联网相关企业的争相加盟，大数据技术及其应用的不断发展促使数据科学家及相关领域专家总结出大数据的 Vs 系列综合特性。人类对大数据的认知由早期的重视其数据量大、增长速度快和种类多样，进一步发展为强调其准确性与价值，即实现了由 3V 到 5V 的升华。

大数据时代的到来毫无疑问是多股力量共同作用的结果，概言之，有三个主要方面的影响因素逐步推动着人类对大数据认知和利用程度的实质性提升：一是行为主体价值取向的多元化、行为方式的多样化和网络互联的多向性等时代特点及由此引发的社会需求；二是云计算、人工智能和信息网络等高科技的飞跃发展；三是数据、信息和知识积累与沉淀到一定程度后的自然爆发。大数据的核心功能是使研究者逐层深入到研究对象的内核、架构、本原等深层属性，据此构建基于机理的预测式模型，从而能够在与大数据的交互发展中更加主动，获取更丰厚的收益。大数据为人类探索自然界和社会经济演变规律，以及为数据科学的发展带来的变化可概括为以下三个方面：

（1）数据基本观念方面的转变：① 可数据化。借助大数据技术，真实世界中的一切事物和社会活动的方方面面都可通过量化、映射等途径转变为数据，而且这种数据化是全方位、全过程和任意维度的，大大扩展了知识理论、信息化、数字化的含义，极大地改变和拓展了人类认识自然界及自我认知的基本观念及视野，为深入研究微观主体行为复杂性、推进经济学研究的科学化开辟了更加便捷通畅的实现途径；② 价值挖掘。大数据具有分布式、多目标共享的属性，有取之不尽、用之不竭的利用价值，尤其表现在其对创新的支持和引导方面。数据价值来源于万事万物的可数据化及大数据的可交叉、可重复利用和共享性特征，而且其价值不会随使用次数的增加而减少。大数据的重要价值就在于类似的价值挖掘；③ 主体定位。人类在与大数据的交互演进中占主体和主导地位，在大数据技术的发展中扮演着决定性角色。大数据是由人的行为产生的，也是为人和社会的全面发展服务的，所有相关的方法、技术、应用等都需通过人发挥作用，一切围绕大数据的社会经济活动、制度建设和科技进步等都离不开这一点。

（2）数据基础理论与方法的变化：① 由随机样本到全数据。在大数据时代，人们可以获取和分析更多、更全的数据集合，有时候甚至可以处理与特定现象相关的所有数据，而不再受制于统计学分析意义上的随机样本或小样本数据，由此大大拓宽了经济行为研究的学术视野；② 由精确性到混杂性。随着容量的急速扩增，大数据的来源、形态、属性和结构等都呈现出多样化特性。要使大数据既能概略地框定研究对象，又能精准、细粒化到研究对象的更深层，这就需要允许不精确数据的存在，要能包容更多类型的混杂数据和接受更高的错误率。只要不失其真实性和全面性，就能更好地利用这些海量数据，并且大数据的容错性也更适合人文行为特性研究；③ 由因果关系到相关关系。透过大数据的处理分析，能够从因素和变量之间的关系看到数据与其所代表的实体间的关系。大数据时代事物间的关系将由单向传导关系转变为多向交互的网联关系，由此使人们不再局限于寻找对象间的因果关系或一般意义上的相关关系，而是能更好地处理多模式、多重复合的间接关联关系，进而可以在广义的相关关系和机理研究的基础上进行预测式建模分析。

（3）数据可控性方面的转变：面对多源、多态、异质和异构的行为大数据，人类的一切活动都有可能被窥知和预知，由此引出数据的可控性和数据风险等方面的问题。大数据技术无疑是提高科学决策水平的有力武器，但若应用不当，也会带来许多风险，损害民众利益，如个人隐私盗用、谣言传播、消费误导、加剧股市波动等。这就需要人们重新认识数据风险，明确与此相关的概念界定，寻求适当的应对方略，并构建相应的防范制度和规则。大数据在改变人类生活与思考方式的同时，也在推动着数据共享意识的树立、信息管理准则的重新定位及相关制度的建设和完善。在大数据研究过程中，必须强调人的主体地位，将获取和利用数据的权利与数据使用的责任和相应的监管匹配起来，确保数据及相应的技术工具能更好地为人的全面发展及社会进步服务。

（二）大数据技术发展

作为一种重要的政府战略资源，大数据对于政府公共政策的制定、实施和评估具有非常重要的支持作用。随着信息技术的发展，政府管理的数据量呈现爆炸性增长，要处理这庞大的数据量以及来源各异的资料，这使得基于数据统计分析的传统数据处理方式已经难以应对。要解决这些难题就必须突破传统技术,依据大数据的相关特征做出相应的技术变革,因此,大数据技术应运而生。

大数据技术是指实现数据的收集、存储、加工、分析及可视化的方法和技术。适用于大数据的技术,包括大规模并行处理数据库、数据挖掘电网、分布式数据缓存、分布式文件系统、分布式数据库、非关系型数据库和新关系型数据库、可扩展的储存系统、云计算平台、基于语义网的 Web3.0、关联数据、信息发布等相关新技术,涉及数据挖掘、文本挖掘、网络挖掘、NLP 自然语言处理、机器学习等 IT 和商业智能等概念及领域。这些新技术的推广和普及应用,为政府政策决策实现科学化、民主化提供了技术支持,它将从根本上改革政府公共政策决策模式和政府的组织形态,进而改变政府的社会治理范式,影响全社会各个方面。

第二节　大数据与循证决策研究

一、循证决策发展

(一)循证决策概念

循证决策(Evidence-based Policy Making)是指以证据为基础来进行决策。该理念由来已久,其历史渊源最早可以追溯古希腊时期,亚里士多德就曾经提出要将不同类型的知识运用到政策制定当中。然而,20 世纪末的循证医学(Evidence-based Medicine,EBM)的兴起,才使得该理念正式进入人们的视野。

从自然科学衍生出来的循证决策方法就是一种以"证据"为中心的程序化、模式化的决策过程。具体而言,一个完整的循证决策流程包括五个步骤:提出问题、收集证据、证据评估、证据实践、效果及反馈改进。具体内容为:

(1)提出问题:即根据公众的实际需求或现实情景出现的实际问题形成一个定义清晰的提问,并分析其问题出现的原因、问题的本质以及政策的目的,提问越细化越具体越好。

(2)收集证据:即通过各种检索工具,如数据库、搜索引擎等收集各类与问题相关的信息数据。而大数据为此提供了助力,借助于大数据,决策者可以轻松获取全面、广泛的信息数据,此外,通过大数据还便于优化此类问题的最佳研究方法。

(3)证据评估:即对收集到的相关证据的质量、可行性及可信度进行评估。首先对收集到的证据进行分类,然后确定评估标准,逐一对相关证据进行评估。评估标准涉及提供资料是否正确,要素是否完备,结果是否符合真实情况等。

（4）应用证据实践：即将最佳证据应用于制定和实施政策方案中。同时要注意综合证据和其他相关因素，如公众的价值需求、意识形态等，这样才能做出科学决策并将其应用到实践操作中。

（5）评估方案实践效果及反馈，标准包括：是否达到预期方案目标，实施是否公平有效，实施成本，方案实际达到的效果等。同时要将评估结果纳入新的或未解决的问题中，不断改进，形成良性循环。

（二）循证决策的相关理论

1.循证决策的关键证据

在学术界，循证决策中争议最多的、也是最值得厘清的概念是：什么是证据，它是否是科学的，是否值得我们相信，证据能否作为核心载体支撑循证决策，"以正确的政策手段，解决正确认定的政策问题"。纵览以往相关文献发现，以往的研究大多集中于探讨循证决策实施的障碍因素和实现途径，对证据本身的内涵的具体分析则明显欠缺。

1999 年英国政府内阁办公厅曾对证据做了如下的描述："专家的知识、发表的研究、现有的统计资料、相关人员的咨询意见、以前的政策评价、网络资源、咨询结果、多种政策方案的成本估算、由经济学和统计学模型推算的结果。另外约定俗成的规范乃至政治因素也应作为广义证据中不可或缺的部分。"韦恩·帕森斯（Wayne Parsons）认为证据是一种政策相关知识。证据不是一个事物而是一个过程——一个交易的过程，其证据/知识的生产者和消费者通过交易获得各自所需。从前述可以得出，证据在循证决策整个过程中的应用简而化之就是：证据的生产和使用。如何才能生产出最佳的证据并能够行之有效地实施，是摆在政策决策者们面前首要面对的问题。据此，李幼平教授在 2008 年提出了证据生产与使用模式，其主要优点是：问题公开，过程透明；方法科学，质控严格；结果可用，全民参与；社会监督，信息共享，多方受益。其特点为：政府主导，行业参与，全民教育，人人受益（图 1-1）。

2.循证决策模型

循证决策首先出现在英国，英国不少学者对如何将循证决策应用于公共政策的制定过程之中做了不少研究。具有一定代表性的是苏格兰行政院提出的一个基于证据的政策制定模型（图 1-2）。

循证决策用于政策制定的优点是，证据居于决策的中心，并且客户和利益相关者都参与到了收集证据的过程之中，以便证据可以被用于从启动到评估的六个政策制定环节。从图 1-2 给出的框架来看，在基于证据的政策制定的发展过程中，

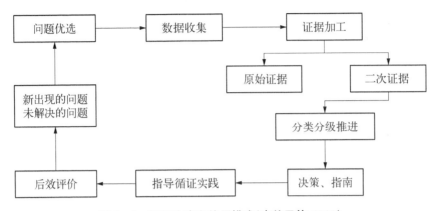

图 1-1 证据生产和使用模式(李幼平等,2008)

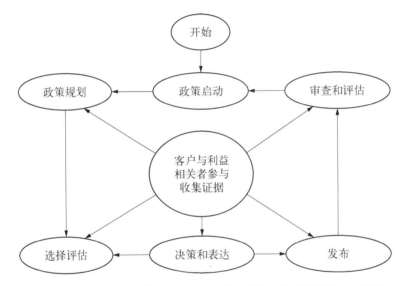

图 1-2 基于证据的政策制定的一般流程(简称 EBP 模型)(Head,2010)

人们发现证据与政策的关系不再是一个简单的线性关系,证据对于政策已经从供给走向了需求。当证据从供给走向需求时,需求在进行决策的证据数据资料的发展和利用的整个过程中担任了重要角色。我们需要围绕政策目标去寻找证据,而不是简单地"植入",我们需要的是一种类似于流动知识管理的工作框架。证据数据资料很重要,但也要试图调和由科学提供的证据和政策要求之间的矛盾。在我国,由于对循证决策的研究还处于相对滞后状态,研究相对较少,在文献中其循证决策的模式主要还是以介绍西方学者研究成果为主,但国内还是有学者提出了自己的观点。王哲认为:"理想化的循证决策模式需要有以下几点要素支持:知识与证据的本质;社会系统与政策发挥作用的方式;哪种评估方式可以产生需要的证据,界定成功或最佳实践的基础条件是什么;评估证据用于政策或实践的方式。"张克菊、韩毅则从实践的角度认为:"循证决策就是将最好的、可获得的证据与最迫切、最实际的需求结合起来为用户提供科学、有效的决策服务",其决策架构可以概括为:科学证据(Evidence)+专业人员(Professional)+特定用户(Specific user),即 EPS 模式。

3. 循证决策轴

循证决策虽然脱胎于循证医学,但并不是简单地将循证医学在公共政策制定领域进行应用拓展。传统决策实践强调背景环境的影响,缺乏一种有效界定或使用研究证据的机制。理想的循证公共政策应该处于中间地带。政策制定者应该处理好证据与背景环境的关系,在两者之间找到适当的平衡点。

(三)循证决策的兴起与发展

1. 循证决策的出现

20 世纪后期,为提高医疗卫生服务的质量和效率,无论在技术方面还是理念方面,医疗、卫生、保健等领域掀起了一系列变革,循证医学(Evidence-based medicine,EBM)应运而生,并于 1992 年正式出现在医学文献中,其核心思想就是:"任何医疗卫生方案、决策的确定都应当遵循客观的临床科学研究生产的最佳证据"。牛津大学大卫·萨基特(David Sackett)和缪尔·格雷(Muir Gray)对循证医学的概念作了基本的解释,即:"循证医学是有意识地、明确地、审慎地利用现有最好的证据制定关于个体病人的诊治方案。实施循证医学意味着医生要参酌最好的研究证据、临床经验和病人的意见。"这定义是目前为止对循证医学最权威、最恰当的解释。之后,由于循证医学的科学性、合理性,且适应了当前医疗卫生行业体制改革的潮流,一经出现便立即受到各国政府和临床医学界的普遍欢迎,循证医学所倡导的科学证据成为很多发达国家制定卫生决策的参考,代表了医疗卫生领域的重大变革和发展方向。

循证决策出现后,不仅仅停留在理论方面,还不断地被运用在实践方面。英国政府为确保循证决策的理念用于实践当中,于 1999 年成立了"管理与政策研究中心",其核心任务是:寻求获取与吸收能够发现的最好的研究证据和管理实践,从而确保政策和行动以明智的证据、连贯的思考和牢固的顾客导向为基础。2005 年在布鲁塞尔成立的欧洲和全球经济研究实验室也强调政策建议要以证据为基础,希望以此提高欧盟各成员国的公共政策决策水平。奥巴马就任总统后,美国也在奥巴马政府的推动下成立了循证政策理事会联盟,其目的也是为政府治理和公共政策制定提供有效的证据(表 1-1)。

表 1 - 1 循证决策研究方面相关的组织(田辰,2016)

相关组织	目　的	主　要　活　动	覆盖国家
REACH	在东非改进公共健康和健康的公平性。	选择优先重点研究、综述,快速反应机制,发展知识应用战略,培养决策者。	肯尼亚、乌干达、坦桑尼亚。
EVIPNeT	在低、中收入国家加强研究与政策的联系。	形成国家团队,组织地区研讨会,发展课题申请书。	老挝、马来西亚、菲律宾、越南、中国、安哥拉、喀麦隆、尼日尔、埃塞俄比亚、赞比亚。
ODI 研究与政策发展课题(RAPH)	通过改进研究和循证实践,发展政策与实践。	政策制定过程中证据的作用:为政策和实践改进交流和信息系统;为发展机构更好地学习知识管理;为循证决策提供制度性方法。	影响捐赠组织与许多不同的国家工作。
GDN 研究与政策的桥梁	用撰写系统评价党的方法,缩短理论与实践的差距。	涉及研究者和政策决策者的调查,已进行了 50 个成功与不成功政策的案例研究。RAPNeT 网上信息资源提供文献、案例分析讨论,促进学者与医师在该领域的工作。	与全球 9 个地区的网络联系,发展对国家和地区的有关高质量政策研究。
美国国际发展署(DFID)政策分析单元	改进对贫困人群的医疗服务,加强政府与卫生部的能力。	建立政策分析单位,支持国家研究和系统评价的队伍。	孟加拉国,中国,吉尔吉斯斯坦,乔治亚。
世界银行	最近有 13 个项目在不同国家支持卫生系统。	在不同国家支持卫生部门的改革项目。	在阿尔巴尼亚、阿塞拜疆、吉布提、洪都拉斯等地区进行卫生系统的项目研究。

2. 突破传统决策模式

传统政策决策模式即以经验为依据做出决策的决策模式。政府政策决策是个复杂的过程,受到很多因素的影响,其中证据与有限可利用的资源为主要的影响因素,在公共政策领域应用循证决策其主要目的在于使决策能够基于最佳的证据,充分利用有限资源,以增强决策的有效性、科学性和理性,减少决策的失误,以求达到组织预期目标。

在传统的政策决策模式中,决策者和实践者是相互孤立的。决策者控制决策过程,决策执行者很少参与进决策,决策执行过程中决策者则不加关注。这种单向线型的决策链,常常会导致决策在执行过程中的执行效果与决策最初的预期发生严重偏离。而循证决策的 EBP 模式和证据的生产和使用模式则是由决策者、参与者、执行者、用户组成的四位一体的决策体系。整个决策体系体现出公开、民主、科学理性、以人为本的原则。决策者既负责政策决策,又对整个决策执行过程进行监督,执行者既执行决策,又参与决策,为决策者提供有效的信息,用户也不仅仅是单纯的被影响者,他更参与进决策过程,影响政策制定和执行。这样一个四位一体的决策体系不仅能够使政策更加科学合理,更能促使决策者和实践者提升自身的专业素质和能力,以保证政策的顺利实施,从而达到预期目标。

3. 循证决策发展方向

2008 年后,随着云计算、云存储、物联网、二维码技术和 LBS 互联网技术的广泛应用,人们之间的各种社会信息互动、移动通信设备、社交网络和传感器每分每秒都在生成巨量数据。在商业领域运用数据和客观方法已基本成为一种思维惯式,大数据作为一个新兴热点,自然得到广泛关注、强烈追捧。掌握着大量数据的大公司可以通过数据分析,发现隐藏在数据表面之下的规律,并对未来进行预测,成功地转变其商业模式。其中沃尔玛精确管理、亚马逊推荐系统和谷歌翻译系统就是典型代表。一股大数据"浪潮"开始席卷各个领域,任何事物都或多或少地受其影响,当然循证决策也不例外。

董飞认为:"大数据背景下,人们日益重视数据、强调数据化决策,并且大数据搜集、存储和挖掘工具的应用为政府前瞻性管理和动态管理带来了机遇。循证决策也在这种价值观指导下,顺应时代潮流,适应发展"。为更好研究大数据背景下的循证决策,建立如下框架,阐述大数据时代背景下循证决策的发展方向(图 1 - 3)。

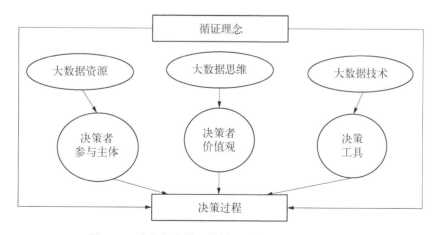

图 1 - 3 大数据背景下的循证决策框架(董飞,2015)

二、大数据与循证决策研究关系

(一)大数据应用于循证决策的必要性和可行性

1. 大数据对循证决策的价值

公共政策一经出台实施,就会对全社会的经济、政治、文化产生多方面影响。所以政府在对经济、政治、文化和社会建设方面提思路、做规划、定政策、出措施的过程中,循证决策的应用尤为重要。然而随着管理要素的日趋庞杂,仅凭简单的统计数据分析或经验管理已经难以全面了解正在或将要发生的事情,难以对问题或证据及时准确地做出科学判断,这就对政府部门决策的科学性、准确性和及时性提高了要求。政府部门或有关机构将大数据的思维模式和先进技术应用到循证决策中,从而有效把握决策依据、优化决策过程、跟踪决策执行。

2. 以大数据技术为助力的循证决策的优势

改革开放 30 多年来,循证决策在我国也得到了应用与发展,特别是在公共政策领域,决策体系已由传统的行政管理者为主体向以政府为主导,同时与公众参与、专家论证相结合的模式转变,并且更加注重证据使用。循证决策建立在科学证据的基础上,证据是核心,而在大数据时代,科学的证据需要数据支撑。大数据的出现,使得政府的决策能力越来越靠近科学发展的规律。

大数据技术为助力的循证决策能够清晰地观测政策实施对象的微观层面,将原本模糊的公众需求通过数据逐步清晰地、准确地描述出来,这有利于描述政策问题;结合大数据的比较信息容易、交流迅速、数据转化便捷等特质使决策更加符合当下信息流动的时代特点;在大数据的时代下,政府宏观调控的困境不再是力度的问题,而是视野问题。大数据能够为政府决策者或证据研究者提供一个相对静态的与微观的视角,使他们能更容易发现问题本质;在证据资源中,无论是数据资料的获取、量化分析还是同行的经验,大数据技术都能为其提供了方便。大型数据库的建立、简易搜索引擎的使用都改变了以往机械化的决策行政程序,提高了决策的效率。

3. 大数据应用于循证决策的理论可行性

循证决策 EPS 模型与大数据决策构架在理论上的相同点是两者结合应用的基础,只有两者在理论上具有共同的基础,有共通点,才能在技术上做到运用自如。

第一,无论是 EPS 模型还是大数据决策构架都认为决策参与主体应是政府主导、企业推动、专家学者辅助和公民参与的多元格局。强调决策主体应从精英转向社会公众,摆脱计划经济时代的传统经验式决策模式中政府管理者作为单一决策者的格局,促进公共政策或公共治理决策民主化。

第二,大数据强调决策方式从"业务经验驱动"向"数据量化驱动"转型,循证决策也认为决策方式应强调最有力证据。数据是证据的一种,有效的数据是强有力证据的基石,这也是大数据应用于循证决策的基础。证据需要有效的数据作支撑,需要通过大数据技术进行收集、分析、存储,促进决策科学化、合理化。

第三,循证决策遵循循证理念,即决策遵循最强有力证据,将不同证据应用于政策决策过程当中。大数据思维则认为不必寻找"为什么",只要知道"是什么"。两者都摆脱非理性决策理念,认为决策不能仅凭借主观臆断、本能反应或权威意志而进行。

4. 大数据应用于循证决策的可行性

循证决策的关键在于证据,根据证据的生产与使用模型,其难点在于如何收集具有有效价值的数据,并将这些碎片化的数据转化成最有力的证据。目前,大数据已逐渐发展成熟,大数据技术是一种自动化的特征提取技术,能从海量数据中自提取高价值数据并建立高精度的决策分析模型。大数据在循证决策上的应用也主要在于证据的生产与使用。

循证决策起源于循证医学,循证医学的基础是数理统计学,业界认为只有将数理统计学和逻辑学导入到临床流行病学,才能科学系统地建立起临床流行病学的有关理论体系。从循证医学与数理统计和逻辑学的渊源,便可以看出循证决策注重数据的内涵。数据是形成科学证据的原始指标值,只有这些原始数据经归纳整理成为信息,再经优选、加工才能成为证据,证据经评估后再结合决策者或实践者的自身知识和经验及具体决策环境,综合而成为决策用以实践。

田晨提出的证据流,在整个环节中大数据可以弥补循证决策在证据收集、制作、评估上的不足,使其向自动化的方向发展,更能大大提高循证决策的证据分析与决策支持的效率,这也正是大数据应用于循证决策的切口(图1-4)。

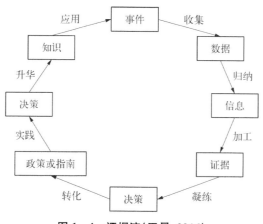

图 1-4 证据流(田晨,2016)

（二）大数据背景下循证决策的现状及问题

1. 大数据背景下循证决策在我国的应用现状

（1）在公共卫生领域：循证决策来源于循证医学，其发展也就一二十年的历史，故我国关于循证决策的应用也都大多集中于公共卫生政策方面。而大数据的兴起也源于近二十年来计算机网络通信技术的快速发展，基本跟循证决策的出现同步，所以循证决策的发展离不开信息技术进步的影响。

2008 年 5 月 12 日，汶川地震发生后，中国循证医学中心利用自身优势，整合各方资源，应用循证决策的原理与方法，在结合实际救援工作情况下，对涉及管理、应急、身心干预、用药、康复、信息、财务、后勤、保卫等数十个领域的全球近 5 000 篇相关文献进行了全面分析后，在震后 5 个月内共发表 53 篇高质量论文。这些论文对不同国家地震医疗救援应急管理的措施进行了比较，评估了受灾地区各级政府与卫生机构在防御卫生次生灾害方面政策的效果，探索了循证制定灾害救援对策的模式与方法，为国内外提供了今后地震及其他灾害救援的决策依据。

（2）在其他领域：《中共中央关于全面深化改革若干重大问题的决定》中明确提出"全面深化改革的总目标是完善和发展中国特色社会主义制度，推进国家治理体系和治理能力的现代化。"政府公共政策决策的科学化、民主化是实现国家治理体系和治理能力现代化的重要方面。在我国，卫生政策领域已经建立了完善的决策网络、知识管理系统和证据交流平台，而这一点正好是其他政策领域所欠缺的。

2015 年 9 月，国务院印发的《促进大数据发展行动纲要》指出，到 2018 年底前建成国家政府数据统一开放平台，率先在信用、交通、医疗、就业、社保、环境、安监、金融等重要领域实现公共数据资源的合理适度向社会开放，实现数据共享，从而促进各领域的循证决策应用，实现决策科学化、合理化。

2016 年 4 月，中国科学技术协会发布《中国科协关于建设高水平科技创新智库的意见》，该文件指出："要充分发挥科协跨学科的组织优势，积极探讨学科交叉领域融合的新思维，创新研究视角、研究理念和研究方法……充分利用大数据技术手段，采用定性和定量综合集成方法，建立专家系统和大数据中心，加强基于事实性数据的循证决策方法体系研究，使专家经验与数据分析更好结合。"

2. 大数据背景下循证决策在我国应用的现实困境

（1）证据和大数据的自身不足：首先，是证据的不足。在医学领域因自身本来具有严谨的文献组织体系和专门的大型数据库，检索制度规范、完善，故循证医学在其领域内运用较为广泛，但公共政策领域因其自身多样化、复杂化特点，文献较为分散、不规范，没有完整且严谨规范的文献管理或检索体系，这给查找证据造成了较大障碍。证据不仅仅包含可量化的数据,也包括经验、直觉情感、风俗文化、个人智慧等,直觉经验和数据分析是大数据背景下政府进行循证决策的"两翼"。而这些不可量化的证据将如何运用也是当前面临的重要问题,所以,为保证证据切实有效地应用于决策整个过程,则其评估必不可少。其次,是信息孤岛问题。信息孤岛是指各个拥有数据的部门、企业机构抑或个人,它们之间数据和信息是相互孤立的、不共享的,从而导致数据信息不全,与实践应用相互脱节,影响各环节之间沟通协作,促使管理成本增加的现象。虽然我国大多数政府部门或机构目前都已经建成比较完备的信息化平台,但由于各级政府或部门的信息数据平台都是分散建设的,缺少统一标准格式与长远规划,这使得政府各区域、地级、部门或机构的数据成为一座座与世隔绝的"孤岛"。再次,是数据信息的安全使用和个人隐私问题。大数据时代背景下的一个巨大挑战就是如何应对个人隐私与数据安全面临的威胁。个人隐私显然在一般合法情况下都是不允许被利用的。但以社交网站为代表的互联网在无时无刻地追踪着人们的行为轨迹,由此产生的大数据会形成一种数字化记忆效果,作为一种全景控制的有效机制,它会严重威胁人们的隐私与自由。

（2）大数据与循证意识缺失：① 循证意识的缺失。循证决策的关键在于证据,决策者要根据证据来进行决策,其前提是决策者要具备一定的循证意识,并且在公共政策制定工作中,无论是提供证据或研究成果的专业人员,还是提出政策需求的公众,都应该加强科学决策循证意识。循证意识是认识层面,要求大众知道证据有意义、有价值,并能意识到不以证据进行管理或决策可能会带来的危害。而在现实的公共管理过程中最缺乏的就是像循证意识这一类的科学精神;② 大数据意识的缺失。在大数据下,每一位公民都是数据的创造者,而像中国这样的人口大国,从来就不缺少数据。任何国家的政府及其所属的职能部门都是数据拥有的"大户",统计部门的各类调查、统计无一不是高价值的数据资源。《智慧政府：大数据治国时代的来临》一书中就曾指出："政府等公共管理和服务机构目前就坐在这样一个尚未开发的信息喷泉上。"倘若政府如企业一般把拥有的数据都利用起来,那么行政管理的手段就将大大丰富,公共决策的科学化程度也将得以提升。但就是在这数据宝藏面前,我国一部分政府部门仍然对其不够重视,将数据资料束之高阁。可见中国缺乏的不是数据,而是对数据的关注和重视。

（3）大数据基础设施滞后和复合型人才缺乏：首先是大数据基础设施建设滞后。随着科学信息技术的发展,互联网技术不仅给科研环境,更给人类生活环境带来了深刻改变,信息更趋向多元化,这不仅包括证据外现的信息,还包括公众需求多样化的信息和背景环境呈现的复杂多变的信息。要处理这些信息,一个功能完备、性能稳定的技术系统和支持平台是基础,如信息采集系统、专业文献检索系统、数据挖掘和统计分析系统、大型数据库平台等,而要完成这些规模庞大的信息系统的建设,不仅需要巨大的人力、物力和财力的投入,还更需要专业的技术人才对其进行维护和持续性建设。而在现实情景中,无论是我国政府还是其他组织,在信息技术方面都存在严重的不足,这不仅反映在技术人力上,更突出在意识上。其次是复合型人才的短缺。特别是政府组织内部的专业信息人才的匮乏显得尤为突出。现在政府在决策过程中仍然大量使用传统的档案数据库系统作为工具来处理问题,但如今政府面对海量的数据信息则显得力不从心。大数据资源是具备海量、多样化、流动速度快和低价值密度等特征的信息资产。面对这些,政府就需要新的处理模式来提高自身的信息优化处理能力,以增强自身决策力。现在我国政府体制内从事数据分析的专业人士大多集中于网络信息编程、硬件和软件信息管理等方面,而精通于大数据挖掘和分析处理尤其是能善于结合政府循证决策的各类环境背景做出大数据分析和判断的复合型人才则少之又少,这给当下政府应对大数据的特殊挑战带来了困难。

第三节　大数据应急医学救援

一、应急医学救援发展

(一)应急医学救援相关概念

1. 应急(Emergency)

关于应急的概念,《汉语大词典》普及本(第一版)释义为:"应急"是应对急需和紧急情况。《现代汉语词典》第五版释义为:"应急"是应对迫切的需要。本部分中"应急"是指在突发事件发生时,医疗机构应对紧急医疗需求的行动。

2. 救援(Rescue)

救援是一项涉及自然与社会、技术与工程,内容广泛的综合性工作,包括搜救、现场救援及医学救援3个部分。人们对"救援"的理解有4种,对应着4个英文词组。

(1)紧急救援(Emergency Assistance):指紧急或急需的帮助。

(2)搜索与营救(Search and Rescue):指灾害发生后为拯救生命而进行的行动,最初是从发现和拯救由于地震灾害造成的建筑物倒塌而受困的幸存者而来,多用于地震灾害的救援,其任务是"定位、救出和为稳定伤情而采取必要的医疗措施"。

(3)灾害救援(Disaster Relief):有减轻、救济的含义,如日本救援队就采用了这种名称,其原因可能是由于单词Relief有"减轻"和"救济"的含义,因此主要在执行国际援助任务时采用。

（4）急救医疗（Emergency Medical Service，EMS）：指危重急症、灾难事故的急救医疗。大多数人将其理解为医院内急诊，事实上，无论哪种救援行动，都需要急救医疗的支持。

3. 医学救援（Medical Rescue）

医学救援，是指运用现代医学手段使受困对象脱离灾难或危险，得到医学救护的活动。它是应急救援中不可缺少的一部分。医学救援是以"大救援"理念为指导，最大限度地发挥医学在救援行动中的作用。

医学救援的发展经历了现场救护、分科救治、灾难医学、急诊医学、救援医学等一系列演进过程，也是从微观到宏观的过程，是急诊（救）医学发展的新阶段。其发展历程大致分为以下三个阶段：

（1）第一阶段：20 世纪 70 年代以前。这一阶段属于现场救护和分科救治阶段，虽然对伤病员的紧急救治已有很长的历史，但是急救医疗工作尚不规范，通常是单个医生或者各个临床科室各自进行的，以后才有各专科急诊汇成一起。这一阶段后期急救医疗工作已经开始，各种急救技术均有了较大发展，为急诊（救）医学的学科发展奠定了基础。这一阶段的标志是 CPR 三大基本技术的建立，即 1956年 Zoll 应用胸外除颤获得成功，1958 年 Peter Safar 开始推广口对口人工呼吸，1960 年威廉·考恩霍文（William Kouwenhoven）应用胸外按压建立人工循环。

（2）第二阶段：20 世纪 70 年代至 20 世纪末。这一阶段属于灾难医学和急诊医学发展和确立的阶段，急诊医学成为一门独立的学科，急救医疗服务体系逐步建立起来。例如，美国于 1973 年由国会通过了《急救医疗服务体系》法案，1976 年完成了立法程序，形成了全国性的急救医疗网络。我国 20 世纪 80 年代初，也逐步引进急诊医疗服务体系。这一阶段的标志是 1979 年急诊医学成为一门独立的专业，急救医疗服务体系逐步建立起来。

（3）第三阶段：20 世纪末至今。20 世纪 80 至 90 年代，救援医学的创始人李宗浩教授明确地提出了救援医学理念，并相继出版和发表多部著作。这一阶段急诊（救）医学进入了救援医学的新阶段，由于出现了生物医学高科技的飞速发展和人类生存环境的持续恶化的矛盾局面，特别是"9·11"事件、非典疫情、禽流感和印尼海啸等突发事件的发生，更催生了应急医学救援理念的发展。这一阶段的标志是 20 世纪末急诊（救）医学进入以应对突发事件为主要目的的应急医学救援阶段。

4. 应急医学救援（Emergency Medical Rescue）

应急医学救援是指对突发事件引发的伤病员，按时效救治理论、原则，组织并实施医疗救治的活动。应急医学救援体系是实施灾害医疗救援的基本平台。发达国家把应急医学救援分为两个层次：一层是基本生命支持，由受过急救技能专业训练、取得急救证书的人员及急救技士完成。主要工作是实施急救技术，如胸外按摩、人工呼吸、止血包扎等。另一层是高级生命支持，由急救医生及高级急救技士完成。主要工作是实施用药治疗和人体侵入性治疗等。应急医学救援的目的是把突发事件对人的生命、健康的伤害减少到最低程度；它不是临时抢救某一病人，而是针对突发、伤情复杂、严重的集体性伤害的救援行动。

（二）应急医学救援的任务及原则

1. 应急医学救援的任务

（1）突发公共卫生事件医学救援：主要包括传染病暴发流行医学救援和食物中毒事件医学救援。如 2003 年非典疫情、2019 年新冠肺炎疫情，需要实施快速医学救援行动。

（2）军事突发事件医学救援：主要包括突发性海空涉外军事事件、边境突发武装摩擦（冲突）事件、大型武器装备损毁、科研试验突发事故、军内暴力犯罪案件，以及军事通信网络遭攻击等军内突发事件伤病员医学救援。

（3）事故灾难应急医学救援：主要包括交通事故医学救援，如陆路交通事故，海难、空难等群发伤病员的医学救援，工业事故医学救援，包括在生产、加工和建设中发生的诸如火灾、化学泄漏、职业中毒、核放射等具有破坏性质的意外事件救援。

（4）自然灾害应急医学救援：主要包括洪涝、干旱灾害，台风、冰雹、雪、沙尘暴等气象灾害，火山、地震灾害，山体崩塌、滑坡、泥石流等地质灾害，风暴潮、海啸等海洋灾害，森林草原火灾和重大生物灾害等自然灾害的应急医学救援。主要包括洪涝、干旱灾害，台风、冰雹、雪、沙尘暴等气象灾害，火山、地震灾害，山体崩塌、滑坡、泥石流等地质灾害，风暴潮、海啸等海洋灾害，森林草原火灾和重大生物灾害等自然灾害的应急医学救援。

2. 应急医学救援的工作原则

（1）分级救治原则：根据突发事件伤病员发生特点和医疗救援环境、条件，以及伤病员救治的特殊要求，在医疗救援的组织与实施工作中，要采取分级救治的原则。应急医学救援分级救治通常按三级实施，即现场急救、前方医院的紧急或早期治疗，后方医院的专科治疗。突发事件发生后，救援人员在现场指导受伤群众和官兵自救互救的基础上，要对现场伤员实施检伤分类和现场急救；就近展开较为专业的紧急救治或早期治疗，之后送往专科治疗机构实施治疗。条件允许时，可分为两级救治，即现场和专科治疗。

（2）时效救治原则：一般情况下，灾难中的生还者都是在灾难发生后黄金 72

小时内的获救者,之后的抢救成功率将大大降低。在传染病预防控制的工作中,由于细菌在人体适应的环境条件下 4 小时增殖 15~107 倍,传染病的传播途径多,传播速度快,传播范围广,如果不加以提前预防和控制,将威胁成千上万人的生命。因此,在突发事件应急医学救援中,必须强调在最佳的时间内采取相应的技术措施,以达到最佳的救治效果。鉴于现场医疗条件的限制和伤员数量,必须从救治的规律出发,突出现场急救的作用,同时应注意不应由于一个伤员的手术时间过长,而影响和耽误了群体伤员的整体救治效果。

(3)分类救治原则:突发事件伤病员数量大,救治力量有限,救治时间紧迫,救治需要与可投入的救治力量的矛盾突出,要妥善处理重伤病员与轻伤病员之间、部分伤病员与全体伤病员之间的矛盾,就必须对伤病员进行分类救治。区分伤病员的轻重缓急,确定伤病员救治和后送优先顺序。只有做好分类工作,才能更好地保证在伤病员众多的情况下,合理使用医疗救援力量,提高工作效率和质量。

(4)治送结合原则:为确保伤病员迅速安全后送,必须坚持治送结合的原则。一是要及时申请专用后送运力,主动与运输部门保持联系,提出运力申请计划,制订伤病员后送计划,将符合后送条件的伤病员尽早送至确定性治疗机构,实施专科治疗。二是要事先做好分类和准备工作。后送前完备伤票、病历、医疗后送文件袋等医疗后送文件,严格掌握后送指征,选择正确的后送体位,指派护送人员。三是要组织好伤病员乘下载。工作人员要熟练掌握伤病员搬运技术和安置伤病员的方法,提高伤病员乘下载速度,缩短伤病员的停留时间,有序组织实施后送。四是要落实安全后送措施。要严格掌握后送指征,对途中有危险的伤病员应暂缓后送,对需要后送的危重伤病员,要指派护送医务人员。后送途中要采取必要的保暖、防暑等措施,做好相应的医学观察、护理和急救准备,防止后送途中发生意外。

(5)分期治疗原则:目前国内外尚无明确的突发事件医疗救援分期。但根据因地震或洪涝灾害等致使医疗设施遭受破坏的重大以上级别突发事件中,从医疗救援的角度出发,应把灾害救援分为以下三个阶段:即灾害特急期、灾害紧急期和灾后重建期。以抗震救灾为例:特急期指的是地震发生后 3 天,该时段是营救废墟下幸存者的黄金期;灾害紧急期指的是地震发生后 3~14 天;灾后重建期指的是地震发生 14 天以后。工作重点是在救治灾区伤病员的基础上,着手灾区医疗体系的重建,如各类医疗机构的重建、卫生宣教、疫情监测防控等。

(三)应急医学救援工作要求及特点

1. 应急医学救援工作要求

(1)加强医学救援的应急准备:军队医疗机构要在应急救援中发挥更大作用,

就必须进一步加强机动能力,确保卫生组织、制度、技术、物资落实到位,平时制定和完善有针对性的应急救援预案,定期组织有关课目的训练。

(2)提高医学救援的技术能力:应急医学救援是以急救技术为支撑的,医疗机构除了要提高常态下急救医疗技术之外,还必须在核、化学、生物武器损伤防护等方面担当重任。因而,必须在实践中不断完善分级救治和医疗后送理论,总结应急医学救援的经验,用于提高应急医学救援技术水平。

(3)形成军民一体的救援合力:无论是应对恐怖行动,还是处理意外灾难事故、突发公共卫生事件和医院外发生的大批危重伤员,都要由政府、军队、地方卫生机构及时联合组织救援力量,迅速赶赴事发现场,实施紧急救护。因此,必须在平时建立起军地一体的应急医学救援体制,充分发挥各种应急医学救援力量的作用,力求把各种危害人的生命、健康的因素减到最低程度,以挽救生命、减轻伤残。

2. 应急医学救援工作特点

(1)伤病员短时间批量发生,应急救援突击性强:各种应急医学救援行动,不管是自然灾害,还是暴力事件;不管是重大事故,还是疫病暴发流行,往往是多因素作用的结果,均是短时间内产生大批伤病员。抢救生命、防治伤病、减少伤残、控制疫情等卫生工作的时效性强,要求医疗机构不动则已,动辄至急,强调短时间内处理群体伤员及多发伤、复合伤的能力。要求各种专业人员合理搭配,熟练掌握各种抢救技能,救治技术全面,能够为后续的治疗创造有利的条件。

(2)现场医疗力量相对不足,救援机动性要求高:突发事件可能发生在不同地形、气候条件,特别是重大突发事件的伤员发生数量巨大,仅靠就近地域的医疗救援力量难以满足伤员救治需求,迫切需要大量医疗救援力量支援。特别是在交通不便的山区和医疗资源匮乏地区,对医疗救援力量的机动性提出了更高要求。同时,由于伤病员的大量发生,为快速分转伤病员,还需要运用铁路、公路和空运等立体医疗后送手段实施伤病员后送。历史经验表明,应急医学救援必须有可快速机动和部署的机动医疗后送力量和先进的立体医疗后送工具。

(3)工作生活条件极其简陋,自适应能力要求高:各种重大灾害易使当地的公共设施遭受严重的破坏,各种重大的疫情也会严重破坏社会的正常生活秩序,导致灾区各种物资匮乏,缺电、少水,药品短缺,在灾区补充医疗物资及药品极为困难。应急医学救援的时间和地域具有随机性和不确定性,且保障对象多元、空间多维、环境复杂,生活、工作条件都十分艰苦。在这种恶劣条件下实施医疗救援,不仅要求医疗人员具备良好的身体素质,而且还要具备较强的环境适应能力和自我生存能力,具备在恶劣自然环境和简陋工作条件下摆脱先进医疗仪器开展工作的能力。

(4)伤病员伤病情复杂多样,救援技术综合性强:应急医学救援不同于院内急救,其内涵非常广泛,包括灾害现场大规模伤员的搜索、分类、救治、危重伤员的运输、临时医院的建立和运作,当地医院的恢复重建,灾区的防疫等。往往需要跨学科、跨专业的医疗队员,而非某个专业上的医学专家。卫生人员需要掌握救援常识、通用技能、专科技能。即必须具备一专多能、一队多用的实力,才能适应应急医学救援的要求。

二、大数据与应急医学救援领域

(一)大数据在应急医学救援方面的应用

1. 大数据在应急医学救援上的意义

近年来,随着人们生活节奏的显著加快,人们对于信息阅览及时性的要求越来越高,而大数据技术的发展使得一切成为现实。一方面,依托于大数据极快的传播速度,人们处理问题的速度更快,而这正好满足应急管理工作的基本需求。借助集线上传播、线下交互为一体的大数据流通体系,不仅可确保危机事件发生后的及时报警和处理,同时也能在系统分析危机事件发生规律的基础上构建完善的风险防范体系,进而最大化发挥应急管理工作的管理能效;另一方面,大数据技术使得多种管理资源得到了充分的整合,这意味着应急事件发生后管理人员的处理速度更快,且对于部门交互机制的依赖性相对较低,能够在充分降低危机事件负面影响的基础上保障社会经济的稳定性。

2. 大数据在应急医学救援领域的应用架构

围绕大数据的实际应用过程,其基本框架大致可分为大数据技术和大数据思维两个部分。一方面,大数据技术涵盖数据仓库、数据可视化、数据分析等多项技术,同时包括云储存、云计算在内的大数据衍生技术同样应用较为广泛;另一方面,大数据思维指的是基于海量数据信息及数据问题的思维管理方式,而从通常意义上来看,可借助大数据思维于海量数据中发现风险问题,并借助全样本思维就问题进行分析,进而形成完整且系统的研究模式。在此基础上,大数据对于应急管理工作的应用价值并非单一的信息支持和技术支撑,而是包含了更多的思维影响和决策主导,其中,通过将大数据思维与大数据技术进行融合,大数据所具有的分析、收集、决策等特征能够在应急管理分析与结论方面发挥重要作用,不仅可大幅提高应急管理分析与预测的精确性和全面性,同时也能确保应急管理手段的时效性和可行性。

邹洪毅等认为应急管理工作一般可分为减灾阶段、备灾阶段、响应阶段、恢复阶段这4个阶段来进行,大数据的应用贯穿公共应急管理的全过程。但是从整个

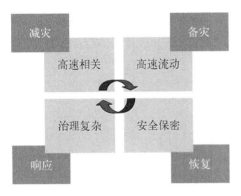

图1-5 大数据应急管理基本应用构架
（邹洪毅等，2020）

应急管理来看，这4个阶段并不是孤立存在的，其中一个阶段既要处理该阶段的主要矛盾，也要积极为下一个阶段作准备（图1-5）。

（1）减灾阶段：应急管理的起点，该阶段关键在于对数据信息监测，充分运用大数据库的基础设施收集数据和分析数据。大数据的应用依赖于数据库，包括应急案例库、应急知识库、应急情报库及信息收集库。应急案例库是指对灾害事故案例的搜索、分类、总结等便于后续同类应急管理的处置，包括对灾害风险的评估、预警、响应程序、处置措施等编制规范化预案，最重要的是要明确组织机构、岗位职责等。应急知识库主要是指与灾害防控相关的知识，包括完善的理论体系和救援知识经验。应急情报库主要是指针对各类灾害风险源、传播源、社会公众舆情等的监测。在利用大数据特点完善数据库的同时，需要注意信息的反馈与交互，注重数据库管理人员的专业培训，对公众也应及时普及应急知识以确保数据的准确填报。

（2）备灾阶段：主要包括数据基础设施、数据处理技术、数据管理、数据制度保障。数据基础设施包括数据平台的建立、数据填报、查询软件等的开发和运用。数据处理技术指充分利用大数据，运用云计算、物联网、人工智能等高科技技术处理这些数据，以辅助应急决策、调配物资资源、快速救援等。数据管理除了包括数据的获取、储存及利用等以外，还包括对数据质量的控制，特别是对人员、资金、物资等方面的数据管理尤为重要。数据制度保障是指对数据填报、查询、使用、授权及公布等方面的严格制度，主要是为了保护公众的个人隐私，又能充分利用数据维护公共利益，保护公共健康。备灾阶段是大数据与应急管理融合发展的监测监控活动，它是将疫情防控重点移至源头，减少大面积传染的重要阶段。该阶段的工作往往有"四两拨千斤"的功效，能够大幅减轻疫情的后果和防控成本。利用"云计算"等互联网高科技技术处理数据，为正式响应做好充分准备，利用合理算法为政府提供正确决策，掌握物资资源情况等。

（3）响应阶段：这一阶段包括数据动态采集、信息更新发布、应急辅助决策。大数据技术的科学、高效的特点在响应阶段最能体现出来。数据动态收集是指数据实时更新，收集政府不同部门、不同的企业生产、新闻媒体报道、公众日常生活等多方面的数据，运用数据挖掘技术对海量的数据信息进行有价值的分析。信息更新发布是指将处理后的数据向社会不同组织和个人按照相关要求开放共享,有利于组织和个人做好安排与计划。应急辅助决策主要是指针对道路交通运输、医疗物资调配、医护人员安排等方面辅助政府科学决策。响应阶段是应急管理的战斗阶段,主要目的是想方设法减少损失。在传统应急管理模式中调配紧急物资、医护人员等都是令人头痛的问题。大数据在响应阶段利用云计算、区块链、遥感技术、物联网等实时收集处理数据、实时传播信息给公众,形成信息传播反馈回路,为政府提供正确的决策或者校准决策。

(4)恢复阶段:这一阶段包括应急恢复、灾害评估、数据归档。应急恢复就是指因为灾害造成损失,利用大数据及时获取信息,优化援助方案。灾害评估就是利用完整的数据信息对灾害的后果、影响等方面正确评估,为下一步工作打好基础。数据归档就是将此次灾害的数据信息资料分别归入应急案例库、应急知识库,为以后做好同类应急管理工作提供规范。灾后恢复阶段是应急管理结束后开始进入的一个新阶段,是指让人们恢复到正常生活状态的所有行动。该阶段的大数据信息完备、充分,利用大数据可以为同类疫情暴发做好防控准备或者根据受灾程度配置物资资源,指导复工复产等。待疫情完全结束时,依托大数据对疫情处理的数据进行统计,归纳出科学的应急方式和流程,归入应急案例库。

3. 大数据驱动下的应急医学救援预警

随着大数据时代的到来,基于大数据构建的应急医学救援预警模型,其广泛的资料来源、先进的处理技术、精准的推送方式为应急医学救援预警注入了强劲的动力。在新的时代背景下,预警模型的付诸实践,驱动应急预警方式走上精准、快速、动态、协同的新阶段。

(1)大数据促进精准预警:大数据说到底就是一种更高效的信息处理能力,即从海量、多源、异构、动态、低密度的数据集中挖掘出有价值的信息,揭示事件彼此的内在关联。在大数据时代,多渠道的资料来源、全方位的数据挖掘以及定性式的信息推送,使得突发公共卫生事件预警更加精准。

一是多渠道的资料来源。近年来,随着大数据、云计算、物联网和移动互联网技术的迅速发展,资料来源日益多元、数据结构愈发多样、采集方式趋向自动,公共卫生事件预警获得了可靠的资料来源。各级卫健委、疾控中心积累了卫生管理数据、突发公共卫生事件及应急资源数据,各大医院、社区卫生服务中心积累了大量电子病例、影像资料、药品使用及不良反应信息,药品生产企业积累了大量药品生产、储运和销售数据,红十字会、中心血站等存储了大量应急物资等数据;互联网巨头拥有先进的时空地理大数据技术,社交网络等实时记录着大量在线数据。

二是全方位的数据挖掘。疫情预警可分为预测和报警,预测是报警的前提,而精准的预测是建立在数据挖掘基础上的。预警系统知识库中不仅包含大量的事实数据，而且还拥有丰富的特定规则，是事实数据与规则的结合体。事实数据能揭示概念之间及概念与事实之间的相互关系，而使用规则中包含的语义知识进行由已知知识向未知知识的案例推理，则可以挖掘知识中的隐含关系。重大突发公共卫生事件防控是一个系统性的工程，挖掘卫生系统的数据当然十分重要，但同样重要的是加强与公安、工商、民政、气象、动物保护等部门相关的数据收集和关联分析，加强实时数据与历史数据以及空间位置数据的关联，提升预警的精准性。例如，疾病预防控制中心结合气象历史数据以及呼吸道流行病药品的销售数量，预测大规模流感暴发的可能与趋势。

三是定制式的信息推送。当突发公共事件警度超过预设阈值而发出预报时，如何将预警信号准确、及时地传递至相关应急部门和社会公众，是有效管控风险的关键。在大数据时代，依托信息检索、信息识别等技术识别目标公众的需求或潜在公众的可能需求，借用各种媒介、渠道精准推送个性化信息，力争实现预警信息的零误差和全覆盖。一是利用电视、互联网、广播线对线推送。第一时间以滚动方式播报疫情相关信息、注意事项和政府救灾安排，引导市民有序避灾；二是利用短信、电话、电子邮箱点对点推送。通过短信网关和邮件传输代理，将预警信息点对点自动发送到开通了定制功能的公众手机中，将最新应急动态实时推送到公众个人电子邮箱。三是利用微信、QQ、客户端键对键推送。借助互联网巨头通信平台，将包含预警信号的文字、图形以及基本防御方法的预警信息推送给特定区域用户。

（2）大数据增进快速预警：随着大数据、云计算、人工智能等技术在应急领域的广泛运用，应急数据的处理效率得到大幅度提升，警源监测、警兆预测、警度预报也越来越趋向自动化、智能化和即时化，预警速度比以往更加快捷。

一是"警源"的自动化监测。任何突发事件都不会是凭空发生的，归根结底都具有可追溯的源头，重大突发公共卫生事件的有效治理，离不开对警源的有效监测。警源分内生警源和外生警源，传染病还可能有中间宿主。预警系统通过对散布在卫生部门内外、线上线下海量数据进行收集与抓取，为预警提供原始素材。在大数据时代，随着微信、微博等新型社交网络和智能手机、平板电脑等新型移动设备以及智能芯片、传感器的广泛使用，数据的采集实现了完全的自动化和智能化，分散在现实与虚拟世界中的各种现象、思想和行为都被全程记录下来，形成了所谓的"全数据模式"。

二是"警兆"的智能化预测。从警源的产生到警情的爆发，其间必有警兆的出现。重大突发事件在大爆发前总会通过一定的方式向周围环境传达或多或少的信息，而对这种警兆信息的跟踪捕捉与科学预测，是将重大突发事件消灭在萌芽状态的关键环节。在大数据时代,自动收集的海量应急数据经去重、转换、清洗、分类及抽取、集成后,经元数据自动提取、数据挖掘、分词技术、语义分析、自动图像识别等大数据技术处理后,预警系统能够从突发公共卫生事件演化过程中产生的海量数据中,挖掘出结构化或非结构数据所蕴含的有价值信息,快速完成对事件的起因、蔓延、趋势与后果的预测。

三是"警度"的即时化预报。在自动的警源监测和智能的警兆预测基础上,准确及时地预报警度是科学防范、有效应对以及减少突发事件造成损失的重要途径。在重大突发公共卫生事件预警中,需要根据警兆的变动情况,结合警兆的变动区间,参照警情的警限或警情等级,运用预警模型以及案例分析等定性和定量方法,分析警兆报警区间与警情警限的实际关系,并结合权威专家的意见及经验,预报实际警情的严重程度。

(3)大数据支持动态预警:大数据的两大主要功效概括起来就是感知当前与预测未来。通过大数据的关联分析和聚类分析,能够实现对事态发展动态的精确呈现,能够对不同区域的疫情状况发出不同级别的预警信号。在应急医学救援的监测阶段,应急医学救援预警系统感测、分析、整合医疗卫生、疾病防控中心等部门的关键信息,当从事件抽取的特征数据触发系统设定的安全阈值时,产生警告信号。当然,重大突发公共卫生事件事发初期,警兆可能并不明显,其警度亦不易识别,这时就需要采用聚类分析技术将具有相似警情的病例串并分析,经特征提取和概率计算来评估突发事件的风险程度。特别是当一种新的病毒引发的疫情出现时,警兆特征不鲜明,在线数据缺乏,这时需要结合基因测序等病原监测技术,预研警情。在这一阶段,发布的预警信息要向公众讲清楚突发事件的类别、起始时间、预警级别、可能影响范围、注意事项、应采取的防护措施等。

(二)大数据背景下应急医学救援的现状及问题

1. 应急医学救援大数据缺乏顶层设计

当前普遍存在政务数据采集重复,政府部门间数据共享难、使用效率低、面向社会公众开放少的不足,以及在大数据的采集、分析和应用过程中存在着部门鸿沟、数据孤岛乃至数据丢失等问题。在统筹数据顶层设计方面仍有欠缺,数据共享的规则制定和制度建设相对迟缓。

2. 应急医学救援大数据缺乏软硬件基础设施

在信息化热潮下,一些地方政府和部门在不同时期先后建立了信息系统,并委托第三方公司负责运营维护,普遍存在建用"两张皮"、数据标准化程度差、安全隐患高等问题。有的单位自身技术力量不足,导致单位的业务系统、数据资源被第三方公司"绑架",每年需要支付巨额费用。此外,数据产权界定不清,个别大数据或互联网企业以获取商业利益为目的,擅自收集、分析政务数据,给个人信息安全留下重大隐患。数据采集仍然采用人工填表、打电话等手工作坊式的"人海"战术,既给基层工作人员增加负担,也无法保证数据的真实性。

3. 数据运用缺乏成熟治理体系

大数据的预警、治理、治疗功能没有得到充分发挥,仅局限在疫情分析上,没有及时提升全社会的警戒意识,也没能将大数据技术应用到后续的治疗过程中。政府虽然掌握着海量大数据,但"聚而不通、通而不用",普遍存在"不愿""不敢""不会"共享的问题。比如,疫情期间各地政务服务平台均开通了疫情上报入口,但未开放数据接口,市一级并不能加工和使用这些数据,跨地区、跨层级、跨部门的数据流转难以实现。大数据技术的应用还不够广泛,还没有形成一套成熟的治理体系,各部门数据尚未进行有效整合,省市之间、政企之间的数据通道没有打通。

4. 个人隐私数据安全保护不力

大数据在疫情防控中的作用已得到充分印证,但其应用的安全性和规范性问题也逐渐暴露。疫情防控期间个别地方出现了个人信息泄露问题,引发部分市民恐慌,给疫情防控工作带来负面影响。少数政府部门对个人信息存在随意采集、过度采集、擅自提供、保管不善等问题。

(三)大数据背景下应急医学救援的建议

1. 树立大数据管理战略思维,为应急医学救援助力

在摒弃传统低效、重复等应急医学救援模式的同时,需要树立大数据管理思维。首先依据大数据高度相关性的特点收集公众出行、工作等日常生活信息数据;其次依据高速流动性的特点建立数据共享平台;最后,在安全保密的原则下运用新技术、开发新软件等。

2. 建立数据共享机制,为大数据管理提供支撑

既要利用应急知识库对疫情相关知识进行普及,让公众随时随地了解防控知识,也要方便公众查询疫情相关信息以利于工作或出行,更要减轻一线防控人员的工作负担,避免交叉感染,提高工作效率。一是利用大数据及时掌握疫情高发区人员的流入状态,实现疫情信息与社区、乡村共享,密切观察确保涉疫人员追访到位、管理及时;二是对公众出行姓名、电话、身份证、车辆活动轨迹、目的地、居住地等信息利用大数据分析实现信息共享查询,减少公众反复"登记",一线防控人员重复"检查"的困扰,确保公众出行、车辆通行高效便捷;三是特别注意重点人员信息的完整性,以方便以后精准追踪。

3. 数据使用应注意保护隐私，防止滥用

　　大数据的使用是"双刃剑"，在积极利用大数据有利的一面时，也要防止数据滥用，避免公众隐私泄露。因此需要在坚持资料来源有保障、数据使用权责明确的前提下，依法依规充分重视公众数据隐私权益的保护。

参 考 文 献

陈发钦.我国循证卫生决策应用现状[J].广西医学，2008(10)：1522-1524.

陈岗，王丽.大数据时代面临的信息安全机遇和挑战分析[J].技术与市场，2020，27(11)：122-123+126.

程红群.医院应急医学救援能力建设研究[D].中国人民解放军军事医学科学院，2007.

戴顺礼.大数据背景下行政决策变革研究[D].云南大学，2015.

董飞.大数据背景下政府决策的机遇、挑战和建议[J].天水行政学院学报，2015，16(05)：72-76.

傅耀威，杨国威，徐泓，等.云计算和大数据技术发展现状与趋势[J].中国基础科学，2018，20(03)：35-37.

胡善联.循证卫生决策研究方法介绍[J].中国循证医学杂志，2007(02)：142-146.

黄鑫，颜青余，邢东林.国内外灾害紧急医学救援体系建设现状[J].中国应急救援，2017(01)：24-28.

黄岩.大数据在应急管理中的应用探讨[J].电子世界，2017(18)：25-26.

李斌.大数据及其发展趋势研究[J].广西教育，2013(35)：190-192.

李幼平，杨晓妍，陈耀龙，等.我国公共卫生领域的循证决策与管理——挑战与探索[J].中国循证医学杂志，2008(11)：945-950.

龙太江，江珊.循证决策及其在公共政策中应用路径探究[J].四川行政学院学报，2017(01)：33-39.

马光志，张晓祥，周彬，等.大数据时代的循证医学[J].世界复合医学，2015，1(02)：120-124.

田晨.大数据背景下循证决策的应用研究[D].湖南大学，2016.

王岑岚，尤建新.大数据定义及其产品特征：基于文献的研究[J].上海管理科学，2016，38(03)：25-29.

王国成.从3V到5V：大数据助推经济行为的深化研究[J].天津社会科学，2017(02)：94-99.

杨炯,侯世科,樊毫军,等.特大地震灾害现场医疗救援的组织与实施[J].军医进修学院学报,2010,31(03)：282‐283.

张才明.数据驱动管理者决策[J].企业管理,2013(11)：110‐111.

张正严,李侠."基于证据"——科技政策制定的新趋势[J].科学管理研究,2013,31(01)：9‐12.

周大铭.大数据可助政府提升决策能力[N].中国计算机报,2015‐01‐12(002).

邹洪毅,义革,王伊丽.人数据精准防控对公共应急管理的启示[J].技术与市场,2020,323(11)：128‐130.

Head B. Evidence-based policy：principles and requirements[J]. Productivity Commission,2010.

第二章 大数据国内外研究

第一节 国外大数据研究动态

一、美国大数据研究

（一）美国大数据发展的主要经验

美国将大数据看作新时代的石油,将其放在了极重要的战略位置,并采取了行之有效的措施推进大数据产业的发展,使美国成为世界大数据产业的发祥地和产业中心。大数据技术之所以能被迅速、广泛应用,与美国高度重视大数据价值、积极推动数据开放等密切相关。

1. 将大数据开发和应用作为国家战略,出台政策引导

美国在推进大数据应用上已形成了从发展战略、法律框架、资助体系到行动计划的完整布局,已先后实施多项政策行动(表2-1)。

表 2-1　美国大数据研发与协同创新的主要政策文件(王同涛等,2018)

时间	政策名称	发布部门	主　要　内　容
2010年	数字未来计划:网络与信息技术研究与发展计划	总统科技顾问委员会	大数据是网络与信息技术研究的重点领域,数据挖掘和机器学习等自动化分析技术有助于将数据转化为知识,并将知识转化为行动;联邦机构需要建立大数据战略,加强跨部门对大数据的研发投资
2012年	大数据研究与发展倡议	科学技术政策办公室	提出大数据研究与发展倡议,NSF等6个联邦机构承诺投入2亿美元资金用于研发"从海量数据信息中获取知识所必需的工具和技能"
2013年	数据、知识、行动	科学技术政策办公室	鼓励跨部门协同创新,推动数据共享,开发挖掘大数据价值的专业工具
2014年	大数据:抓住机遇,实现价值	总统行政办公室	国家层面大数据发展战略界定了大数据内涵与价值,构建大数据政策框架,提出加强数据立法、保护消费者权益、加大对大数据研究投资等建议

时间	政策名称	发布部门	主　要　内　容
2015 年	构建大数据创新生态系统	国家科学基金会	推进全国性大数据公私伙伴关系,推动地区大数据跨部门协同创新,形成全国性大数据创新生态系统
2016 年	联邦大数据研究与发展策略计划	国家科学与技术委员会	大数据共享愿景:构建大数据创新生态系统;塑造大数据能力,赋予联邦机构与国家以新能力;开辟基于大数据技术的新研究领域;培育新一代科学家和工程师;构建跨部门、跨机构大数据协作机制

2. 政府部门资助,推动大数据技术的研发与应用

美国在 2012 年 3 月推出的"大数据研究与开发计划"是美国继"信息高速公路"之后的又一重大科技部署,提出将利用大数据技术在科学研究、环境保护、生物医药研究、教育以及国家安全等领域实现突破。该计划涉及美国国家科学基金会、国防部、能源部等 6 个联邦政府部门,计划投资 2 亿多美元用于相关工具与技术的开发。主要内容包括:美国国家科学基金会和国立卫生研究院负责大数据科学和工程的核心方法及技术研究,具体项目包括管理、分析、可视化,以及研发从大量的多样化数据集中提取有用信息的核心科学技术;能源部投入 2 500 万美元用于建立可扩展的数据管理、分析和可视化研究所;国防部高级研究计划署的项目则集中在大数据辅助决策,包括情报、侦查、网络间谍等方面,通过集成传感器、感知能力和决策支持力求建立真正的自治系统,实现操作和决策的自动化。

除了上述 6 个部门,还有多个部门正从联邦层面开展大数据相关计划,涉及面广泛,研发种类很多。例如,国土安全部的项目主要是推进可视化数据分析,应用领域主要为自然灾害、恐怖事件、边境安全、网络威胁等。美国国立卫生研究院开展了世界最大的遗传变异研究数据集——国际千人基因组项目(数据已达约 200 TB),由亚马逊网站免费云服务(AWS)提供相关支持。此外,美国科技政策办公室积极推动公共组织和私营部门建立大数据方面的伙伴关系。

3. 引导建立多元化的大数据应用格局

美国政府鼓励企业开展大数据应用活动。互联网企业重视大数据并最早将其商业化发展。网飞(Netflix)和脸书(Facebook)等大型科技公司运用用户在网络上留下的数字痕迹,通过大数据运算分析用户需求,并依此向用户推荐观看特定电影或联系某人。美国一些大型公司支持大数据相关竞赛,并且资助高等院校的大数据研究项目。IBM、惠普、微软、EMC 等 IT 巨头不断通过并购方式整合大数据技术。

行业协会组织等非营利机构在推动大数据应用中也发挥着重要作用,积极为各方提供公共服务。例如,"数据无边界"(Data Without Borders)项目就是通过开展无偿的数据收集、分析以及可视化为非营利组织提供帮助。同时高等院校也注重大数据相关人才的培养。一些大学将培养下一代"大数据科学家"作为目标,开始创建有关的新课程。

4. 政府推动数据开放与共享

数据是大数据价值链的源泉、大数据协同创新的基石。促进大数据自由流动,实现数据开放与共享,让公众与企业能够获取高质量的数据,这成为发展数字经济与大数据产业的关键。美国政府一直积极主张与倡导数据开放与共享,不仅要求政府机构加快数据开放进程,而且也积极鼓励私人部门实现数据共享。在政府机构数据开放方面,2009 年总统管理与预算办公室发布了《开放政府指令》,要求政府机构必须实现信息公开,倡议各机构制定自身的开放策略,以实现数据公开、信息及时披露、数字化服务等。构建了数据政府(data.gov)、信息技术数据(itdashboard.gov)、政府基金(grants.gov)、政府支出(USAspending.gov)等政府开放信息平台,公众可以获取信息技术投资、政府基金等数据信息。目前,数据政府共开放原始数据集和地理数据集约 28.5 万个,涵盖了农业、气象、金融、就业、人口统计、教育、医疗、交通、能源等 50 多个门类。2010 年实施了"我的数据"系列倡议,公众可以授权登录相关网站获取健康医疗、纳税记录等个人信息,为公众获得私人部门服务提供了便利(例如借贷需提供纳税证明)。近年来,美国政府在增强机构数据开放的同时也重视数据开发与利用,基于开放数据已开发了近 1 200 项 App 应用产品,实现了公众服务与数据商业价值挖掘的双赢。

(二)美国大数据的应用

由于政府不遗余力地推动和引导,美国从政府到企业,从公共服务到教育、科技、商业领域,都在因大数据的应用而发生深刻变革,社会各界都在主动开展大数据的应用和推广,其中大型科技公司是美国大数据技术研发和商业应用主体。本节主要介绍美国政府推动大数据在公共服务和民生领域的应用。

1. 大数据在医疗卫生领域的应用

美国通过制定各种政策和倡议支持健康医疗领域大数据的使用,直接改善了医疗费用和质量,甚至整个健康医疗生态系统。经过整合和挖掘的医疗大数据对个体医生、康保中心、大型医院、责任医疗组织和研究机构都具有显著作用。麦肯锡估计,医疗大数据的利用每年可为美国节省 3 000 亿到 4 500 亿美元的医疗开支。

开展健康医疗相关立法,使公共数据更易获得。早在 1996 年,美国政府就设立了著名的健康保险携带和责任法案,通过规定医疗信息的标准和格式来推动医疗行政流程成本的下降。后来联邦政府又陆续发布了一系列法律,2009 年开始的《开放政府令》等法案和美国卫生和人类服务部基于健康数据计划下的一系列后续措施,致力于整合各个机构的医疗数据;2010 年 3 月开始生效的《合理医疗费用法案》授权美国卫生和人类服务部来发布相关数据,用以提高医疗健康市场和保险市场的透明度;促进经济和临床保健的《卫生信息技术法案》批准了 400 亿美元资金补贴,鼓励服务提供者使用电子病历系统,目标是到 2019 年把 70% 的电子病历使用率争取提高到 90%。法案还批准了 20 亿美元用于支持电子病历系统人员培训和相关基础设施建设。通过医疗信息交换共享及用户使用促进医疗数据共享。美国的医疗保险、医疗补助服务中心创立了信息产品和数据分析办公室,负责监督和协助各部门数据的上传和发布。美国总统奥巴马于 2015 年 1 月公布了其在生命科学领域力推的新项目——"精准医疗计划",计划将在癌症和糖尿病等疾病治疗领域发力,将健康个性化信息提供给所有人。从 2016 年开始,美国政府将划拨 2.15 亿美元经费用于精准医疗项目,除支持新方法开发外,还会进行 100 万例以上美国国内的病例研究,通过移动医疗设备追踪志愿者的相关信息,如生物标本、基因信息、磁共振扫描图像等电子医疗数据以及生活数据;参与者可控制本人信息共享程度,既可以获得本人健康数据信息,又能助力医疗大数据信息的形成。

2. 大数据在农业领域的应用

美国一直以来都很重视农业数据的收集,因此数据较为齐全,也较早开始了农业数据的开放和使用。美国农业政策制定者正越来越多地依靠大数据的挖掘和使用来为农业发展做决策。

精准农业是美国农业应用大数据最普遍的领域之一,用来监视和预测土壤及周围空气的温度和湿度的传感器是数据采集的重要工具,遍布田间。控制中心能够实时收集并分析气候、空气质量、土壤信息、作物成熟度乃至设备和劳动力的成本等多方面的数据,可使农民在播种、施肥等各环节做出更明智的决策。精准农业可精准控制各种原料的用量,极大地节约和优化化肥、水、农药等农业要素的投入,以实现农业规模化经营。

孟山都公司将农业大数据应用视为未来发展的长期机会。2012 年初开始,孟山都公司通过收购精密播种公司开始介入农业大数据,不断收购农业数据分析相关公司。精密播种公司以生产农业中广泛应用的硬件和软件为主,涉及田间播种空间、深度等方面。孟山都公司于 2013 年 10 月又以 9.3 亿美元收购气候集团,这是农业大数据领域最大的公司之一,主要从事气象数据分析。此次收购行动是首宗重大的农业"大数据"收购,标志着孟山都公司将数据与生物技术解决方案整合作为主要方向。

3. 大数据在教育领域的应用

教育被公认为大数据的重要应用领域。大数据给教育带来的变化将是革命性的。美国国家教育统计中心等机构已开始统计和分析学生的学习行为、考试分数以及职业规划等数据，并将其作为教学改革的重要参考。

2012年，美国教育部参与了一项公共教育大数据计划，该计划耗资2亿美元，旨在利用大数据分析结果帮助教育改革。美国教育部出资2500万美元，用于研究和理解学生如何学习。美国教育部门为此创造了"学习分析系统"来运用大数据：该系统通过数据挖掘、模化及案例运用，更好、更精确地分析学生到底是如何学习的。这些有用信息将被提供给教育工作者，帮助其回答在现实中难以回答的问题。

美国企业已将教育大数据成功进行了商业化运作和应用。IBM发挥其在信息技术与业务解决方案领域的优势，与亚拉巴马州的莫白儿县开展大数据方面的合作，以改善其公共学区的教育现状。结果显示，大数据在改进学校工作中可发挥重要作用。在合作开始时，该学区学生成绩不好，并且辍学率非常高，已增加到48％。该县利用此前的学生数据建立起辍学指示工具来应对辍学挑战，并将此作为决策依据。IBM则利用其技术支持该县重新建立大数据库，通过大数据分析改善学区内教学状况以提高所有学生的成绩。

新兴企业"希维塔斯学习"主要通过其最大的跨校学习数据库在高等教育领域帮助学生提高成绩：通过分析海量的学习数据，可以判断学生的分数、出勤率等主要趋势；综合运用100多万名学生的学习记录和700万条课程相关记录，利用软件分析可以对辍学及学习成绩不佳的学生进行预警。梦盒学习公司和纽顿公司分别开发了不同版本的利用大数据的适应性学习系统，并已发布应用。2012年，作为适应性学习领域的领先者，纽顿公司与世界最大的教育出版公司培生集团共同发布了新的适应性学习产品。这款名为"我的实验室/高手掌握"的产品主要由培生集团开发，目标用户是全球范围内的数百万名学生，为他们提供真实的学习数据和个性化的学习服务，使学校可以通过数据应用提升学生的学习效果，进而降低教学成本。

4. 大数据在政府管理方面的应用

越来越多的美国政府部门依靠大数据分析优化其管理方式、提升其管理能力。大数据在公共政策、舆情监控等领域得到广泛应用，其中反恐及犯罪预测等是应用较早和较为成功的领域。

国土安全部是美国在公共部门中应用大数据较为成功的例子。其组织形式决定了非常有必要在许多政府机构间开展数据共享和整合。为此国土安全部经过多年探索,在有效整合数据方面取得了很大成绩,也在如何更好地实现数据共享方面积累了大量经验教训。在运用大数据方面,美国各州和地方执法部门也有很多成功案例。2013年,波士顿马拉松赛发生了连环爆炸案。美国联邦调查局运用大数据帮助加速侦破案件,为此调用了现场附近采集的大量数据,包括通信记录、监控录像和在志愿者处得到的影像资料,共计约 10 TB,最终经过调查人员比对、查找和分析锁定了犯罪嫌疑人。此外,圣克鲁斯警察局(Santa Cruz Police Station)是美国警界应用大数据预测分析最早的几个试点单位之一。该局对城市数据以及社交网络数据进行分析处理,力图发现该地区的犯罪趋势和犯罪模式,并以此预测特定区域的犯罪概率等。

基础设施和能源管理也是美国运用大数据的重点领域。拉斯维加斯政府就很重视大数据在市政基础设施方面的运用,为此开发了用来全面掌握市政管网有关信息的网络仿真模型。通过模型观察地面和地下的各种管线,管理者可以实时掌握地下关键资产的状况,避免发生被施工活动误挖等意外情况。加州超过80%的电网由其电网系统运营中心负责管理,肩负着向 3 500 万用户每年输送高达 2.89亿兆瓦电力的任务,海量的数据提高了管理难度,所以他们利用天气、传感器、计量设备等来自各种数据源的海量数据来实现全网电力供应和需求平衡,以对潜在危机作出快速响应。

二、英国大数据研究

(一)英国大数据研究推动

2012年,英国皇家学会发布了《作为开放事业的科学》(*Science as an Open Enterprise*)报告,认为利用现代数字技术进行数据挖掘对于科学研究、商业发展以及公共政策制定等具有重要作用,应该把数据作为一种公共而不是私有资源,通过合作和公共设施投资来挖掘科学共同体所产生的集体智慧。该报告作为英国政府和相关机构在 2012 年出台的极具影响力的报告之一,对英国政府和社会在大数据时代中的发展战略进行了展望,同时对政府和相关机构提出了相应建议。同年 7月,英国商业创新技能部(Department for Business, Innovation & Skills, BIS)成立数据战略委员会(Data Strategy Board, DSB),其主要任务有:推动数据的开放,拓宽有效数据的来源;向社会提供有价值的数据,为英国政府、机构、企业乃至个人提供服务;利用数据产生更大的商业价值和促进经济增长等。在 2013 年伊始,英国政府又提出要对大数据领域研究给予 1.89 亿英镑的资助,可见,英国政府已经把应对大数据技术革命带来的机遇和挑战提高到国家战略的层面。

（二）英国开展大数据战略的主要措施

1. 加大投资技术研发

英国在数学和计算机算法领域拥有较强的实力,凭借强大的算法实力,英国为大数据战略构建强大的软件系统平台已经具有技术方面的优势。从牛顿时代开始,英国的大学就涌现出很多世界著名的数学家。数学领域的最高奖——菲尔兹奖自 1936 年第 1 次颁奖至今,全世界一共只有 52 人获得,其中在英国学校任教时获奖的就有 7 人。并且英国已经拥有目前全球领先的高性能电脑芯片 ARM 架构技术,英国研究理事会在爱丁堡和达斯伯里建立了 2 个世界一流的高性能计算机研究中心,IBM 位于汉普郡的研究中心是欧洲最大的 Linux 软件编写中心之一。位于伦敦东部的科技城规模,已经由 2008 年的 15 家高科技公司发展成为现在的1 200 多个,已经发展成为初具规模的网络技术创新集群。同其他欧洲国家相比,较发达的 IT 业为英国的大数据战略提供了软件及硬件的保障。

2. 建设强大的基础数据库

英国在医疗、环境、农业、艺术、生命科学等方面有着悠久的研究历史,有的领域从几百年前开始就有较详尽的统计数据,这为英国开展大数据战略提供了规范和完备的数据基础。

（1）医疗服务系统庞大而完备:英国国民医疗服务系统（National Health Service,NHS)是英国政府引以为傲的完备医疗体系,被英国社会誉为 20 世纪英国最伟大的成就。该系统有着庞大而完备的英国医疗数据,包括病人的健康记录、疾病数据等。英国还有长达 210 年的全国普查的健康记录。在遵循严格保密准则和有效的法律保障下,这些数据可以用来为公共卫生服务、医学研究等创造更多的价值。目前,英国数据战略委员会已经对 NHS 的数据进行整理,并分类开放,包括整体数据,如 GP(general practitioners)数据、医院数据、护理数据、药房数据、社区服务数据等,以及个人数据,如医疗报告、病人诊断报告等。这些数据,对医学研究、医药制造以及全英乃至全球的医疗健康服务体系,都有着极其重要的价值。

（2）气候数据丰富且完备:在气候方面,英国的国内气象记录可以追溯到1659 年,并且从 1860 年开始英国气象局就进行每天的天气预报,使得英国有着比其他国家更加丰富和完备的气象数据。2012 年数据战略委员会为公众气候服务(Public Weather Service,PWS)提出了开放数据的客户服务协议,对气候和地理信息的开放做了具体规定。此外,在社会科学、生命科学、农业、天文学、艺术、人文科学等领域,英国政府和相关机构都存有大量的数据资源。这些资源在大数据革命中,能为英国提供强大的资料来源。

3. 重视数据的开放性

英国政府十分重视数据的开放。2012年12月,英国数据战略委员会成立开放数据协会(Open Data Institute),目的就是推动开放数据的进程。英国政府希望,在开放数据的行动中领先于世界上其他国家。

(1) 政府数据的开放:英国政府要求各公共部门在互联网(http://data.gov.uk)上开通开放数据的通道,向全社会开放政府管理、机构运营以及各项统计数据等相关信息。2012年6月,英国政府发布了《开放数据白皮书》(*Open Data White Paper*),还建立了一套针对公共部门开放数据程度的评价体系,对各公共部门完成开放数据任务情况进行审计,以促进英国公共服务数据的开放性,旨在建设一个开放型的政府。

(2) 社会数据的开放:为了进一步鼓励全社会加入数据的开放与共享中来,数据战略委员会投资800万英镑作为鼓励公共部门、企业、机构和个人开放数据的奖励基金,相关单位和个人如果开放了有价值的数据就可以申请该基金。在这一系列的鼓励措施下,更多的开放数据将用于推动英国社会和经济的发展。

(3) 科研数据的开放:英国政府还强调科学家和企业之间应共享数据,在《作为开放事业的科学》报告中就开放数据提出以下建议:科学家需要对其他科学家、公众、媒体进一步开放自己的研究成果和数据;要充分认识数据收集、分析和沟通的重要价值;应建立信息共享的通用标准,使其广泛可用;应强制公开能够支持研究成果的数据;需要更多的专家研究、管理和使用数据;需要开发新的软件工具,以分析日益增加的数据量。

(三) 英国政府大数据战略的特点

1. 政府积极引导大数据战略

英国政府为大数据投入了大量的人力、物力和财力,在大数据的时代下努力发挥政府的引导作用,以期带动英国整个大数据产业的飞速发展。英国政府通过借鉴美国等国家在大数据发展中的战略布局并分析本国特点,从公共卫生服务、气候信息、地理信息等较优势的领域开始着手,逐步实施大数据战略布局,政府充分发挥引导作用,与行业、科研院所以及非营利机构一起形成全体动员的格局,从技术研发、推进应用、数据源建设等多方面共同开展大数据战略。

2. 政府通过大数据战略树立形象

英国政府积极应对大数据时代的挑战,并且通过一系列战略布局在获取大数据带来的商业利益的同时树立起开放的政府形象。

(1) 透明的政府:英国政府重视开放数据,其核心理念就是要建设开放的政府,这也是大数据对于各国政府自身来说最核心的价值。

(2)智慧的政府:英国政府各公共部门同社会公众分享信息,使社会更加了解政府,也让政府更加了解社会。只有这样,政府才能知道社会更需要什么。只有政府变得更加智慧了,才可以对社会创造更多的价值。

(3)负责任的政府:为给社会提供更好的服务,在社会舆论面前树立更好的政府形象,英国政府意识到,还需在大数据领域做更多的工作,赋予自身更多的责任。

三、日本大数据研究

(一)日本对于大数据的市场需求

日本对信息与通信技术(Information and Communication Technology,ICT)产业的发展一直非常重视。早在1999年日本就颁布了被称为"IT基本法"的《高度情报通信网络社会形成基本法》,并在法律中确定将ICT作为日本未来发展的重心,赋予了ICT产业极高的战略发展地位。大数据技术的发展作为ICT发展的重要一环,同时也是需要高度发达的ICT产业基础支撑的行业,同样也作为发展重点而被日本政府高度重视。

日本在大数据技术服务方面的研究应该说着手早、起点高、保障充分,总体来说其水平的确走在了世界的前列。根据日本情报通信综合研究所研究报告中的数据,日本国内大数据流通量(流通量=企业数×每个企业产生的大数据元数据量)从2005年的1 556 PB大幅上升到2013年的13 516 PB。同时,大数据的市场需求也呈现着高速增长态势。对于未来的发展趋势,矢野经济研究所给出了市场规模预测。从预测结果来看,在未来的五年内,大数据技术服务产业的产业规模还将维持目前的高速增长态势。同样,在日本政府《ICT白皮书》(2012)中,也对大数据技术服务在日本不同领域应用所产生的管理效率提升、附加价值产出等经济效果进行了预测,大数据技术在医疗卫生领域、行政事业领域、零售业、制造业、物联网、交通等领域产生的经济价值分别为3.1~4.6、1.2~3.3、5.7、5.7、2.09、2.09兆日元。

(二)日本大数据技术服务的主要类型

为了提高信息通信领域的国际竞争力、培育新产业,同时应用信息通信技术应对抗灾救灾和核电站事故等社会性问题,日本总务省于2012年7月发布"活跃ICT日本"新综合战略。根据同时发表的《ICT白皮书》中公布的数据,日本的大数据技术服务业目前主要包括大数据技术在以下几方面的具体应用(表2-2)。

表 2 - 2 日本对于大数据技术服务的主要类型(魏阙等,2015)

数 据 类 型	数 据 应 用
社交网站数据	客户的资料、评价等
多媒体娱乐资源数据	网络上播发的声音和视频等
网页数据	博客、招聘网站等残留的附加服务购买记录
客户数据	促销活动的反馈、会员信息等
传感器数据	GPS、IC 卡及 RFID 等检测出的乘车记录、温度、加速度等记录
办公室业务数据	办公室文书、E-mail 等
服务器运行数据	服务器自动生成的访问记录、错误记录等
企业管理数据	销售管理等业务系统生成的信息及交易信息

大数据技术服务在不同的领域会用到不同类型的数据。在某些行业如旅游、公共交通业还有可能会利用到两类以上的数据。例如在赴日旅游外国人动向的研究中,相关部门就利用了 GPS 信息、社交网站信息、会员信息和网页信息等综合考察了赴日外国人的旅游习惯和旅游动机。

根据日本文部科学省的战略统筹安排,日本在接下来的一段时期主要会拓展大数据技术在实际中的应用。跨领域、跨学科的大数据应用将是日本未来 ICT 战略至关重要的一环。

通过对日本大数据应用领域的观察不难发现,目前日本大数据技术的发展主要有两条路径:一条路径是对于盈利前景比较大的商业咨询、物流网、消费者行为报告等业务通过企业自发完成。从收集信息到建立平台的整个过程,由政府对关键课题的研发进行资助,打通技术瓶颈,并让企业独享开发成果;另外一条路径是由政府提供数据源,建立如"OPEN DATA JAPAN"等数据平台并资助科研院所对于该数据进行合理的、广泛的应用。通过开展产、学、研的广泛合作,最终使全社会共享大数据技术带来的经济效益和社会效益。

(三)为实施大数据战略日本所采取的措施

1. 政府通过"开放资料"提升经济活力

2012 年 7 月,日本政府 IT 战略本部制定"电子行政开放资源战略"。所谓"开放资料"(open data),就是将日本中央政府和地方政府等持有的公共资料作为共有财产,通过互联网开放给社会大众,以供所有人自由使用。公开信息的目的是提升经济活力,这一点与传统的公共投资不同。如果行政部门能够以实现二次利用的方式提供所拥有的信息,那么将有助于判断和分析政策,进而提升行政的透明度和可信度。同时能够推动民间企业创造新的服务,而行政部门则能够提供更有效的多种公共服务,提高行政服务的业务效率从而提升经济活力。

2. 日本政府首次制定大数据相关使用规范

通过使用大数据,企业可以对用户的商品购买记录、购买区域等信息进行分析,因此大数据在企业中逐渐广泛使用。企业在收集用户数据时通常附带个人隐私政策的相关说明,然而,由于条款过长、晦涩难懂,有时候用户往往不进行阅读而直接点下"同意"按钮,导致事后出现问题。

因此,2013 年 12 月,日本政府首次制定了大数据相关使用规范,要求企业公开的用户个人隐私条款说明应通俗易懂,并使用户了解其使用方法,以供企业参考。日本经济产业省研讨会要求企业在制定个人隐私条款时应采用通俗易懂的语言,其中有 6 项属于必须标注的内容,包括所采集数据的目的、使用方法、若需提供给第三方时须公布第三方的信息、用户要求企业停止向第三方提供数据时可以采取的措施及咨询方式等。

3. 将修改和完善个人信息保护法规提上日程

日本总务省发布的 2013 年版《信息通信白皮书》指出,"大数据"在未来一段时间内还会继续增长,这将有利于小型店铺的手机销售,但是与其他国家相比,加强数据安全管理的呼声在日本尤为强烈,为此,日本政府有必要建立相关制度以保护个人信息安全。在日本总务省此前发表的《有关运用大数据的利益相关者意见听取会概要》中引人注目的一条就是,"重要的是对于个人信息等资料,由行政机关和企业制定如何使用这些信息的合意和指导原则"。对于涉及很多个人隐私信息的领域,的确需要政府制定详细的相关规则,否则企业会由于考虑风险而对利用信息犹豫不决。一些专家认为,对于处理大量个人信息的医疗和金融领域,需要针对处理这些大数据的企业,修改目前日本所实施的《个人信息保护法》。而日本政府也将修改《个人信息保护法》提上日程。日本政府在经济对策中已将此编入规则改革方案,将制定新规则使企业和医院等所持有的个人信息匿名化,以便可以向其他企业销售。

第二节　国内大数据研究动态

一、大数据国家战略的提出

（一）各地的大数据规划探索

大数据纳入国家战略并不是一蹴而就,而是经历了长期的酝酿和实践,经过了各地的探索和实践而逐渐提出的。这几年,京、沪、渝、粤、贵等省市都制定了各自的大数据规划。从地域范围看,大数据规划在全国各地呈现出东西南北中全面开花的局面,各地都在研究当地的发展方向、重点和措施等,探索既适合当地又能快速发展的路径。

地方层面的大数据规划呈现出各自的特点:有的是基于已有的信息产业基础(例如重庆、广东),有的是整合现有的数据产业(例如北京、上海、武汉),有的是重开新局面(例如西安),有的是借助地理和自然优势推动本地大数据落地。同时,全国各地的大数据产业都具有一些共同点:都是通过规划大数据园区、加强基础设施建设、加大人才引进、利用财政资金带动、展开招商引资等多种策略,高起点布局本地大数据规划项目。

各地发展大数据都是一种有力的探索,成为大数据落地的重要节点,在全国形成了可以燎原的星星之火。大数据国家战略以这些点为试验田,在各地经验逐渐成熟之后,通过顶层设计和局部突破相结合的方式可以实现全面布局。

(二)国家层面对大数据的重视

在各地大数据实践和规划的过程中,国家层面也在通过顶层设计来推动大数据建设。2014 年,在中央网络安全和信息化委员会第一次会议上,"网络强国"被上升为国家战略。在同年的政府工作报告中,首次将"大数据"作为一种新兴产业。全国人大、政协、国务院各部委也对大数据战略进行了多次研究和讨论,国家高层对发展大数据在思想上达成了空前共识。2015 年,党中央、国务院多次提到大数据,国务院于 7 月和 8 月连续颁布《关于运用大数据加强对市场主体服务和监管的若干意见》和《促进大数据发展行动纲要》,领域的集中性和文件的集中度都比较罕见。文件提出:"拓展网络经济空间,实施'互联网+'行动计划,发展物联网技术和应用,发展分享经济,促进互联网和经济社会融合发展。实施国家大数据战略,推进数据资源开放共享。完善电信普遍服务机制,超前布局下一代互联网。"无论是分享经济、物联网、电信普遍服务等,都在为下一代大数据产业打下基础,并成为大数据的重要领域。

我们目前面临着"经济全球化、文化多样化、社会信息化深入发展,世界经济在深度调整中曲折复苏,新一轮科技革命和产业变革蓄势待发,全球治理体系深刻变革"的外部环境。提出大数据国家战略是顺应时代主题,也是国家重大战略的定位。大数据国家战略是实现"两个一百年"奋斗目标的中长期规划。

二、我国大数据发展重要性

大数据产业正处于时代变革的前沿,引领时代潮流,也将成为深化改革的主动力。大数据涉及各个领域,将深刻影响到从微观到宏观的各个层面,从老百姓的衣食住行到工业、农业和服务业模式的变革,从地方治理到治理体系的现代化,从提升治国理政能力到提升国家综合竞争实力,保障国家安全甚至在维护国际社会的公平正义中都具有举足轻重的作用。

（一）创新发展的重要领域

1. 大数据是创新发展的重要领域

创新发展是实现跨越式发展,走出目前发展困境的有效途径。习近平强调:"当前我国科技创新已步入以跟踪为主转向跟踪和并跑、领跑并存的新阶段,急需以国家目标和战略需求为导向,瞄准国际科技前沿。"要进入与发达国家并跑甚至是领跑的地位,需要依靠强大的科技研发能力弥补发展的短板,以改变目前的核心科技不足,关键技术对外依存度高的被动局面,从而在科技上实现赶超。大数据不仅是各领域中的先导行业,而且是技术创新的重要落脚点。在乌镇第二届世界互联网大会上,习近平提出要推动网络经济创新发展,实施"互联网＋"行动计划,推进"数字中国"建设。大数据不仅仅是一个行业概念,它还涉及经济、社会、文化和政治等多个领域。作为技术性因素,它能够将技术基因渗透到其他相关领域,并成为驱动各领域发展的动力。

2. 研发将成为大数据发展的重点和难点

科研是突破大数据发展瓶颈的首要因素,未来大数据研究的深入程度和广度将发生深刻改变。第一,从产业政策和发展重点看,未来财政对大数据基础研究和应用研究的投入力度将会加大,并会对研究的导向做出调整,对研究的监管将会更加规范。第二,科研体制机制将出现重大变革,形成新的科研生态,以适应快速发展新领域的需求。第三,在经济下行压力下,对科研的期望将会增高,这将不断提高对研究的重视度,对科研和科研人员的估值将不断提升。目前科研劳动力普遍低估、科研重视程度不够的局面将得到逐步改善。第四,研究协同性不断提升,将会出现政府、企业、学界和各行业之间的多元合作局面,打通各界之间的壁垒,为拉动以研究为中心、以应用为驱动的科研体制作铺垫。

（二）实现经济转型的主推手

1. 大数据需要不断创新

大数据是一个新领域,中国以前没有驾驭这个领域的经验,需要不断探索。在该行业内部需要数据试错的积累,需要技术积累以缩短学习曲线,更需要累积管理经验以适应变局,需要在不断创新中寻找机遇以获得最佳突破点。第一,大数据产生新的经济价值,成就新的增长方式。作为第三产业,大数据领域正在爆发出蓬勃涌动的力量,在第三产业中所占的比例会逐渐增高。第二,大数据产业将会形成龙头企业带动,企业聚集的大数据产业集群,构建起大数据产业链。

2. 大数据正在成为各领域变革的重要动力

文件强调:"运用大数据技术,提高经济运行信息及时性和准确性。"大数据涉及制造业、服务业、金融行业等各个领域。第一,我国要从制造大国转向制造强国,需要大数据技术的牵引,而精密制造、精确控制和智能化管理等领域将是工业发展的重点。第二,大数据能够大大提升农业、服务业的运行水平,提高其全球竞争力。运用大数据突破工业、农业、服务业等领域中数据搜集、整理和自动作业的基本模式,大大提高行业竞争力。第三,大数据在经济领域的实践,为迎接未来全球化产业竞争做预演,打下基础,迎接挑战。第四,大数据成为监控经济良性运行的有效手段,能从宏观上对经济建设起到带动作用。

(三)成为社会转型的助推器

1. 大数据将推进变量改革

以前的改革重视增量改革,通过增量赢得时间,消除阻力,稀释相关干扰;通过增量赢得机遇,化解变量改革带来的困惑;通过数量的此消彼长,达到变量改革的目的,释放改革动力。而伴随着改革的深化增量改革将逐渐演化为变量改革,深入到更为核心的结构化阶段,这种质的变革则需要更多的智慧和机制。大数据依赖技术优势,既能有效引导各方力量参与改革,激发政策红利,又能调整结构,成为深化改革的利器。

2. 大数据将推动行政管理变革

借助大数据,第一,可以从各种维度对政府各部门进行高效、准确分析,提供行政决策需要的基础性数据,提高决策的科学性。第二,可以分析社会舆情、民众思想动机和行为方式,探索社会需求,提高决策的民主性。第三,可以分析政府行政流程,找到行政痛点,优化政务流程,为改革提质增效。第四,可以有效监管行政行为,实现查缺补漏,优化行政职能,提高行政效率。第五,可以预判未知事件的发展动向,为政务服务提供参考。第六,可以提高政务服务的效率和贴心性甚至是精度,大大提升政府公信力。

3. 大数据将促进公共管理变革

大数据属于全社会所有,是公共产品,能为社会的繁荣发展做出贡献。第一,公共部门的数据更是公共产品,公共部门的开放将会引发权力结构的变革。大数据技术是给全社会赋权的重要形式,大数据能保障权力在合理和透明的空间运行,释放社会压力,提高社会良性运行水平。第二,开放数据可以引发公共领域的改革红利,提升民生公共秩序,提升社会健康运行水平。第三,大数据能提前预测危机并化解危机。针对危机成为常态的当代社会,大数据能对公共生活展开预测活动。第四,大数据将改变公共服务的供给侧结构性改革,保障社会安全,探索危机发生的可能性,能降低危害和危机爆发概率,提高公共福祉。

三、大数据在我国的应用

(一)大数据在政府公共管理中的应用

1. 公共安全领域

张春艳通过研究证明,大数据使得数据信息处理技术发生了改变,也能进一步提升公共安全治理者的风险判断水平。例如,许多城市通过"天眼通"道路实时监控系统,大大提高了刑事案件的侦破率,根据发案率高低对不同地区合理安排警力。通过对道路交通系统数据的读取分析,调节高峰期间主要道路的交通信号灯间隔时间,加大主干道交通流量,缓解交通拥挤,并与媒体、个人移动端建立实时信息通道,使出行人员可以选择不拥堵的道路。

2. 公共卫生领域

孟润堂研究指出,大数据在公共卫生领域具有良好发展前景,现已形成健康大数据趋势。吴艳倩等通过 SWOT 分析方法阐述了大数据时代的公共卫生的各项利弊。史情楠则具体研究了公共卫生大数据分析方法与应用方向,为后续研究奠定基础。大数据挖掘的应用,使得医疗机构长期累积的医疗数据变得有意义。例如中国某些地区食盐的销售量和心脑血管疾病成正比,某些经常食用腌制食品的地区胃肠癌发病的概率是其他不食用腌制食品地区的 2 倍。有了这些数据。医疗机构可以在疾病预防,宣传引导,医务人员培养交流,医院设施建设等方面可以进行未雨绸缪地先期贮备。

3. 政府决策的重要依据

清华大学张楠通过研究发现,公共衍生大数据分析在政府决策重构过程中发挥了重要作用。胡税根研究指出大数据应用是智慧公共决策的关键,它以信息技术为基础,将维护与实现公共利益为根本目的,这种新型的公共决策模式能够全方位感知,具有公开透明、智能化水高等特点。

(二)大数据在我国医疗卫生领域的应用

1. COVID-19 疫情流行期间大数据技术的应用

从 2019 年秋冬季节起,COVID-19 疫情相继在全球各国蔓延流行。以大数据及人工智能、云计算等为代表的一系列大数据数字技术在疫情监测、分析、重点人群管理、辅助防控决策、医疗救治、资源调配等方面发挥了巨大作用,不仅成为大数据应用的成功范例,也为改变传统的疾病防控模式提供了经验,为大数据在医学领域的应用展示出极其广阔的前景。疫情防控期间,我国和世界其他国家疫情防控人员及IT公司通过人工智能技术对来自移动电话、汽车的全球定位系统(GPS)轨迹数据、信用卡交易信息、旅行历史记录、视频监控信息等来自不同渠道数据进行整合分析,还有不少国家开发基于全球卫星定位系统或蓝牙数据的应用程序。这些都为快速追踪人群流动情况,确定感染者的即时位置及移动轨迹,精准描绘疫情传播路径,识别优先级病例,迅速追踪、隔离和管理感染者及密切接触者提供了强有力的支撑;为迅速发现传染源、控制疫情的进一步扩散与传播提供了极其重要的信息支持,也成为传统的流行病学调查以外对COVID-19重点人群的发现与管理的重要手段。在COVID-19疫情防控期间,我国各地推出了基于互联网、大数据等技术的防疫健康码(简称"健康码"),作为个人在本地区及其他地区出入通行的电子凭证,确保了健康人群的有序流动。中国信息通信研究院联合我国的三大电信运营商利用电信大数据,推出的"通信大数据行程卡"服务,可查询手机用户14天内到访地区,并可根据其到访地不同的疫情等级及与危险人员的接触情况,分别生成绿色、黄色或红色的通行卡,向不同部门提供行程证明,既保护了本人,又保护了他人,更加有力、有效地推动了跨层级、跨地域、跨系统、跨部门间疫情防控和企业复工协同的有序进行,也推动了此次疫情防控工作的开展。疫情期间,结合大数据技术建立的各种疫情资讯网站,通过对来自官方报告、传统媒体、网络媒体等不同来源数据的整合分析及展示,不仅能够帮助公众及时获取疫情流行信息,而且还成为官方、媒体及研究机构的重要信息来源。

2. 大数据与人工智能技术的融合促进诊疗服务智能化

鉴于大数据的特点,它和人工智能(AI)技术的结合,正在从各个方面影响和改变着传统的医学模式。目前,随着计算机科学技术的大发展,全球都关注着大数据与AI在疾病诊断及决策中的结合。大数据结合AI技术在放射学、超声波、病理学等诊断领域发挥的作用越来越大,在药物开发、辅助诊断、健康管理、疾病预测、精准医疗等智慧医疗领域也有极其广泛的应用前景。

大数据与AI结合的成功例子是在医学影像上的应用。由于AI算法所能够研究的图像数量巨大,其工作运行速度、强度和诊断准确性远超过一般工作人员,不仅可以降低专业放射科医师工作量,缓解专业人员匮乏状况,而且读片准确程度也超过专家,所以得到了广泛的推广。澳门科技大学研究人员利用来自内地3777例患者的53.2万条CT扫描数据来训练人工智能模型,在对260例患者数据集进行测试时,准确性为 92.49%,灵敏度为 94.93%,特异度为 91.13%。AI 还可以助力药物研发,可以帮助制药企业的研发人员从所有新发表的研究成果、不同的数据库和大量新药的海量信息中精准提取能够推动药物研发的知识,加速药物研发的过程、提高研发效率并控制研发成本。

3. 区域信息化大数据平台建设改变着传统医疗卫生服务模式

在各级政府和卫生部门的统筹规划下,各地通过区域信息化平台建设促进了大数据技术应用。健康医疗大数据平台可以实现对区域内不同机构的医疗服务、疾病预防控制和卫生应急等大数据进行有效整合,从而对辖区内所有医疗卫生服务机构进行多维度动态监管,满足运营管理、优化服务和预警预测等需要。基于全民的电子健康档案库的建立与运行可以满足对患者诊疗信息的跨机构调阅、检验检查结果的共享和用药的智能提醒等需求。利用大数据和人工智能技术结合打造的城市级"互联网+"医疗健康平台,整合市民卡、社保卡、就诊卡和健康卡功能,为当地市民提供精准便捷就医和个性化健康服务。以上这些,在我国的一些地方已经成为现实。

(三)大数据在我国农业领域的应用

1. 农业大数据管理与政策

我国政府高度重视农业大数据建设。国务院在 2015 年就发布了《促进大数据发展行动纲要》,农业大数据应用是主要任务之一,《纲要》提出了"现代农业大数据工程"。农业农村部 2015 年发布了《农业部关于推进农业大数据发展的实施意见》,2016 年发布了《农业农村大数据试点方案》,这两个文件的发布明确了我国农业大数据发展和应用的顶层设计,具有重要的现实意义。当前我国农业大数据发展和应用的重点领域是生产智能化、环境监测、自然灾害预测预警、农产品质量安全追溯。2016 年农业农村部还组织开展了 8 个农产品单品种大数据应用试点,遴选认定了 30 多项农业大数据应用最佳实践项目。

2015 年,国内首个现代农业大数据交易中心在贵阳建成,交易中心汇聚了国内的农业生产和管理数据以及农产品市场和物流等数百种数据,初步形成了农业大数据聚合机制,通过数据汇聚和交易来营造良好的农业大数据应用生态圈。2018 年,我国《科学数据管理办法》出台,引起了广泛关注。该办法深刻把握大数据时代科学数据发展趋势,把确保数据安全放在首要位置,重点突出科学数据共享利用,并提出五方面具体措施:① 明确职责分工,强调"谁拥有、谁负责""谁开放、谁受益";② 加强科学数据交流和利用的监管;③ 加强知识产权保护;④ 加强数据积累,促进开放共享;⑤ 加强科学数据管理能力建设。总之,从农业大数据管理与政策角度看,我国农业大数据发展具有比较好的顶层设计,尤其是在统计型数据方面已经建立起一套规范的收集、采集、加工和发布的制度体系。但在数据交易、数据开放等方面的研究和实践还不够。

2. 农业大数据中心

国家农业科学数据中心。经过多年的金农工程建设,国家农业数据中心初具规模。在数据方面,汇聚了农业综合统计信息、物价监测信息、农产品成本调查信息、农村经营管理情况统计信息,以及农机监理、农药监管、绿色食品管理、无公害农产品管理、地理标志农产品管理等业务数据;在硬件和软件方面,建设了农业云,研制了数据挖掘分析系统,结合大数据可视化技术,在大屏系统上实时展示农业数据,为农业宏观管理决策提供数据支持。

农业科学数据共享中心。该中心是国家级科技基础条件平台,由中国农业科学院农业信息研究所主持建设。目前按照作物、动物、渔业、热作、草业、农业微生物等12个主题集成整合了734个数据集,总数据量达760 TB,对海量的农业科学数据的挖掘分析有效地支撑了农业科技创新活动。

国家农业基础性长期性工作数据中心。2016年,农业农村部启动农业基础性长期性工作,开始建设由国家农业科学试验站、国家农业科技数据中心、国家农业科技数据总中心三级构成的农业基础性长期性科技工作网络。中国农业科学院农业信息研究所正在承担国家农业科技数据总中心的建设任务,与科学试验站和领域数据中心一起,按照统一规范的数据标准,构建土壤质量、农业环境、植物保护、畜禽养殖、动物疫病、作物种植、农业微生物、渔业科学、天敌昆虫、农产品质量等10个学科领域的基础数据库,研究提出系列分析报告,为农业科技创新、政策制定等提供服务和支撑。

3. 农业大数据技术与架构

在农业大数据清洗技术方面,为了将脏数据转化成满足质量要求的数据,采用的方法主要有一般的数理统计、基于规则的数据清洗等。尚未见针对农业问题而构建完备数据集的专门清洗方法。

在农业大数据存贮和管理方面,基本上采用一般大数据的存贮和管理技术,例如HDFS分布式文件系统、NoSQL数据库、云数据库等。区块链技术为农业大数据的存贮和分布式管理提供了新的可行思路,围绕去中心化的数据存贮和管理还产生了一些新的共享经济模式。

在农业大数据时空可视化技术方面,对静态时空可视化技术和方法研究得比较多,相对比较成熟,目前常用的方法有时间符号法、对比地图法、运动线法、时间统计图法等。动态时空可视化方法在农业中也有应用,如时间墙模型和主题河流模型等。

在农业大数据系统架构方面,孟祥宝按照顶层设计原则,从服务、管理、应用、资源和技术5个方面提出了一种农业大数据应用架构体系,其中技术和资源是基础,应用是最直接的产出物,管理和服务是保障。

第三节　大数据应急医学救援研究情况

一、突发事件应急体系情况

(一)我国应急管理体系建设现状

1. 我国应急管理体系已初步建成

(1)应急预案建设:中国于2006年1月8日发布了《国家突发公共事件总体应急预案》,成为我国应急预案体系中的总体纲领,主要规定了应急管理的方向和原则。当前中国已经基本形成了以《国家突发公共事件总体应急预案》为总纲领,各级部门和地方政府分别建立相应的突发事件应急预案的应急预案体系。

(2)应急管理体制建设:在国家建立统一领导下,应对突发公共事件坚持综合协调、分类管理、分级负责、属地管理为主的原则。我国于2018年3月成立应急管理部,整合优化分散在11个部门的13项应急管理职能和资源,预防和解决重大安全风险,并完善公共安全体系。我国应急管理工作至此进入了综合应急管理模式。

(3)应急管理机制建设:应急机制应当注意应急管理体系建设,首先应该分析判断事件类型和严重程度。党和政府在应对SARS后的相关经验表明,政府机关在突发公共事件中的责任重大,因此他们高度重视问责制,并颁布了相关法律和纪律法规,明确各级政府应对各种突发公共事件的责任,这意味着建立了应急管理责任机制。

2. 我国应急管理存在的问题

(1)应急预案缺乏操作性:在突发事件应急过程中,缺乏关键性的衔接口,使得应急预案的实用性和可操作性大打折扣。应急预案的实施效用未达到预期,原因有三:一是应急预案的制定没有目的性。相关部门没有针对突发公共事件发生的源头以及特点进行归纳总结,并对症下药地制定出可行性方案,使得应急预案操作性不强,无法起到预警的作用。二是缺乏现场模拟应急演习的应急计划。在突发公共事件发生之前,有关部门通常很少进行紧急演习,进而对于在紧急演习中经常遇到的问题并没有针对性的对策。三是政府通常不会印证突发公共事件应急预案是否可行,风险评估体系和能力都比较缺乏,预案达不到其预防的作用。

(2)应急协同联动机制不健全:应急管理部的价值在于协调和解决系统风险的能力,因而它的建立不光是整合了应对自然灾害和事故灾害的关键职责,还在于统筹协调各部门。首先,应急管理领域强调责任制,各级应急管理部门,尤其是基层应急管理工作人员感到压力巨大,导致工作疲于应对。目前应急管理机构只是简单地归类和合并,大部分领导和工作人员还是传统的应急管理理念,把紧急控制和处理作为主要工作,而不关注预防。其次,地方应急管理部门与国家综合性消防救援队互不隶属,导致地方没有自己的应急救援队伍,社会救援力量也比较分散。

(3)应急管理机制不完善:目前,我国的突发公共事件应急管理机制仍然难以应对日益复杂的突发公共事件,主要表现在:一是预警机制缺乏专业技术支持,事件预测准确率仍然很低;二是应急管理决策部门协调能力不足,同时缺乏专业应急管理能力和统筹调度能力;三是无法充分动员社会救助力量,由于无具体的制度规定,在实践过程中难以达到最佳效能。

(二)美国应急管理体系建设现状

美国的应急管理体系建设发展最早,早在1979年卡特政府时期,因美国社会急剧扩张,在生态破坏自然灾害频发的背景下,美国联邦应急管理局(FEMA)应运而生,并在往后的几十年里不断成熟完善,成为世界国家一致认可的应急管理体系的典范。虽其于"9·11"事件后并入国安部,但至今仍然保持着其由总统直接负责的传统,发挥着其在应急管理体系上的独特作用。美国面对公共突发事件的应急救援体系经过长时期的发展逐渐走向成熟,形成了以联邦、州、地方为主要层次的三级运行模式,民间不同领域的应急计划和预案也被纳入应急救援系统之中。联邦应急管理局为国家级的应急管理机构,其下在全美各州的应急管理办公室即为州一级负责应急救援管理的机构。以此类推,州以下地方各级应急救援管理单位则是处在第三层级的应急管理机构,不同层级机构互相配合,协同作战。在不同层级的紧急救援管理部门中大多都配有应急运行中心,拥有一定的权限,往往在非常时期能够发挥其在整理分析各类不同信息、监控防范自然灾害和暴恐活动、畅通政府通信网络以及向下发布命令等过程中起到的至关重要的作用。

在联邦、州、地方三级应急管理体系下,美国形成了以地方政府为纽带,彼此互相联结呈平面状向四周扩散的网络化应急管理运行机制,并且已经行之有效地在美国大地上铺开。在该机制内各地方政府以公共信息系统、事故指挥系统、各机构协调系统为基础。以事态控制可能性、灾害发生规模、资源需求紧急程度作为向上级政府请求响应的依据。具体体现在:一是增援力量沿网状从上级政府或周边地方部门向事故发生地聚拢后,拧成一股绳,汇合成一支队伍,且只接受本地地方政府的管辖,从而做到了高效而统一的行动;二是上一层级的联邦应急管理局和州应急管理办公室不干涉该地的内部救援工作,仅在必要时候为其提供物资援助和资金支持,从而给地方政府极大的自主性和能动性,使其因地制宜管理本地工作;三是即使联邦、州政府应急官员到达现场,也无权剥夺地方政府的指挥权,只能配合地方政府的需要,为其从各方调配资源,协助地方政府开展工作;四是在跨区域应急增援时,联邦、州应急管理机构则组织相关部门和地方拟定应急救援的总体目标、应急行动计划与优先次序,向各地区提供增援,但也不能取代当地政府的指挥权。

　　高效的应急管理运行机制也正体现了美国应急管理机制的特点。当各类灾害事故发生后,政府掌握指挥权,统一领导救援,因地制宜组织灾后重建,恢复教育培训等各项工作——体现着"统一管理"特点。无论何种类型、何种规模的事件,指挥权以属地为原则,一律由事故发生当地的地方政府指挥,联邦管理局及州应急管理办公室只提供资源调配和技术保障的支持,无权插手干预地方政府救援的实施——表现为"属地原则"。根据灾害发生的等级和事故严重程度对各级应急管理分支机构产生的影响,采取不同的应急等级——意味着"分级响应"的特点,而非指挥权的逐级转移。除以上三个特点之外,美国的应急系统还有一点尤其值得我们吸收借鉴——"标准运行",即应急救援全程各大小程序、术语代码、人员物资标识全国统一,即从事故发生后(应急救援机制启动)到事故结束后的修复全过程使用的所有物资、人员都有统一标识,采用全国统一的术语、程序代码,这减少了不必要的失误和沟通成本,一体化程度大大提高。反观我国的应急救援体系,正是缺少了这种标准化的规定,各地使用的信息、术语及标志的差异,常常造成了落实操作难、跨地交流难的问题。

　　(三)日本应急管理体系建设现状

　　日本地处环太平洋地震带,四面环海,国土面积狭长,这使其生态系统脆弱极易被破坏,自然灾害频繁,尤以火山地震为代表;同时日本作为世界领先的发达国家、世界第三大经济体,先进的技术水平、科学经验和教育水平使日本在总结灾害经验的基础上形成了一套相当成熟完善的紧急救援管理体系。

　　20世纪伊势湾台风和阪神大地震的发生致使日本人员伤亡惨重、国民经济遭受重创,经历灾害的日本在应急管理上痛定思痛,急速成长,至今已经在应对突发事件的紧急管理体系上形成了由中央到地方自上而下成熟的纵向指挥系统。日本的应急管理体系在中央由首相、内阁官房和官方防灾会议组成,各级设有都、道、府、县防灾会议,在基层则由市町村防灾会议组成。只要突发性事故发生之后,所有这些"会议"单位作为应急反应机构自动转换为同一级的灾害对策总部,发生的灾害级别不同,参与指挥的人数也不同,从 50 至 150 人不等,其中首相、内阁长官是常设指挥官,是灾害对策本部的指挥中心,内阁官员辅佐首相制定防灾计划,内阁灾害对策本部通过特有的消防无线网与下一级都道府县的应急对策本部相连,及时传达防灾指令,发挥内阁能协调总揽全局、联络灾害发生地各部门、向各省厅下达防灾对策与计划的职能。目前日本的防灾信息网络联通中央、省部、地方三级,覆盖全国,功能强大,大大增强了管理系统的效率。高效稳定的信息网络系统是日本应急管理体系中最关键的部分。

为了更好地发挥日本应急管理机制在应对紧急灾害方面的协调管理能力,日本政府在 2000 年后将"中央防灾会议"调整为内阁府内编的直属机构,又设立了具有特殊职能、由内阁首相任命并对其直接负责的"防灾主管大臣"兼任"紧急灾害对策本部长",主要负责搜集信息、制定应急计划和协调各部门开展救援的工作。

二、应急医疗救援队建设情况

(一)国内应急医疗救援队伍建设

1. 基本情况

国家应急医疗救援队伍,是指由国务院卫生行政部门建设与管理,参与特别重大及其他需要响应的突发事件现场卫生应急处置的专业医疗卫生救援队伍。2001年,我国成立了国家地震灾害紧急救援队,其中有医疗救援分队,集搜索与救治为一体,但当时尚无专门的国家卫生应急队伍。2003 年 SARS 疫情之后,我国开始酝酿建立国家级卫生应急队伍。2003 年 9 月,国家卫生部、国家中医药管理局下发《关于建立应急卫生救治队伍的意见》的通知,要求各省(自治区、直辖市)、地(市)要建立一支覆盖相关专业、由医疗和疾病预防控制专业技术人员组成的应急卫生救治队伍和相应的后备队伍,并规范了建设目标、建设原则、组织领导、队伍管理、培训演练、配套政策等。国家卫生部在汇集各省应急卫生救治队伍信息的基础上,建立了国家应急救治专家库,成员由不同专业领域的专家组成,突发事件发生后,由国家卫生部根据各地应急救治需求,统一调度、指挥,从各省应急卫生救治队伍中调集相关人员进行省际支援,为地方应急救治提供技术指导和技术支持。该通知首次提出:"必要时,可以组成国家应急卫生救治队伍""特大突发事件由国家应急指挥部组派国家应急卫生救治队伍"。国家卫生部在 2004 年卫生应急工作要点中又进一步明确,"建立全国突发公共卫生事件应急专家信息库,为组成国家应急卫生救治队伍建设奠定基础"。2004 年 7 月,根据重大自然灾害救灾防病和反恐怖工作需要,由国家卫生部指派北京、天津、上海、广东、山东、江苏、新疆等省(自治区、直辖市)卫生厅(局)组建了国家级救灾防病医疗与卫生防疫应急队伍和反恐怖医学救援队,其中上海、广东、北京、天津、山东每省(直辖市)各 2 支。2004 年东南亚地震海啸中,上海、广东在国家级救灾防病医疗队基础上,分别组建并派出了 2 支 15 人、12 人的国际卫生救援队。

　　2005 年,根据《国家突发公共卫生事件应急预案》和《国家突发公共事件医疗卫生救援应急预案》,为进一步做好应对突发公共卫生事件预防控制以及突发公共事件医疗救援应急工作,加强对国家卫生应急队伍建设的管理,国家卫生部下发了《卫生部办公厅关于加强国家级卫生应急队伍建设的通知》,要求更新、完善已组建的卫生应急队伍,同时又要求组建 4 支国家级卫生应急队伍,包括人感染高致病性禽流感及传染性非典型性肺炎防治卫生应急队伍、不明原因疾病卫生应急队伍、重大中毒事件卫生应急队伍、辐射事故卫生应急队伍,并规范了建设目标、装备配备标准、人员培训办法、队伍管理及后勤保障办法,建立了国家级卫生应急队伍专家库(表 2 - 3)。

表 2 - 3　2005 年国家卫生应急队伍建设种类、单位、任务及要求(徐立等,2014)

名　称	依托单位	任　务	人数	职称	经验
禽流感及 SARS	中国 CDC	实验室检测与流行病学调查	10	副高以上	10 年
防治卫生应急队伍	北京市卫生局	医疗救治	20	副高以上	10 年
	广东省卫生厅	医疗救治	10	副高以上	10 年
不明原因疾病卫生应急队伍	中国 CDC	不明原因疾病实验室检测与流行病学调查	5	—	—
	北京协和医院	医疗救治	5		
重大中毒事件卫生应急队伍	中国 CDC 营养与食品卫生所	食物中毒事件应急处置	10	副高以上	—
	中国 CDC 中毒控制中心	职业中毒事件应急处理	10	副高以上	—
辐射事故卫生应急队伍	中国 CDC 辐射安全所	辐射事故应急处置	10	副高以上	—

CDC.疾病控制预防中心

2008 年 12 月 3 日,国家卫生部应急办颁布《卫生应急队伍装备参考目录(试行)》(卫办应急发[2008]207 号)。2010 年,国家卫生部办公厅颁布《2010 年国家卫生应急队伍建设项目管理方案》,明确了建设项目及任务区分,11 月 21 日又出台了《国家卫生应急队伍管理办法(试行)》,明确了国家卫生应急队伍的概念及分类,进一步规范了队员构成要求及遴选条件,明确了各相关单位的职责、权利和义务及队伍管理、装备管理办法。第一批共 11 支国家级应急卫生队伍的建设任务已于 2010 年 11 月正式启动,共投资 1.4 亿元(表 2 - 4)。

表 2 - 4　2010—2011 年国家卫生应急队伍建设种类、数量及分布(徐立等,2014)

类　　别	总数	北京	天津	辽宁	上海	江苏	广东	四川	陕西	新疆
紧急医学救援类	6		1	1			1	1	1	1
突发急性传染病防控类	3	1			1		1			
突发中毒事件处置类	1	1								
核和辐射突发事件卫生应急类	1					1				
合　　计	11	2	1	1	1	1	2	1	1	1

2. 建设特点

(1) 区域规划。根据全国各区域突发事件的可能性和既往经验,国家卫生应急队伍建设任务的分配实施区域规划,既要做到区域性平衡,也要考虑学科技术优势,如江苏省承担了核和辐射突发事件卫生应急队伍的建设,主要是考虑任务可能发生区域的可能性,北京承担了突发中毒事件处置应急队伍的建设,主要是考虑技术优势。而北京、上海、广东承担突发急性传染病防控应急队伍建设,既考虑了事件发生可能性及后果,也考虑了技术优势。

(2) 分类建设。国家卫生应急队伍采取分类建设的方式,将国家卫生应急队伍分为紧急医学救援类、突发急性传染病防控类、突发中毒事件处置类、核和辐射突发事件卫生应急类,其中,突发中毒事件处置类卫生应急队伍又包括食物中毒和职业中毒两个组成部分。这种分类建设的方式,使每支队伍的功能较为单一,有利于集中该领域的精英力量,提高实际救援效果和水平。

(3) 授牌管理。经国务院卫生行政部门组织评估、批准后,对符合国家卫生应急队伍条件的卫生应急队伍进行授牌管理,使其享受国家卫生应急队伍的权利并履行义务。国家卫生部应急办负责卫生应急队伍的统一规范管理,制定有关派遣、调用、轮换等管理规定;各卫生应急队伍的组建、派遣、药品采购、应急任务执行、培训与演练及相关经费也均由其协调解决。

3. 建设经验

（1）保持较小规模，便于机动部署。2005 年建设的 4 支队伍，每支只配有 10 人。2010 年建设的 11 支队伍，每队配 20 人左右。从医疗救援装备（含药品）配备来看，能满足 40 名医护技人员，展开 30 张床位、2 张手术台，开展应急救治工作 7～10 天的需要，可保障 200～300 人次/24 小时的伤病员通过量。军队国家级应急医疗救援队编制 60 人，规模较大，但药材装备配备、保障能力与国家 20 人的卫生应急队伍相似，也是具备昼夜救治伤病员 200 例以上的保障能力。

（2）赋予建设单位充分的自主权。国家卫生部规定了国家卫生应急队伍的人员数量范围、遴选条件、专业构成和装备参考目录，但没有限定总数和各专业人员的具体数量，给委托建设单位留有余地，可酌情增减。如 2010 年建设的 11 支队伍，只规定了每队 20 人左右，设队长 1 名，副队长 2 名，包括应急管理和医疗卫生专业人员，由内科、外科、急诊、重症监护、麻醉、流行病学、卫生应急管理等方面的医护技人员组成，另外，每支队伍配 10 名左右的后备人员。具体人员数量及构成由各建设单位确定。装备目录也是仅供参考。

（二）美国应急医疗救援队伍建设

美国应急医疗救援队伍建设表现为专业化、体系化的特点。目前，救援力量主要是美国灾害医学系统救援医疗队，此外，还有红十字系统所属的救援队（如志愿者队伍，美国约有 50 万人接受了急救培训成为志愿者）、美国医疗预备队（Medical Reserve Corps，是公民团体力量组成部分，成立于 2002 年，共有 937 支，23.4 万名义务工，在一线专业急救人员缺乏时，能够开展 72 小时内救援）。美国大力推进民众的参与，专业化培训志愿者并颁发资格证书，并将其纳入救援人员信息库。美国倡导建立"防灾型社区"，组建社区防灾应急队，应急队要进行为期 7 周的训练（每周一个小时），学习紧急医疗救护等技能。

美国灾害医学系统共有 108 支医学救援队，既有综合性的专业队伍，也有专门性的专业队伍。其中，专门性队伍涵盖儿科、烧伤/挤压、心理、兽医、尸体处理、护理、管理等领域，可以根据需求抽组。① 灾害医学救援队（Disaster Medical Assistance Teams，DMATs），包括联邦级和地方级。其中联邦级由 3 个医疗救护机构和 1 个后勤保障机构模块化整合构建，地方级则只有医疗救护机构，负责检伤分类、紧急救治等，后勤保障机构负责通信、安全、工程、情报、核化生侦检等。② 心理救援队，负责危机下的心理干预。③ 护理应急队，每个队有 200 名具备护士资格证的护士，负责预防药物服用、预防接种等工作。④ 联邦救护所，分为重症监护与手术、特殊治疗、基础治疗、长期治疗等四种,其中特殊治疗包括传染病防治等。

在108支队伍中,有25支队伍可以开展一级创伤救治,具备8小时内提供有效救援、72小时内独立自持和250人/天的救援能力。救援队根据地域、灾害类别不同,人员编组不同,每个分队人员总数在20~250人之间。灾害医学救援队是灾害医学救援系统的核心力量,一般,灾害医学救援队的标准组成人数为34人,成员主要是医生、护士、应急医疗技术人员、医务辅助人员、兽医、心理咨询师、丧葬负责人员及其他专业人员,其中包括医疗人员26人、管理人员1人、非医疗人员7人。美国灾害医学救援队又分为四种类型,在人数、出动时限、能力方面有不同的要求(表2-5)。在平时,灾害医学救援队处于四种应急状态(表2-6)。

表 2-5　美国灾害医学救援队分类要求

分队名称	人数(名)	出动时限(小时)	能 力 要 求
整装行动小组	≥105	≤6	全员参加了为期12个月的等级测试,全员掌握90%的NDMS基础核心训练课程和50%的高级训练课程。课程和50%的高级训练课程。
行动小组	≥90	≤12	75%的成员参加了为期12个月的等级测试,所有成员均掌握了80%的NDMS基础核心训练课程和25%的高级训练课程。
加强组/地方组	≥50	≤24	近12个月内至少通过一门等级测试,所有成员均掌握50%的NDMS基础核心训练课程和25%高级训练课程。
发展团队	—	—	通过多种方式获得经验、增长技能。

表 2-6　灾害医学救援队应急响应状态

应急响应状态	全要素展开时限	自 持 能 力	救 治 能 力
一级	接到命令后8小时内	携带有标准装备和供给品,自我保障72小时	每天可为250名病患提供救治
二级		具备部署能力,利用现场遗留的和补充的装备	
三级		局部响应能力,处于队伍形成的早期阶段	
四级		不具备灾害响应能力	

（三）日本应急医疗救援队伍建设

日本应急管理经过多年的积累，建成了一支专业化、系统化的救援队伍，涉及国土资源部、消防厅、警察厅、气象署、自卫队、医院等各个部门。紧急事故发生时，各部门各司其职，相互协助，在应急管理中发挥着独特作用，是抗灾最重要的组成部分，有机组成了日本完整的应急救援管理体系：

一是消防队伍。日本消防队伍的专业化程度非常高，这得益于它们对消防救助队员的训练十分严格，在日常出勤执勤之外消防队还要利用大量时间进行体能和技术训练。因为在火灾、洪水、塌方、爆炸等最危险紧急的灾难发生时，消防救援队伍永远走在事故现场的最前线，获取、搜集、发布第一手信息，这决定了在应急救援体系中消防力量至关重要的基础地位。日本政府为发挥消防队伍的自身优势，将消防力量效用最大化，不仅制定了配套法律，将医疗救助上升为消防队伍的主要任务，消防救护队员已成为众多日本老幼和患者心中的"天神"，除此之外，日本还组建了集水上救援、航空救援、后方支援等 8 个专业领域队伍为一体的"灾害紧急消防救援队"，截至目前，日本已经建成 1 785 个这样的消防队伍，消防队员共 28 000 余人，成为灾害救援的主力军。消防职员的数量与人口的比例基本上为 1∶800。

二是警察机构。警察和消防都是在事故发生后第一时间赶赴现场的救援队伍，开展应急救灾活动、获取第一手信息，但他们分工合作，各自展开救灾活动，警察负责迅速疏散和指挥居民避难，实施道路交通管制，维持社会治安以及对遇难者进行验尸确认身份等。同时警察也是重要的情报搜集机构，向上级传达情报，从而帮助其他部门进行广泛而贴合实际的应急管理对策工作。信息整理和维持现场治安是警察最重要的两种职能，以保障应急救援顺利进行，起到了承上启下的联结作用。

三是自卫队。自卫队是日本特有的行政机关，由国家财政直接提供资金管理支持，是在紧急状况下或必要时由都道县府的长官向防卫厅申请提供的增援，防卫厅根据灾害的严重程度和紧急情况调拨自卫队参加救援，自卫队属于全能型的中流砥柱式选手，可以在任何紧急状态下处理各类突发情况，包括搜寻和营救伤员，处理飞机残骸，防疫病蔓延，防洪抗险等。

四是医疗机构。日本为防灾救灾建立了一套稳定的医疗后方保障，确保事故发生时伤病员能够得到有效的救治。《灾害对策基本法》中已明文规定，每个都道县府必须至少拥有一家具备专业条件的应急救灾医疗中心，市町村在基层要组织建立数家能够应对紧急处理和简单救治的地区灾害救护中心，这些专门应急救治的医疗中心医院除了对紧急药品和救治设备有着特殊需求外，为预防二次受灾，医院的建筑结构设计也有着更高的要求，医疗房屋必须要按照政府的标准进行抗震测试,不符合要求者必须要加固改建,以此确保医疗中心在特大地震等重大灾害下仍能正常开展医疗救治活动。

除此之外,日本社区的"灾害管理志愿者"组织也在救援中发挥着重要作用,志愿者们经过专业培训具备了基本的应急知识与志愿者素质,在正常工作生活之余经常被组织进行抢险救灾的演习,一旦灾情发生,他们便能立即投入救援,支援警察和消防部门疏散居民,救助受难者,对控制灾难影响和抚慰人们的精神创伤起到了不可估量的作用。

三、大数据在"平战非"卫勤循证决策情况

(一)卫勤循证决策大数据建设的现状

在卫勤循证决策大数据建设中可借鉴外军卫勤保障信息化建设的经验,实现跨越式发展,逐步建立大数据平台,加快卫勤队伍建设步伐,逐步缩小差距,使我国的卫勤保障大数据技术水平尽快适应现代战争的需要。在医院管理、医疗服务和医疗技术等卫勤保障大数据建设方面我军取得了一些成果。目前,军队医院已基本实施了"军卫一号"工程,并有多家医院陆续应用了医学影像系统及药材管理信息系统等;我军先后研究开发并逐步推广了部队卫生信息系统、疫情监控信息系统、药材管理信息系统;利用军队指挥网络系统,提高了办公自动化程度;利用电话线路和卫星宽带建立了医学信息网;研制了野战机动远程医学系统,使用该系统可在野战环境下展开远程会诊工作。但与其他领域大数据建设相比,卫勤保障大数据建设还需努力。

(二)"平战非"大数据建设在卫勤决策中的作用

卫勤保障大数据建设要以军事斗争的需求为牵引,重点开展战时卫勤保障信息化建设,尤其是战时伤员医疗后送的信息化建设。解决伤员流信息的采集与传输、伤员医疗后送的指挥控制和卫勤保障力量需求与部署的决策支持等主要问题,提升卫生装备水平和卫勤保障能力。同时,还要以卫勤保障信息化建设为契机,推动卫生装备研制的科技创新,不断提高卫勤保障的组织、决策、指挥、实施等一系列过程中的科技含量,贯彻以信息化建设促进机械化建设的精神,以创新发展的模式适应现代高技术条件下多兵种联合作战的要求。

(三)"平战非"大数据建设的发展趋势

1. 信息保障模式——"综合一体"

目前,美军的医院信息系统、卫勤信息系统和其他部门的信息系统已和军队的

作战部、战术动员系统、物资保障系统以及地方的紧急情况局、医院的军人就医统计形成了一个整体,以获得整个战线所有战伤情况的整体信息。平战时医院信息化建设将以计算机信息化技术为基础,以指挥自动化系统为核心,以信息化网络为平台,以信息资源共享为目的,实现信息获取、传输、处理和利用一体化的信息保障系统。针对高技术局部战争带来各种战伤多元化的特点,着眼于未来战争的需要,将军事医疗救治机构进行点状部署,从而有效地实现信息化救治。

2. 医疗信息模式——"虚实结合"

在现代战争中,以高科技密集型的信息建设技术为基础,构建平战时"虚拟医疗救护"模式,实现最优化保障,是未来科学规划实施平战时医疗保障不可缺少的重要内容和新趋势。既有医疗服务实体,又能最大限度地进行非实体医疗力量虚拟整合;既能完成近战区医疗救护任务,又能快速实施远程医疗救护保障,形成较为完整的战时医疗救护体系、结构流程。实现战前卫勤动员、战时医疗保障及战伤救治一体化的保障系统。在制定医疗信息利用标准上,不仅要加强平战结合的信息化基础建设,以扩大医疗保障功能,还要通过智能化软件提高医疗救护效率和水平。

3. 救治模式——"远近并举"

近年来,我国医疗救援队参加了刚果金维和任务和赴巴基斯坦军医疗救援行动,医疗救治的距离远近不同,军事医疗保障模式正在发生巨大变化。应用医疗设备与医疗技术、信息技术与通信技术将战场上各个救治信息系统和数据库、通信系统、管理系统、医疗诊断和监护系统、伤病员治疗系统和后送平台连接起来,为伤病员提供优质医疗服务。远程医疗系统可使各级参与救治的医护卫生人员通过语音、数字、视频等电子媒体交流信息,使战区和后方基地的专科医疗技术、诊断能力和治疗方案等得到最大限度的利用。部队医院在医疗救护与抢救过程中,应用远程医疗救治和战伤医疗专家系统,指导战地救护人员实施医疗救治,这样大大提高了医疗救治的成功率。远程医学水平的提高依赖于医院信息化的发展,医院数字化水平越高,提供的数据也就越完整、越准确,远程医学的治疗效果也就越明显。

参 考 文 献

党西民.国家大数据战略及对未来的影响[J].中共云南省委党校学报,2016,17
　　(05):160-164.
金水高,张业武.大数据及相关技术在医疗卫生领域的应用[J].首都公共卫生,
　　2020,14(05):227-229.

刘爱中,曹金军,顾仁英.探讨平战时信息化建设在医院卫勤保障中的作用[J].中国医学装备,2012,9(02):38-40.

孟祥宝,谢秋波,刘海峰,等.农业大数据应用体系架构和平台建设[J].广东农业科学,2014,41(14):173-178.

王茜.英国大数据战略分析[J].全球科技经济瞭望,2013,28(08):24-27.

王同涛,蒋德明,向远博.美国大数据发展及应用现状研究[J].全球科技经济瞭望,2018,33(06):71-76.

王晓明.发达国家推行大数据战略的经验及启示[J].学习与探索,2014(12):91-94.

王忠.美国推动大数据技术发展的战略价值及启示[J].中国发展观察,2012(06):44-45.

魏阙,边钰雅.日本大数据技术服务现状及对我国的启示[J].创新科技,2015(07):18-20.

吴英慧.美国大数据协同创新及启示[J].情报杂志,2019,38(04):168-174+200.

徐立,毛常学.国家卫生应急队伍建设及启示[J].解放军医院管理杂志,2014,21(02):195-196.

游志斌,魏晓欣.美国应急管理体系的特点及启示[J].中国应急管理,2011(12):46-51.

张爱霞,杨斌,支国成,等.浅议卫勤保障信息化建设在平战时的作用[J].白求恩军医学院学报,2009,7(02):100-101.

张宁歌.我国突发公共事件应急管理现状及对策研究[J].法制博览,2020.

周冉翚,于洋,王英男.美国应急管理体制综述及对我国的启示[J].移动通信,2018,42(12):92-96.

朱彦,徐俊,朱玲,等.主要发达国家医疗健康大数据政策分析[J].中华医学图书情报杂志,2015,24(10):13-17+59.

第三章　大数据卫勤研究分析方法

第一节　大数据的数据采集

一、大数据采集概念

数据采集(data collection)是指从传感器、社交网络、互联网、传统数据库中采集各种结构、半结构和非结构化数据的过程。在如今的大数据时代,数据量巨大并且种类繁多,不再像传统数据库收集结构化数据那样简单方便。随着数据采集技术的发展,目前针对大量数据的采集技术主要分为文件采集、网络数据采集和数据库数据采集。

(一) 文件采集

对于文件采集(file collection),一般使用较多的是对日志文件的采集,目前,很多的互联网公司都有符合自己需求的采集工具,如 Chukwa(Hadoop 生态系统)、Flume、Scribe 等,采用分布式架构使得它们的采集速度可达每秒百兆字节,从而能够满足大数据时代数据文件飞速增长采集困难的解决方案。

(二) 网络数据采集

网络数据采集(network data collection)一般是使用 Crawler4、Java 爬虫 Web Collector、Python 爬虫程序 PySpider、垂直爬虫 Web Magic 等多种网络"爬虫"程序对网站数据进行爬取,可以将特定数据直接爬取到本地数据库或者存储为本地数据文件。其中有的"爬虫"被设计成分布式"爬虫",可以分布式爬取网络数据,以加强网络数据采集能力。

(三) 数据库数据采集

数据库数据采集(database data collection)是指一些企业、部门或者平台会设计自己的传统数据管理系统,将数据存放到自己的传统数据库中存储,比如 Sql server、oracle 和 Mysql 等关系型数据库,这些数据也可以采集到大数据系统中存储。一般提到比较多的是 Sqoop,也有开源的 Kettle 等工具,使用这些工具都可以方便地与 HBase 等主流的 NQsql 数据库进行交互,将数据放到分布式数据库存储。

二、大数据采集技术

大资料来源的复杂性促进了大数据采集技术的发展。大数据总是呈现海量、多元异构和零散的特征,容易形成数据孤岛,这种形态的数据往往没有实际意义。只有通过数据采集将这些多源异构数据按一定格式汇聚成一个整体进行分析处理才能体现大数据的价值。大数据采集技术主要有以下几种。

(一)日志数据采集技术

日志数据采集(log data collection)包括从文件和数据库日志中采集。日志采集技术有很多种,Flume 是其中之一,Flume 是 Apache 软件基金会的一个分布式日志数据采集系统,它可高效地从不同数据源收集汇聚并传输日志数据到不同的大数据存储中,如 HDFS 文件系统、Hive 数据仓库或者 HBase 数据库,Flume 基于事务开发,可有效保证数据在传送和接收时的一致性,同时 Flume 具备支持各种输入数据及输出数据类型的优点。

(二)网络数据

互联网已是一个巨大的数据库,用户可借助网络爬虫技术采集网络数据(network data)。网络爬虫技术是一种按照特定规则以广度优先或者深度优先策略进行互联网自动搜索并采集数据的应用程序,Nutch 是 Apache 软件基金会旗下的一款优秀的搜索引擎,它实现了全文搜索和 Web 爬虫功能。Nutch 可允许用户根据需求自行组建搜索引擎,并为用户提供最好的搜索结果。Scrapy 是另外一种利用 Python 语言开发的网络数据爬取框架。Scrapy 可以根据用户需求定义数据采集规则并且可自动执行后续工作。Scrapy 具有易扩展性,在不修改 Scrapy 内核的前提下可灵活修改添加新功能,同时 Scrapy 还具有非阻塞及异步数据通信的优点,使得其应用非常广。

(三)传感器数据采集技术

传感器(sensor)是一种能够感知外界环境并进行数据记录的硬件设备。它能探测到被测量信息的细微变化,并将变化的信息按一定算法转换为电信号或其他形式的信号输出,以满足信息的传输、处理、存储、记录和控制等要求。例如,可在农业生产中可布置多个传感器,实现全天候数据检测。它是数据采集的感官接受系统,属于数据采集的底层环节。常见的传感器有光线传感器、气体传感器、湿度传感器和温度传感器等。

（四）射频识别数据采集技术

射频识别(radio frequency identification,RFID)技术也是一种常用的数据采集技术。通过射频信号以非接触方式识别目标并采集其数据信息。RFID 设备可以双工通信的方式实现目标识别并交换数据。RFID 技术常应用于各种门禁系统中。

第二节　大数据的数据预处理与存储

一、大数据的数据预处理

（一）大数据预处理概念

数据预处理指在挖掘分析之前将收集来的原始数据进行数据清洗、数据变换、数据规约、数据融合等以使得数据标准化,从而提高数据挖掘结果的质量。

在数据挖掘中,由于数据集中的数据格式或者类型往往不符合数据挖掘算法的要求,所以在数据挖掘前,需要先对数据集进行必要的预处理,使得数据集能达到数据挖掘算法要求的最低规范和标准。

一个数据挖掘系统需要由数据预处理和数据处理两部分组成。数据预处理的任务目的是为数据挖掘算法提供准确、有效、具有针对性的数据,剔除那些与数据挖掘不相关的数据或者属性,并且通过对数据集中数据格式的修改,使得数据集中数据格式统一,为数据挖掘提供高质量的数据,从而可以提高数据挖掘的效率,并提高数据挖掘发现知识的准确率。

1. 数据清理(data cleaning)

在现实生活中,由于各种原因,数据集中的数据通常是不一致和不完整的,为了提高数据的质量,必须清除数据集中不一致的数据对象,并且改善数据集中数据的不完整性,如对数据集进行缺失值填充等操作。

在收集数据时,由于收集条件的限制或者人为的原因,数据集中通常有些数据元组存在数据缺失的情况,造成数据的不完整性,由于这些缺失的数据会造成原始数据集中信息量的减少,从而影响数据挖掘的结果,所以在进行数据挖掘前,要对缺失的数据进行异常数据处理,所谓异常数据就是指在数据序列中,远离序列一般水平的异常值,与数据集中其他数据相比较,异常值的对象并不符合数据集的一般模型。在我们生活中大部分的事件和对象都是正常和具有普遍性的,但是我们不能因此忽视那些表现不正常和不普遍的事件和对象,这些事件和对象很可能隐藏着重要的信息,具有更高的研究价值。离群点检测就是一种从数据集中发现非常规模式的数据处理技术。离群点检测的目的是消除原始数据集的噪声或者发现原始数据集中潜在的有价值的信息。

数据清理是一个非常重要的任务。由于数据挖掘算法的需求不同以及每个数据集自身的特点,因此,数据清理没有一个统一的过程。

2. 数据集成(data integration)

由于大数据的快速发展,各行各业的数据量都在急剧增加,每个行业都会对自己的数据进行管理,各个行业的数据信息系统可能不同,如果要对不同行业所产生的数据进行挖掘,那么就需要将不同行业的数据源统一到一个数据源下。数据集成就是将存储在不同的数据存储介质中的数据合并到一致的数据存储中。进行数据集成时有许多问题需要解决。

在不同的数据源中可能会用不同的属性代表同一个意思,或者同一个属性代表不同的含义,怎样才能对这些数据属性进行匹配,这就要涉及实体识别的问题了。例如一个数据源中有个属性为 people_id,另一个数据源中有一个属性为 peid,如何才能识别出这两个属性其实是代表一个属性呢?当数据源中的属性能够被其他属性导出时,那么这个属性就是冗余的,所以数据集成时就要考虑如何识别出这些冗余的属性。再有就是在不同的数据源中相同属性上的取值可能不同,如某一数据源中表示性别的属性取值有 male 和 female 两种,而另一数据源中表示性别的属性取值是 0 和 1,如何将两者进行合并,就需要进行数据冲突的检测。所以,不同数据源的数据的取值和表示形式对数据集成而言是一大难点。

3. 数据转换(data conversion)

各个行业都拥有自己的数据管理系统,在管理着自己的数据,并依据每个行业的需求和个人喜好设计这些数据管理系统,这样就导致了管理的数据集的数据格式千差万别。然而对这些数据进行挖掘时,挖掘算法对这些数据的格式有着自身特定的限制,所以这就要求在进行数据挖掘时需要对这些格式不一样的数据集进行数据格式的转换,以使得所有数据的格式统一化。数据的转换主要包含几个方面:

(1) 数据集的泛化:指概念的替换,可使用高层次的概念替换低层次的概念,例如,地点属性城市,可以泛化成省或者国家等高层次的概念。

（2）特征构造：在数据集中构造新的属性。

（3）数据离散化：将数据集中连续的数值属性转换为离散的分类属性,以符合数据挖掘算法只能处理离散属性的要求。

4. 数据规约(data protocol)

由于目前数据量非常大,在数据集中普遍存在着一些重复的数据,或者冗余的属性。数据归约就是识别这些重复的数据以及冗余的属性,对数据集的规模进行缩小,并且仍然能够保存原有数据集的完整信息。数据归约的策略有以下几种：

（1）属性子集的选择：现实中数据集的属性个数可能有成千上万个,但并不是所有属性都与数据挖掘的任务相关的。这些不相关的属性可能会导致数据挖掘的时间复杂度过高、挖掘效率变差,所以十分有必要对这些数据集进行属性的选择。

（2）属性值的归约：由于属性的取值复杂或者十分巨大,属性值的归约是通过选择替代的或者较小的数据来减少原始数据的数据量。

（3）实例归约：实例归约主要是对数据集的大小进行缩小,实例归约主要是使用抽样的方式得到比较小的数据集合,并且能够不破坏原始数据集信息的完整性,可以方便后续的数据挖掘。

（二）大数据预处理技术

数据采集的复杂性总会引起数据不完整或者格式不一致的情况,导致错误数据的产生,如果直接对原始数据进行分析将难以得出令人满意结果。为了提高数据分析的质量就必须对数据进行预处理。数据预处理不仅可以提高数据的质量而且可以降低数据分析时间。

数据预处理技术主要围绕数据清理、数据集成、数据转换和数据规约四种情况展开。其中数据清理是指利用 ETL 等清洗工具对缺少的属性进行补全、对属性存在偏离期望值的数据进行修正等操作;数据集成是指将不同数据源中的数据按照规定的格式进行规范化,对冗余数据进行去重,对数据值有冲突的进行验证修改,再将处理后的数据合并存放到统一的数据库中;数据转换是指对作物种质资源数据中存在的数值单位、编码格式等不一致的现象进行统一化的过程,以保证后续分析结果的一致性。数据归约是指在最大限度保持原数据不变的前提下,尽可能地简化压缩数据量以得到较小数据集的操作,包括数据聚集、数据压缩、数值规约和概念分层等。

常用的大数据预处理工具有 Kettle,它是基于 Java 语言编写的开源数据预处理工具,可与主流的数据源对接并以用户指定的数据格式输出处理后的数据,其数据预处理能力强且具备可视化编程界面。

1. 相似重复数据监测方法

相似重复数据也叫冗余数据,是指同一实体以不同形式表示的数据。相似重复数据检测算法多分为3个步骤:数据分组、字段匹配、冗余判断。

数据分组就是对数据进行聚类操作,将可能相似重复的数据集中至一定区域,随后在给定区域内进行数据匹配,这在极大程度上缩小了搜索空间。其中,最具代表性的是埃尔哈德·拉姆(Erhard Rahm)等人提出的近邻排序算法。后续出现的多趟近邻排序算法、优先队列算法也是利用这一思想。近邻排序(SNM)算法的伪代码如下表3-1所示。

表3-1 近邻排序算法伪代码

近邻排序(SNM)算法
1: Input:数据收集 D,排序关键字 k[ ],滑动窗口大小 Q,相似度阈值 L
2: Output:相似重复记录对 dup[]
3: 构建 SNM 模型
4: for Xj in D do
5: 根据排队关键字对数据集 D 进行排序
6: for Xj in Q do
7: 将窗口 Q 中的第一条记录与窗口中其余记录依次比较
8: 将相似度分数大于给定阈值 L 的记录判定为冗余数据,进行输出
9: end for
10: end for
11: return dup

SNM 算法利用滑动窗口精减了记录间的比较次数,使匹配效率得以提升。SNM 算法的时间复杂度为 $O(Q*N)$,其中,Q 为窗口大小,N 为数据中的记录总数。

字段匹配是指在特定区域内通过字段匹配算法计算记录之间的相似度分数。冗余判断指根据相似度分数和冗余阈值判断记录是否冗余。字段匹配算法是冗余检测的基础关键步骤之一,匹配算法性能的好坏直接决定着相似重复记录检测算法的性能优劣。自约基宁(Jokinen)和乌科宁(Ukkonen)提出经典的 Q-Gram 算法以来,国内外相关学者在不同领域均获得了不俗的成果,基于静态索引修剪以及命中特征优化的方法被相继提出。此外，原用于 DNA 序列比对的 Smith-Waterman 算法及其优化也被应用于字段检测中来。近年来，随着机器学习的兴起，机器学习中的决策树模型、支持向量机等也取得了较大进展。综上所述，现存的字段匹配和冗余判断方法大致可分为以下三类：

（1）基于相似度函数的方法：该方法将相似度函数的相似度评分输出作为数据间冗余判断的依据。两条数据越相似，相似度分数也就越大，当相似度分数大于给定阈值时，则判断这两条数据是相似重复的。

（2）基于规则的方法：与基于相似度函数的方法类似，一个断言由一个相似度函数和对应阈值组合而成，而若干个断言组成一个规则。将满足所有断言的数据评判为冗余。

（3）基于机器学习的方法：机器学习将冗余判断认为是分类问题。用特征向量表示数据对在某个维度上的相似程度。通过训练出的分类模型，来进行冗余判断，其中正类表示冗余数据。

2. 异常数据检测方法

孤立点（outlier）也叫作离群点、异常点、噪声等，是指与其他数据点存在明显差异的数据，即异常数据。孤立点的概念相对复杂，各学者对孤立点的定义方式也不尽相同。克诺尔（Knorr）等研究者将与数据集之间距离超过给定阈值的那一小部分数据看作孤立点。拉马斯瓦韦（Ramaswamy）等则认为孤立点是与数据集中其他数据相比距离较远的数据。而布罗伊宁（Breuning）等人将在特定的某一邻域内，局部孤立因子 lof 相对较大的数据定义为孤立点。目前最广为人接受的定义是霍金斯（Hawkins）给出的——孤立点是指那些可能由于某些特殊原因产生的偏离数据。后来学者根据对孤立点的不同定义，而发展的孤立点算法大体可分为：基于统计的方法，基于距离的方法，基于密度的方法，基于聚类的方法等。

（1）基于统计的方法：该方法运用统计学思想，事先为数据集设定某种概率分布模型，将不遵守该分布的样本判别为孤立点。但由于此种方法需预判数据集的分布特征且仅能检验单一特征。显然这种方法不适用于现实社会日趋繁杂的数据集。

（2）基于距离的方法：该方法将邻域内具有较少其他数据点的数据判定为孤立点，能够较好地挖掘海量高维数据集中的孤立点。然而该方法始终面临着邻域半径和参数 k 难以确定并且难以挖掘局部孤立点的问题。

（3）基于密度的方法：该方法通过计算局部孤立因子（local out lier factor，lof）来度量每个数据对象的离群程度，将 lof 值超过给定阈值的数据对象视为孤立点。基于密度的算法引入"局部离群点"的概念，在密度分布不均且具有多个聚类的数据集上能进行准确的孤立点挖掘。

（4）基于聚类的方法：该方法将不属于任何簇的数据点判定为孤立点。聚类生成的簇内部的任意对象之间相似度较高，而不同簇的对象间相异度较高。孤立点检测的有效性与聚类算法的选取有很大关系，并且孤立点检测往往只是作为聚类分析的副产品，因此该方法并不被认为是最佳处理方法。

二、大数据的数据存储

（一）大数据存储概念

大数据的特点之一就是数据量巨大，再加之收集而来的数据的数据源各不相同，收集的数据种类不同，结构化、半结构化以及非结构化数据混合，长此以往，传统的数据库已经很难再对大数据进行存储和管理。为了存储日益增长的大数据，新型数据库就应运而生，比如 NoSQL 数据库等分布式数据库，这些数据库有着很高的可靠性和可用性：我们从 CAP 理论知道，任何的分布式系统只能从consistency（一致性即所有数据变动同步）、availability（可用性即响应性能高）、partition tolerance（分区容忍性即可靠性）三者中同时取其二。就像这些 NoSQL数据库，它们忽视了严格的一致性从而使其获得了高可用性和高可靠性。常见常用的 NoSQL 数据库有 HBasc、Redis、MongoDB 等，其中开源的 HBase 数据库对数据的存储是面向列的，并且 HBase 数据库本身依托 Hadoop 中的 HDFs 作为数据的存储位置，可以充分地利用 HDFs 冗余的特点来有效避免单点故障造成的数据丢失问题，同时配合 Hadoop 中的 MapReduce 可以对海量数据进行高性能的数据分析任务。

（二）大数据存储技术

大数据存储技术从诞生至今不过半个多世纪的时间，却已经形成了非常坚实的理论基础、相对成熟的商业化产品以及十分广泛的应用领域。因此，也吸引了越来越多的学者和研究型人才加入大数据存储技术的设计及开发中来。从早期的层次与网状数据库技术，到主流的关系型数据库技术，再到各类非关系型数据管理技术，一直到新近的大数据管理技术，这些年来，大数据存储技术和系统有了长足的发展，造就了一个高达数千亿美元的市场。目前最常见也是最普遍的数据库类型就是关系型数据库。

1. 关系型大数据存储（relational big data storage）

（1）关系型大数据存储技术：建立在关系模型基础上的常见的关系型数据库

有甲骨文旗下的 MySQL 数据库、Oracle 数据库和微软旗下的 SQL Server 数据库。MySQL 数据库是目前使用最多的开源关系型数据库之一，目前属于甲骨文公司旗下产品。他有如下优点：开源便宜，社区活跃，版本迭代速度快且适用于所有平台，数据存储仓库较大，性能出色，不会占用过多的内存与 CPU，能容纳五千万条记录。SQL Server 在 web 项目中使用比较频繁，是微软旗下一款收费数据库，2017 版本支持 Python 语言，而且开发人员在此版本中不仅可以使用全部的已存在的算法库，而且可以在系统中创造新的算法库。对于数据分析人员来说能处理大量数据，提升了大数据分析的能力。缺点是，开放性不太好，虽然目前 SQL Server 可以安装在 Linux 系统上，但是兼容性始终没有 Mysql 好；其次它的可伸缩性、并行性不成熟，伸缩性有限且需要收费，收费昂贵。Oracle 数据库也是甲骨文旗下的一款关系型数据库，该数据库属商用且不开源，是目前商用数据库中使用最为广泛的数据库。优点是开放性强，不受平台限制，不受工业标准限制，能供用户选择各种方案，在可伸缩性、并行性、安全性与性能方面都有最高级别的官方认可，极具信赖度。缺点是由于它提供的功能强大因此价格昂贵，且操作复杂、对技术要求高，对依赖的物理方面的硬件要求也很高。

综上，关系型数据库主要用于存储一些量不大的数据，因此关系型数据库使用 MySQL 最合适不过了。

（2）关系型结构化数据库：所谓关系型结构化数据库，是建立在关系模型基础之上的数据库。借助于集合代数等数学概念和方法来处理数据库中的数据。现实世界中的各种实体以及实体之间的各种联系均可用关系模型来表示。并且这种数据库中所存储的是一些结构化的数据。所谓结构化数据，是指具有一定结构、样式和格式的数据。比如字符、数字等。存储这些结构化数据，并且是基于关系来运作的数据库，都可以被称作为关系型结构化数据库。

传统的关系型结构化数据库，通过引入数学领域的关系模型以及关系代数和关系演算，经过了数十年的发展和演化，已经形成了自己的优势。不过随着网络技术的发展，传统的关系型结构化数据库越来越显现出其不足的一面。之前，关系型数据库要么限于桌面，要么依赖于各厂商开发的专用客户端软件和工具。尽管目前已经有 JDBC、ODBC 等解决了不同数据库之间的接口问题，但这也是在因特网大力发展之后才被动地作出的改变。直到现在，传统的关系型数据库还无法与网络进行无缝地融合，必须借助各种中间件来间接和网络另一头的用户进行通信。尽管如此，由于对于人类来说，关系简单易懂、便于理解，关系型结构化数据库仍然是目前最流行也是最被广泛使用的数据库类型。

2. 非关系型大数据存储(non-relational big data storage)

(1) 非关系型大数据存储技术:NoSQL 数据库泛指非关系型数据库,是为解决大规模数据集和多重数据种类挑战尤其是大数据应用难题而设计的数据库。NoSQL 数据库具有灵活的数据结构,对于海量数据具有优异的读写性能,数据间无强耦合约束,具有较高的扩展性和一致性。不同于关系型数据库的强一致性,NoSQL 数据库中的复制通常是基于日志的异步复制,可将数据尽快写入一个节点,不会因网络传输引起延迟,但不能总保证数据的一致性,NoSQL 数据库的一致性是指最终一致性。现有的 NoSQL 数据库分为四类:以键值方式存储的数据库、列式存储数据库、文档型数据库和图数据库。典型的、较为成熟的数据库包括 Redis、HBase、MongoDB 和 Cassandra。

(2) 非关系型数据库:随着大数据时代的到来,人们很快发现传统的关系型数据库已经很难胜任存储以及查询这些数据的重任了。由于关系型数据库中添加了大量的关系和约束,而当数据量呈几何级数增长后,这些关系和约束也变得异常庞大,这使得在面对一个表中上亿条的数据时,SQL 语句在大数据的查询方面效率欠佳。我们应该知道,添加了越多的约束技术,往往在一定程度上会拖延其效率。于是在 1998 年,卡洛斯·特罗齐(Carlos trozzi)提出了 NoSQL 的概念。这其实是他开发的一个没有 SQL 功能,轻量级的,开源的关系型数据库。但是发明者本人也发现,其实我们不是不需要 SQL 语句,而是我们不需要关系,也就是我们现在常说的非关系型数据库了。但由于非关系型数据库只有很少的约束,它无法提供 SQL 中标准的 Where 语句进行查询,并且难以体现设计的完整性。它只适合存储一些较为简单的数据。对于需要进行较复杂查询的数据,则 SQL 数据库显得更为合适。

(3) 非结构化数据库:顾名思义,非结构化数据库就是存储那些非结构化的数据,如图片、视频等数据库类型。我们知道在传统的结构化数据库中,一旦数据库的表结构被确定后,某个表的字段数以及字段长度均是不可变的。否则就需要重建表。但是非结构化的数据库可以存储字段长度与字段数目均可变的数据。非结构化数据库不一定是非关系型数据库。非结构化数据库也是建立在二维表的基础之上的,因此非结构化数据库不能称为非关系型数据库,但在数据结构上,它又与关系型数据库有着很大的不同。而非结构化数据库的二维表是不严格的,每个属性均是可伸展的,即其长度是可变的。结构化数据库是以二维表管理数据,数据以记录的方式进行存储,字段中不支持嵌套字段。换句话说,一个非结构化数据库字段可以存放一个关系型数据库的一张表。由此可见,非结构化数据库中的表其实已经突破了关系型数据库中对于范式(xNF)的限制。非结构化因此而得名并且有广泛的应用前景。

（三）数据仓库

1. 数据仓库定义

数据仓库（data ware house，DW 或 DWH），也可称之为企业级数据仓库（EDW），它是一个用于报告和数据分析的系统，旨在为企业各级别人员进行决策而制定。它的创建目的是展示分析性报告和支持决策，为需要从企业级层面观察，它更容易被定义为"针对企业业务数据进行分析"的工具。数据分析的企业提供业务流程的指导，对业务流程的时间、成本等做一个监控。它的建设是为了整合企业在运营过程中所产生的大量数据，并根据规定的某几个主题对其进行应用。数据仓库可以根据特定的模式对不同时间段内的有用数据进行存储，使得业务人员以不同的方式对数据进行分析处理，包括比较分析、趋势预测、数据挖掘等。

2. 数据仓库特性

数据仓库不是对数据进行简单的堆积，而是从各业务数据库中抽取可用数据并进行清洗，将其转换为特定格式以用于不同的决策目的。与操作型数据库主要对数据所做的查询操作有所不同，数据仓库主要是用来对数据进行统计分析、支持决策的。数据仓库具有主题性、集成性、相对稳定性、时变性四个特性。

3. 数据仓库与数据库的对比

数据仓库概念提出的目的是解决源数据库中存在大量的数据但是数据中的有效信息不足的问题，所以在一般的数据仓库中除了包含源数据库中原有的详细数据外，还包括细粒度的数据、低冗余度、粗粒度的数据以及元数据等信息。但是，由于数据仓库是针对某一问题的具体解决方案的具体实施过程，因此数据仓库通常是定制产品。而传统的关系型数据库管理系统（DBMS）是一个通用的数据管理平台软件系统，除了可以用来对企业数据进行管理的同时，也为数据仓库的物理实现提供了技术支持。通过上述对数据仓库的介绍可以知道，数据仓库与传统关系型数据库既有一定的联系又存在明显的不同。从存储和处理的数据来看，数据仓库需要存储和处理的数据主要是决策支持性数据，而关系型数据库存储和处理的数据主要是事务型数据；从数据模型看，数据仓库所操作的数据通常是多维度的，需要根据分析的目的建立相应的模型，没有统一的数据模型。数据仓库数据是以矩阵的方式进行存储，而传统关系型数据库中的数据一般都遵循范式关系模型，数据是以表格的形式存储；从实时性的角度看，数据仓库中的数据不是实时的，只要满足一定时间内的响应即可，而传统关系型数据库数据需要进行实时更新；从要进行的数据操作来看，数据仓库主要进行数据库查询操作，而传统关系型数据库需要进行增加、删除、修改、查询等所有数据库的基本操作。

传统的数据库是以事务为中心,主要用于进行联机事务处理(OLTP),操作为对数据的 CRUD,即增加(Create)、读取(Read)、更新(Update)和删除(Delete),更加关注数据响应的实时性。而数据仓库则不同,它是以主题(业务)为中心,主要用来做联机分析处理(OLAP),操作为对历史数据的查询,对数据响应的实时性要求不高。以下为传统数据库和数据仓库的区别(表3-2)。

表3-2 数据仓库与传统关系型数据库的对比

比较项目	传统数据库	数据仓库
数据类型	面向事务操作需要的数据	面向决策支持需要的数据
应用领域	面向应用	面向主题
数据粒度	详细且完整	综合或提炼
驱动类型	事务型	分析性
更新频率	实时更新	定时更新
主要操作	增、删、改、查	查询
数据模型	实体-关系模型(E-R)	星形模型、雪花模型
性能要求	高、响应时间短	相对宽松
数据量	小	大
数据时效	实时数据	历史数据
关注点	细节	综合
操作粒度	一个单元	一个集合
需求	日常操作	决策需求
生命周期	符合软件开发周期	不同的生命周期

4. 常用 NoSQL 数据库比较与选型

常用的 NoSQL 数据库主要有 Redis、MongoDB、Cassandra、HBase 等,它们各自的特性不同,最佳应用场景也不同。Redis 是一种有硬盘存储支持的 K 内存数据库,支持多种数据集合类型,其特点是运行速度快,适用于数据变化快且数据库大小可预见的场景;MongoDB 最大特点是支持的查询语言非常丰富,可实现绝大部分类似关系数据库的查询功能,适用于数据关联性高,数据修改和动态查询频繁的大数据场景;Cassandra 特点是其对大型表格支持最好,写操作比读操作更快,因此适用于一些写操作多过读操作的大数据场景,如日志记录;而 HBase 最大特点是支持数十亿行、百万列的海量数据存储,以及堪比 MySQL 数据库的随机访问性能,因此适合于海量数据存储和对数据需要进行实时随机访问的场景。

　　Hive 分布式数据仓库在以下三方面有别于关系型数据仓库,进一步比较分析如下表所示(表 3 - 3)。

表 3 - 3　关系型数据仓库与分布式数据仓库比较列表

指　　标	关系型数据仓库	分布式数据仓库
查询语音	SQL(structured query language)	HiveQL(hive query language)
数据存储	集群存储,容量有上限	HDFS,海量存储
数据格式	系统决定	用户自定义
执行引擎	自己的执行引擎 Executor	MapReduce、Spark、Tez 等
执行延迟	低	高
分析速度	数据量小非常快,数据量变大,速度急剧下降	依赖执行引擎和集群规模,数据量大时,远快于普通数据仓库
可扩展性	低	高
灵活性	灵活性差,数据用途单一	元数据独立于数据存储,解耦了元数据和数据;对于同样的数据,不同的用户可以有不同的元数据,可进行不同操作
易用性	集成成熟的报表,易用性好	需自行开发应用模型,易用性差
可靠性	可靠性低,容错依赖于 RAID	可靠性高、容错性高
价格	商用价格昂贵	开源、低廉
依赖环境	依赖高性能的商业服务器	可适应普通机器

　　(1) Hive 分布式数据仓库可以存储快速增长的海量数据:传统数据仓库基于关系型数据库,横向扩展较差,纵向扩展有限。

　　(2) Hive 分布式数据仓库可以处理不同类型的数据:传统数据仓库只能存储结构化数据,随着业务信息化程度增强,资料来源的格式种类繁多。

　　(3) Hive 分布式数据仓库具有强大的计算和处理能力:传统数据仓库建立在关系型数据仓库之上,计算和处理能力不足,当数据量达到 TB 级后基本无法获得好的性能。

　　5. 数据仓库结构

　　孔德鑫认为建立和开发数据仓库所使用的数据是由原始业务系统长期积累所

得到的。数据仓库并不是一个静态的概念,它通过提供给决策执行者和使用者们所需要的信息来发挥信息本身的重要性。也就是说,数据仓库的意义主要体现在信息的整理利用方面,而这些信息需要被及时提供给相关的管理决策人员进行处理。已开发的数据仓库平台主要包括以下四个部分:数据源、数据仓库存储管理、OLAP 及前端应用(图 3-1)。

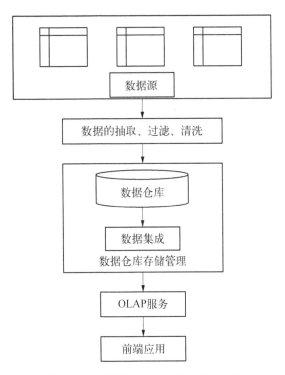

图 3-1　数据仓库结构(孔德鑫,2019)

(1) 数据源:企业级数据仓库中所有的数据均来自数据源,数据源中的数据以内外划分,其中企业内信息由不同类型的文档数据和存放在关系型数据库管理系统(Relational Database Management System,RDBMS)中的多种业务处理数据组成;企业外数据的组成成分主要有竞争对手的信息、各类规定和市场信息等。

(2) 数据仓库存储管理:数据的存储和管理是建设数据仓库的关键,该部分的组织管理方式使得整个数据仓库既不同于传统数据库也有适合自身的外部数据的表示形式,而数据仓库的建立所涉及的产品和技术主要取决于数据仓库的技术特点。依照主题进行有效的组织,要确保针对不同业务系统的数据进行有效的抽取、清理和集成。

(3) OLAP 服务:为了实现数据的多角度和多层次的观察分析,需要观察的数据被划分成多种维度来重新组合,以便更加直观地发现其趋势。

（4）前端应用：前端应用可以支持多种数据观察形式,包括报表展示、多维图形展示、数据挖掘工具的应用等,通过应用多种工具来使数据的展示途径更为多样化。

6. 大数据仓库

关系型数据仓库建立在 Oracle、SQL Server、MySQL 等关系型数据库系统基础上,而关系型数据库最主要的问题是扩展性不强,面对大数据存储和计算问题时显得能力不足。而横向扩展性强的 Hadoop,有能力处理非常大的数据量。由于数据和计算都是分布式的,这种方式允许线性扩展,即通过简单地增加所使用的计算机数量来减少处理数据所花费的时间。Hadoop 的理念是：如果一个计算可以被分成小的部分,每一部分均工作在独立的数据子集上,并且计算的全局结果是独立部分结果的联合,那么此计算就可以分布在多台计算机中并行执行。分布式计算方式可以用来解决大数据问题,那么关系型数据库是否可以采用分布式呢？通过调研发现,无论实际中还是理论上,关系型数据库都难以在大规模集群的很多台计算机上并行执行,例如,随着节点数的不断增加,节点间通信成本也在增加,当达到某个限度时,增加节点不会再带来性能上的提高,甚至可能造成性能下降,尤其当不同节点上的应用在争用资源时,通信开销会严重影响集群的处理能力。

随着大数据仓库的出现,关系型数据库可扩展性存在的局限有所缓解,但仍然不具备在大量节点上进行分布式计算的能力,CAP 理论（由 1998 年计算机科学家 Ericbrewer 提出,2002 年由 Lynch 与其他人证明）指出任何一个分布式计算系统都不能同时保证如下三点：

（1）consistency（一致性）：所有节点上的数据时刻保持同步。

（2）availability（可用性）：每个请求都能接收到一个响应,无论响应成功与否。

（3）partition tolerance（分区容错性）：系统应该能持续提供服务,而无论网络中任何分区失效。

从三者关系可看出,三者相互之间有一定关联性,不是完全分开的。根据 CAP 理论,一个分布式系统不可能同时满足 C（一致性）、A（可用性）和 P（分区容错性）三要素,因此在设计分布式系统时需进行取舍。CAP 理论的困境在于允许数据变更,但每次变更需要数据进行同步,保持一致性（图 3-2）。

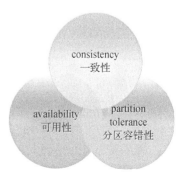

图 3-2　CAP 关系

对于数据仓库应用来说,数据已客观存在、不再变更,只有新增和查询处理,传统的 CRUD 操作(创建、读取、更新、删除)变为了 CR(创建、读取)操作,这符合数据仓库的非易失性,任何的变更都只是增加记录,通过对所有记录的操作进行合并,从而得到最终记录。因此,任何的数据模型均可以抽象为 Query＝Function(all data),任何的数据处理都是查询,查询是对全体数据施加某函数的结果。由于每次操作都相当于是对所有数据进行全局计算,也就不存在一致性问题。因此,从数据仓库的场景和模型设计出发,遵循 CAP 理论三要素的大数据仓库,更适用于数据仓库的数据存储和计算量达到大数据规模级别,而此时关系型数据库不再适用。

基于 Hadoop 架构体系的大数据仓库,其存储数据规模庞大,不可能针对一种计算模式就复制一份数据,而应能够在同一份数据上支持不同的计算模式,实现多种计算模式混合负载的系统架构。同时,关系型数据库信守的原则是 one size fit small,所有数据管理任务都应该交由关系型数据库来解决,而 Hadoop 大数据仓库架构信守的原则是 one size does not fit all,即无法使用单一的数据管理系统来解决所有大数据应用的问题,并强调应该根据每个不同的应用量身定制自己的功能单元。因此,Hadoop 大数据仓库具有明显的分层结构,各个分层独立开来,并根据大数据应用的实际需要,采用松耦合的方式进行组装,从而构建出较为完整的大数据仓库架构。

第三节 大数据的数据分析挖掘

一、大数据分析挖掘概念

（一）大数分析挖掘（big data analysis and mining）

数据挖掘就是在大量的、各式各样的、模糊的、不完整的实际应用产生的数据中提取隐藏在其中的、有潜在价值的信息的过程。数据分析挖掘涉及的技术方法有很多,如机器学习方法,统计方法,等等。在机器学习中常见的有遗传算法,归纳学习方法中的决策树等,在统计方法中有回归分析、分类聚类和相关分析等。其他的数据挖掘方法还有很多。

如今各行各业无时无刻都在产生着复杂多样的大量数据,并且数据增长速度急剧上升,传统的数据分析处理技术已经在大数据时代不适用了。并且目前大数据更趋于存储在分布式集群设备中,那么普通的分析方法在读写开销上就已经举步维艰,而 Hadoop 的分布式编程框架 MapReduce 恰当地解决了这个问题,对于大量的离线分散的数据,它将计算任务分发给各个节点,在计算完成后再将结果返回合并,从而有效地解决了问题,提高了效率。

数据挖掘(data mining),又译为资料探勘、数据采矿,它是指从大量的、模糊的数据中获取隐含的信息和知识的过程,提取的知识可以表现为概念、规则、规律、模式等形式。数据挖掘技术的基本目标为描述与预测。通过刻画海量数据中潜在的模式,并根据数据中潜在的模式来进行预测,从而发现数据中有价值的模型和规律。

数据挖掘过程可以分为数据预备、数据挖掘和解释评估三部分,在数据预备阶段进行数据预处理,经过处理和筛选后的数据进入数据挖掘阶段,再通过聚类、决策树等数据挖掘技术的处理,提取出其中潜在的信息,经过解释评估后发掘人们事先未知的知识。

数据挖掘是从大量的、不完全的、有噪声的、模糊的、随机的数据中提取隐含在其中的、人们事先不知道的、但又是潜在的、有用的信息和知识的过程。数据挖掘的方法众多,目前常用的数据挖掘技术有统计分析、关联分析、对比分析、聚类分析、决策树方法、神经网络方法等。

如今,我们正处于一个大数据时代,面对如此多的数据,传统的统计分析方法已不再适用,我们需要借助新的工具找到隐藏在数据背后的信息,于是数据挖掘技术应运而生。数据挖掘包括两方面的内容:一是描述分析,它主要针对过去,发现规律;二是预测性分析,即针对未来,进行预测。很多突发事件乍看之下是偶然发生的事件,实际上在表象之后有许多值得挖掘和探究的、难以被感官捕捉到的规律性问题,这便需要利用描述性分析来探寻数据之间的规律。例如,龚启圣教授曾收集过去 2 000 余年中原省份的气候数据,包括每年降雨量、旱灾、水灾,以及北方游牧民族攻打中原的时间和次数等,并根据这些数据进行深入挖掘发现:任何十年里多一年旱灾,会使游牧民族在那十年里攻打中原的概率增加 26%。预测性分析则是通过对海量数据的挖掘分析,找到某些有用的关联物,通过关联物或相关性来预测未来。将数据挖掘的结果用可视化工具制作后呈现给用户,便能让人们清晰地认识到数据背后隐藏的规律。

(二) 大数据挖掘层次

1. 数据演变过程

从文明之初的"结绳记事",到文字发明后的"文以载道",再到近现代科学的"数据建模",数据一直伴随着人类社会的发展变迁,对人类认识世界起到了重要的作用。可以说数据的不断演变与发展,使人们真正地步入了文明社会。人们常常利用DIKW(data-information-knowledge-wisdom)概念模型(即数据→信息→知识→智慧),来研究数据的外延与演变。该概念模型呈现了从数据到信息、再到知识的层层沉淀和凝练,最终到智慧的演变过程。DIKW模型的内在逻辑可以看作是:通过原始观察、感知及度量获得了数据;再借助背景、事实分析数据间的关系获得了信息;然后借助经验在行动过程中应用信息产生了知识;最后利用知识和能力产生了智慧。由此可见,数据、信息、知识和智慧之间是一种递进的关系,反映的是数据从无序到有序、从价值到能力的演变过程。

在大数据时代,随着物联网技术、深度学习、人工智能等技术的迅速发展,数据、信息、知识和智慧之间的关系远非线性递进那样简单,至少要借助时间、空间和社交维度加以描述才算周延。此时,数据演变系统中,"智慧"将内化为"智能"的形式进行呈现。而"智能"是人与机器和系统、组织与机器和系统以及组织与组织之间借助机器和系统,在进行互动与协作过程中实现了将人或组织的智慧注入机器和系统中,使机器和系统能够代替人或组织从事相应智能活动,并将隐性智慧显性化的过程。综上分析,可以结合DIKW模型将数据的演变过程转变为数据(data)、信息(information)、知识(knowledge)、智能(intelligence)的逻辑链,构建DIKI(data to information to knowledge to intelligence)模型。

DIKI模型是沿着一定的逻辑关系,由组成要素自下而上构成的层次体系。体现了组成要素所处的层次、内在关联以及数据是如何一步步进阶,进而演变为信息、知识、智能的全过程。不仅为数据的演变与相互转换关系提供了可视化图景,同时还为大数据联盟进行数据挖掘服务过程中数据的演变提供理论依据。

2. 基于DIKI的数据挖掘层次

随着人类社会跨入到大数据时代,致使数据呈现出体量大、类型多、变化快、价值密度低等特点。而数据挖掘技术作为大数据时代的关键技术,可以从不完整的、海量的、有噪声的、模糊且随机的数据中挖掘出隐含在数据背后的知识。数据挖掘的深度决定了数据的应用价值,本书将数据挖掘由浅到深分为:数据层级数据挖掘、特征层级数据挖掘和决策层级数据挖掘三个层次。

(1)数据层级数据挖掘:数据层级数据挖掘是一种浅层的挖掘技术。该层次的挖掘重视原始数据的完整性,在挖掘实现过程中尽可能保留了原始数据的全部信息,是对多源、异构的原始数据做简单数据处理、数据整合、数据集成之后的数据挖掘结果。

(2)特征层级数据挖掘:特征层级数据挖掘是一种中层的挖掘技术。虽然数据层级数据挖掘能够完整保留数据原始的、完整的信息量,但是随着需求的提升和处理要求的提高,数据层级数据挖掘无法实现特征的快速分类以及个性化需求。特征层级数据挖掘是将具有相同特征属性的数据整合在一起,实现了对原始数据信息的压缩,有助于实时处理和个性化分析。

(3) 决策层级数据挖掘:决策层级数据挖掘是最高层次的数据挖掘技术,该层次的数据挖掘是从决策问题的需求出发,充分利用特征层级提取到的特征信息,进行针对具体决策目标的挖掘实现。

(三) 大数据挖掘技术的演进

人们对数据的处理历史可以分为 4 个阶段。第一个阶段是数据搜集阶段,主要集中于 20 世纪 60 年代,以提供静态的历史数据为特点。第二个阶段,数据访问在 20 世纪 80 年代发展起来,以关系数据库、结构化查询语言为技术支持,相比于处理静态数据的数据搜集,能够动态修改数据信息。接下来的第三阶段即数据仓库阶段在 20 世纪 90 年代开始兴起,以联机分析处理、多维数据库等为技术基础,能够在多层次提供可回溯的动态历史数据。第四阶段则进入数据挖掘阶段,数据挖掘与高级算法、多处理系统、海量算法等技术相关,最显著的特征在于能够提供预测性信息。

随着人们对数据库技术进行长期的研究和开发,以及人工智能研究的进步,数据挖掘在当时多个学科发展的基础上发展起来。数据挖掘使数据库发展到一个更高级的阶段,它不仅能对过去的数据进行查询和遍历,并且能够找出数据之间的潜在联系,挖掘数据背后的信息,促进信息的传递。数据挖掘与人工智能的结合促成了一门新学科,即数据库中的知识发现。知识发现这个术语首次出现于 1989 年 8 月召开的第 11 届国际人工智能联合会议上。而数据挖掘是知识发现的核心部分,它从数据集合中自动抽取那些隐藏在数据中的有用信息,这些信息表现为规则、概念、规律及模式等。它以从数据库中发掘隐含的、有意义的知识为目标,拥有自动预测趋势、关联分析、聚类、概念描述、偏差检测等五类功能。

数据挖掘工具的发展也经历了 4 个阶段。① 早期的数据挖掘工具以纯粹的数据加工为目标,主要的数据加工工具有 SQL、SASbase 等。② 之后出现了傻瓜式的挖掘工具,典型代表是 SASEM、clementine,其中嵌入了一些较为传统成熟的算法。然而使用这种工具无法开发个性化的算法和应用。③ 之后研究人员开始使用 R 语言和 Python 语言进行数据挖掘,使用这些工具可以调用成熟的算法,也可以根据需求对算法包进行调整,具有较大的灵活性。④ 第四阶段为利用 Python、C、C++语言等自行编写算法代码,它能够满足个性化的、实时的运算需求。

二、大数据分析挖掘技术

利用数据挖掘进行数据分析的常用方法主要有分类、回归分析、聚类、关联规则、特征、变化和偏差分析、Web 页挖掘等,它们分别从不同的角度对数据进行挖掘。如分类法会预先设定分类模式,发现数据对象的共同特点,将数据对象映射到相应类别;回归分析法是通过产生一个将数据项映射到一个实值预测变量的函数,以发现变量间的依赖关系,研究数据序列的预测及趋势特征;使用聚类法则是按照数据的相似性和差异性将数据进行分类,以使得属于同一类别的数据间的相似性尽可能大,不同类别的数据间的相似性尽可能小;或者使用关联规则法,通过关联规则可以描述数据库中数据项之间的关系,如果一组数据中的某一项和另一组数据的某一项同时出现,则可判定这两组数据间存在关联或相互关系;使用特征分析法是从数据库中的一组数据中提取出关于这些数据的特征点,这些特征点表达了该数据集的总体特征。为寻找观察结果与参照量之间的差别,可以利用变化和偏差分析法观察结果对期望值的偏差;利用 web 网页挖掘互联网的海量数据,收集各类互联网信息,可以发现互联网上什么话题正在受关注,以挖掘政府、企业、社会机构需要的舆情信息。

(一)大数据挖掘技术理论基础

为应对大数据带来的挑战,于是产生了处理大体量、多类型、实时数据的大数据挖掘技术。大数据挖掘技术主要可以分为高性能数据挖掘技术、数据流挖掘技术、复杂类型数据挖掘技术。

传统的数据挖掘算法和工具已不能应对大数据的数据量及增长速度。高性能数据挖掘技术主要针对并行、分布式等模式下的数据挖掘技术问题。并行计算方法和分布式计算方法是把一个需要巨大计算能力才能解决的问题分割成若干个小部分,然后把它们分配到多台计算机进行处理,最后把所有计算结果进行综合,以得到最终结果。

传统的数据流挖掘方法主要基于静态数据,通过多次扫描数据从而得出计算结果。为应对大数据的数据量大、动态变化且连续不断增长的挑战,数据流挖掘技术正在提升其并行和分布式处理能力。

此外,对于复杂类型数据挖掘技术的研究也已经取得一定进展,例如,处理空间大数据的数据挖掘技术就是一个面向应用需求的、综合功能强大的系统智慧。

除以上三种主要的大数据挖掘技术之外,还有云挖掘技术、基于 Hadoop 的数据挖掘技术。为了应对大数据挖掘技术的并行和分布式计算需求,云计算可以给用户提供通用的并行编程模型和大数据处理能力,以及开放的计算服务平台。基于 Hadoop 的数据挖掘技术使用户可以在不了解分布式底层细节的情况下，进行高速存储和运算。这两种挖掘技术都节约了开发者在底层进行繁复性编程的时间，为开发者提供了最大程度的开发自由度。

基于这些大数据挖掘技术，可以构造两种大数据挖掘模型，一种为常规模型，主要解决分类、预测、聚类、关联这四类问题；另一种是前沿的模型，包括社会网络分析、文本分析、基于位置的服务、数据可视化等。

传统的模型将网络上的每一个点视为单一个体，忽视了节点之间的关系，社会网络分析模型则侧重研究节点之间的关联。今天，社会是一个连接的世界，社交网络是大数据的主要来源之一。在社交网络中，个体与其他人相互影响，并提供他们的偏好和关系信息，这些网络信息成为提取集体智慧的重要工具。这些连接网络可以用图来表示，并且可以利用社会网络分析方法来提取有用知识。作为大数据的非结构化内容的重要组成部分是文本。文本挖掘模型可以应用于自动化组织、导航、检索和大规模文本的总结。文本作为非结构化数据，对其进行分析加工时需要考虑如何分词、如何判断多义词、如何判断情绪等问题。文本挖掘的典型应用包括搜索引擎智能匹配、通过网络爬虫抓取目标等。基于位置的服务模型将解决如何把数据和用户的地理位置相结合的问题。可视化应用模型是基于搜索引擎从而实现目标可视化展现的应用。

（二）大数据挖掘技术

1. 统计分析（statistical analysis）

虽然数据挖掘中的统计分析方法与传统的统计分析在很多情况下是极其相似的，但两者主要有两点不同：一是否需要对数据分布关系作假设，传统的统计分析基于概率论，需提前对数据分布关系作假设，再得出以函数描述的变量之间的关系，而数据挖掘则不需要先假设数据分布关系，算法会自动得出变量之间的关系；二是预测表现不同，传统的统计分析在预测中表现为一个或一组函数，而数据挖掘则直接预测为某个结果。因此，数据挖掘技术更适用于海量、杂乱的数据。

2. 关联规则分析（association rule analysis）

关联规则分析是指通过建构数据之间的关系，发现隐藏在数据背后的规律，其常用手段有正相关与负相关关系及线性与非线性关系两种。当某一事件的发生总是以一定的概率引起另一事件的发生，则说明两者之间有一定的联系，关联规则是指在数据集合中发现数据项之间的强关联性的算法。所谓强关联性是指两个关联的事件同时发生的概率要足够大。关联规则有很多实现算法，其中 Apriori 算法是一种应用非常广泛的关联规则算法。Apriori 算法的基本思想是以递推的思想找出数据集合中的频繁集。Apriori算法通过计算生成数据集中所有大于等于用户设定的最小支持度的频繁集,再由频繁集产生强关联规则,即使用找到的频繁集产生期望的规则,从而产生只包含集合项的所有规则,其中每一条规则的右部只有一项。只有那些大于用户给定的最小可信度的规则才会被留下来。由于Apriori算法使用了寻找频繁集的方法,导致该算法存在一定的缺陷。其原因一是可能产生大量的候选集导致算法时间复杂度增加,二是无法对奇异点数据进行捕捉处理。因此也产生了一些改进算法,如FP-growth等。

3. 对比分析(comparative analysis)

对比分析也是关联分析的一种常用方法,可分为数值对比和结构对比。在对研究对象分别进行了细化的分析后,将分析结果进行对比,去归纳研究对象的共性,同时区分其不同点。运用比较分析法,可以总结出研究对象的研究共性,并总结研究规律。同时,对其差异进行分析,通过比对双方的不同点,去分析总结出研究对象各自具有的优劣势,并对总结出的优劣势进行推广,从而指导今后的研究方向。

4. 聚类分析(cluster analysis)

聚类分析是能够将数据对象细化为不同子集的分析步骤。通常情况下,子集被命名为簇,簇中包含的对象较为类似,但是不同簇所包含的对象差别较大。聚类分析最显著的特征是在分析前缺乏某个定性标准,或者说没有较为明确的划分标准,而聚类分析的目的就是探索出这种标准,或者使标准更明确化。

根据不同的计算方法,聚类分析方法大致分为4类:基于划分、基于密度、基于分层以及基于网格的聚类方法(表3-4)。

表3-4 聚类算法分类

算法类别	算法描述	特点	代表算法
基于划分	针对有n个元组或n个记录的数据集的划分,其中每个组代表一个类簇,且满足$k<n$	计算量大;它能在中小规模数据库中发现球状类簇,这一点非常占优势	K-means算法 K-medoids算法 Clarans算法等
基于密度	若区域中数据点的密度大于某个阈值,则将其添加至与它相近的类簇中	可以发现任意形状的簇;类簇根据数据样本对象数目的增加而增加	Dbscan算法 Optics算法 Denclue算法等
基于分层	基于分层地对数据进行分解,直至满足某个条件为止。具体来说,它可以分为两种方案:"自下而上"和"自上而下"	较小的计算开销;根据不同分解方式,分为两种:凝聚和分裂	Birch算法 Cure算法 Chameleon算法

算法类别	算法描述	特　点	代表算法
基于网格	将数据空间以网格划分成为多个数量的元组,并在网格上执行聚类操作	处理速度快,这主要与数据空间被分成若干元组结构有关,与目标数据库的记录数无关	Sting算法 Clique算法 Wave-Cluster算法

5. 分类分析(classification analysis)

分类就是通过学习得到一个目标函数,把每个属性集映射到预先定义的类标号中的过程。该方法是对数据库中的数据进行分析学习,从而得到有效的数据分析模型,并根据学习建立的分析模型,挖掘出分类规则。然后通过该规则对该数据库中的其他数据进行分类规整。分类分析是数据挖掘中常用的方式之一,比较常用的模型有决策树模型、贝叶斯网络、支持向量机等。

6. 决策树算法(decision tree algorithm)

决策树算法是数据挖掘算法中较为典型的算法之一,该算法的主要功能是预测和分类,它是一种比较典型的分类数据方法。首先,算法进行数据处理,然后使用归纳算法构建出可读的规则进而生成决策树。实际上,决策树算法是基于实例性质的归纳算法,为了找出类和属性之间存在的关系才构造决策树,进而来预测数据的类别。该算法的最大优点就是使用的时候不需要了解过多的背景知识,模式生成比较简单,关于噪声方面健壮性非常强。建立决策树分类器算法通常分为两个阶段：构建决策树和修剪决策树,代表算法有 Cant、C4.5、ID3。

(三) 基于人工智能的挖掘技术

1. 神经网络方法(neural network method)

神经网络算法的全称是人工神经网络算法,它由许许多多的神经元构成,是处理信息的一种方式以及进行生物神经结构模拟的一种算法。这种算法并没有完全具备人脑处理信息方面的能力,而是粗略地对人脑直觉思维进行模拟,具体地说就是抽象和简化了人脑直觉思维特性。在工作之前,神经网络要具有相应的规则,简而言之,即进行信息输入加权求和、非线性运算以及激活神经元,然后根据得出的结果正确率情况来进行判断并操作对应连接网络权值的加减。如果输出的结果是正确的,那么就增加相应的连接网络权值;否则,则降低该连接网络权值。当下一次键入信息相同的时候,便能够达到做出准确快速识别的目的。神经元越多,就会有越多的输入信息被识别和记忆。在人工智能领域中,神经网络算法所起的作用非常大。其中应用最为广泛的神经网络算法是 BP 算法。

2. 深度学习（deep learning）

2006 年，Hinton 在 *Science* 上发表了一篇突破性的文章，提出多层前馈神经网络能用于分层预训练，具体过程为，将每一层视为一个无监督的受限玻尔兹曼机（restricted boltzmann machine，RBM），然后使用有监督的反向传播算法对其进行微调。多层神经网络拥有更强的学习能力，而且在这种训练方式下，其计算复杂度被大大减少。随着计算机技术的快速发展，计算能力已能满足深度神经网络的计算需求。另外，这样的结构能解决传统神经网络因网络过深产生的陷入局部最小值问题，其网络性能更好。在这样的思想指导下，深度学习成为备受关注的热点问题。

深度学习是对数据进行表征学习的机器学习方法，它通过深层神经网络将数据的底层特征组合成高层特征表示，并用于分类、预测等任务。与传统神经网络、逻辑回归、支持向量机、决策树等传统浅层学习的机器学习方法相比，其网络深度更深，非线性表征能力更强，网络学习能力也更强。浅层学习方法在处理复杂问题时往往效果欠佳，即使是在样本量充足的情况下。这是因为浅层学习方法的网络复杂度较低，学习能力不强，即使输入大量的样本，也无法学习到某些重要细节特征。过去由于计算能力的限制，盲目增加网络层数和参数，反而容易导致网络收敛过慢和过拟合。而如今的深度学习技术能有效地解决这些问题，在增加网络深度的同时，利用贪婪逐层训练法能够防止过拟合，提高网络性能。

3. 迁移学习（transfer learning）

迁移学习的理论研究是从 20 世纪 90 年代开始的，随着深度学习的快速发展，利用深度神经网络进行迁移学习的研究也不断涌现。斯坦福教授安德鲁·吴（Andrew Ng）曾经说过，迁移学习将是下一次机器学习革新成功的驱动力。2010 年，Pan 和 Yang 对迁移学习研究进行了整理和总结，发表了一篇业内公认最具代表性的迁移学习综述，其中，对迁移学习进行了具体的定义。简单来说，迁移学习就是将在解决一个问题时获得的知识应用到解决另一个不同、但相关的问题当中，目的是在新的任务中获得更好的学习效果。

迁移学习的基本概念有两个：领域（简称域）和任务。已有的知识称为源域，要学习的新知识称为目标域，其中知识包括数据知识和模型知识。任务指的是解决问题所需要建立的模型。我们对源域的知识进行迁移，目的是完成目标域的任务，即建立一个理想的目标域模型。根据迁移学习的范型分类成归纳式迁移学习（inductive transfer learning）、直推式迁移学习（transductive transfer learning）和无监督式迁移学习（unsupervised transfer learning）三大类。其中归纳式迁移学习和无监督式迁移学习要求目标任务和源任务不同但相关,无论目标域与源域是否相同;而直推式迁移学习要求源任务和目标任务相同,源域和目标域不同但相关。归纳式迁移学习要求目标域有标签,直推式迁移学习要求只有源域数据是有标签的,而在无监督式迁移学习中源域和目标域都没有标签。迁移学习是未来深度学习的驱动力,它不仅能提高深度神经网络的训练效率,还能充分利用历史源域数据中的有价值信息,提高网络性能。它符合当今大数据时代的需求,体现了举一反三的发散思维,是机器学习领域的重要研究方向。

(四)大数据挖掘技术应用及影响

1. 大数据挖掘技术的应用

在大数据时代的科学研究中,需要分析大量的各种实验和观测数据,并在其中找出相关的规律和知识。对科学研究产生的数据进行分析和挖掘都需要一定的算法,利用数据挖掘技术能科学地找出数据之间的规律以及潜在的知识。科学研究领域产生的数据量十分巨大,且数据类型极为复杂,需要使用大数据挖掘技术才能够处理,并进行相应的科学研究。

除了应用于科学研究,大数据还能够应用于金融、教育、医疗、交通等各行各业中。对于企业,大数据挖掘技术使得企业能够理解客户、满足客户服务需求。大数据挖掘技术同样正在改善着我们的生活,人们可以利用可穿戴设备(如智能手表或者智能手环)生成最新的数据,根据热量消耗以及睡眠模式来对自身健康状况进行追踪。大数据挖掘技术还被应用于城市建设。例如利用大数据提供的城市实时交通信息、天气数据和社交网络信息,来构建智慧型城市。此外,大数据挖掘技术在互联网中的应用也比较多,如搜索引擎、电子商务等。通过大数据挖掘技术可以在大数据中找到符合用户需求的信息,如利用预测分类算法来预测用户可能需要搜索的信息等。近年来,大数据挖掘技术正越来越多地应用于各行各业。同时,当今环境下各行各业发展的挑战也对大数据挖掘技术提出了新要求,从而推动了大数据挖掘技术自身的发展。

2. 大数据挖掘技术对科研的影响

数据挖掘是一个集数据库、统计学、机器学习、神经网络等多学科交叉的研究领域,因此数据挖掘技术的发展受到相应学科发展的制约。同时,数据挖掘技术是天体物理学、数据科学等新兴综合学科的研究基础。数据挖掘与其他学科发展的相互影响,体现了现代科学技术发展的综合化特点,当代科学研究会在某些技术领域围绕一个大问题或大目标的解决而形成庞大的综合性技术群,如为实现卫星对地观测网,便形成了以大数据技术、空间技术、新材料技术、天文技术等构成的技术群,技术群中的各个技术之间的发展会相互影响,从而形成综合发展的科学研究趋势。

大数据影响下数据挖掘技术的变化也体现出大数据时代科学方法的转变。第一,大数据挖掘技术体现出技术方法与物理设施的融合,例如,空间大数据促使全世界的数字基础架构和物理基础设施相互融合;第二,大数据挖掘技术的变化体现了现今科学研究发展越来越显现出方法的独适性,特定技术只适用于解决特定问题,应用领域越具体、越特殊,可选择的数据挖掘技术就越少。大数据挖掘技术为满足大数据处理的高速度、高容量、数据类型复杂、实时处理需求,发展出满足相应需求的数据挖掘技术;第三,在大数据挖掘技术的方法内部,体现出分析与综合的融合。分布式计算方法将一个计算问题分解为多个小问题,再把这些小问题分配给多台计算机处理,最后再综合计算结果,这体现了科学方法分析与综合的融合;第四,从大数据挖掘技术的方法外部来看,大数据挖掘技术体现了科学方法之间跨方法的系统融合,云数据挖掘就是经过云计算技术和数据挖掘技术结合而产生的大数据环境下的数据挖掘方法;第五,大数据挖掘技术体现了现代技术对技术从业人员的人文关怀。技术开发是高度依赖创造性的脑力劳动,应给予开发人员充分的人文关怀,给开发者提供良好的开发环境。而大数据环境下提倡的是数据开放,日益开放的数据增加了数据的易得性,这为开发人员提供了海量开发研究的原材料。同时,大数据环境下提供的云平台和 Hadoop 架构,也为开发者提供了开发所需的基础设施,降低了数据思维者的技术门槛。可以看到,大数据环境下的数据挖掘技术的新特点,就是给予开发者更多的人文关怀,高度鼓励开发者进行创造性技术活动。

第四节　大数据系统的数据可视化

一、大数据可视化概念

（一）大数据可视化（big data visualization）

社会各行各业产生的大量数据经过数据的采集、数据的预处理、数据的存储、数据的挖掘四个步骤,产生分析挖掘的结果,但是出来的结果也仅仅局限在数字、字符,一般人员也不是很清楚其中的意义,那么怎么将这些乏味的数据背后的含义一目了然地展现在人们面前就成了大数据挖掘的重中之重,如此我们就需要进行数据可视化。

在20世纪50年代,计算机技术在图形方面迅猛发展,逐渐地,数据可视化这个概念就出现了。数据可视化技术是利用图像处理技术和计算机图形学方法,将原始数据或者经过分析的数据,通过充分设计从而转换成特定的、直观立体的图像图形并在计算机上展现出来,然后进行交互处理的理论、方法和技术。数据可视化技术将数据以图形方式展现在用户面前,可以清晰有效地传达数据背后隐藏的信息,有很强的交互性,不仅可以将低维、高维的数据之间的关系更加明了地展现在人们眼前,也可以将时间序列数据随着时间变化的趋势进行完美的展示等,从而使得用户对数据有一个全面的、立体的认识。数据的可视化,让人们对海量数据之间的关系有了更加深刻、更加全面的理解,它可以让用户从海量的、复杂的、结构多样的数据中看到或者推断出其在未来一段时间中的变化趋势,并支撑决策者们做出正确合理的决策指示,进而大大地降低盲目主观的决策风险。

Card等人对信息可视化(information visualization)的定义为:使用计算机支持的,以交互式的抽象数据视觉表示来提高认知的技能。与传统的计算机图形学和科学可视化研究不同,信息可视化的重点更多地集中在如何通过可视化图形呈现数据中的隐含信息和规律性。创新的可视化表征旨在建立人类认知心理学的心理图像。经过二十多年的发展,信息可视化已成为人们分析复杂问题的有力工具。

人机交互被定义为通过和系统之间的语言对话,以一定的行为方式进行交互和技术支持的信息交流过程。该系统可以是多种机器,也可以是计算机和软件。用户界面或人机界面是指依赖于人机交互的媒体和对话接口,通常包括硬件和软件系统。信息可视化的概念首先来自ACM的"用户界面软件和技术",它是在一次会议上被提出的,本质上是一个交互式图形用户界面范例。一方面,人机交互的发展强调对智能用户界面的研究。将计算机系统变成一个体贴、个性化、智能化的机器人。另一方面强调要充分利用计算机系统和人员的优势互相弥补对方的不足,共同分析解决问题。具体而言,他的研究兴趣包括基于认知科学的用户界面模式,交互模式和相应的交互技术,如多通道用户界面和自然交互技术、用户界面和手势交互技术、智能自适应用户界面和情境意识的交互技术。

可视化的实现大体可分为两个方向,不带数据的可视化和带数据的可视化。不带数据的可视化主要是通过一些图形、图像算法直接绘制,通常不涉及数值量化、数值规律、发展趋向等。例如,在引导技术中,可视化又称为"可视思考"或者称为"视觉化思考",它是将抽象的如声音等转化为具体的图形、图像或者文字,即让我们更清楚明了地认识到复杂的事物,这其中涉及的技术要点主要体现在对于数据结构、算法以及程序编码的要求上。另一种可视化的实现方式更加倾向于对具体的数据进行分析和转化,比如图像的处理、视频的处理,通过这些交互处理,将数据可视化地展现给我们。这其中涉及的技术要点主要体现在对于数据库的优化、数据库的建模、数据库的连接以及数据库中数据的抽取、转换和装载上。

（二）大数据可视化基本流程

数据可视化技术包含数据存储、数据 ETL 以及从对业务的理解中抽象出数据的关系进而进行的数据开发和数据分析，然后通过可视化平台展现这一系列操作，这些概念阐明了在实现数据可视化的过程中需要解决的 5 个问题：

1. 确定数据的存储方式

如元数据存储，实体数据存储。这指的是通过何种数据库进行元数据和实体数据的存储，如通过 Mysql 进行数据库的元数据存储，通过 Hive 进行数据仓库存储。

2. 确定数据空间

数据空间指的是由多维属性组成的数据集所构成的多维信息空间，以确定可视化的数据范围。在实际业务中，根据可视化目标确定业务相关的数据信息，从中筛选出可视化需要的数据以构成数据空间，其中的难点在于数据建模即维度建模，这也是通过对具体目标和业务的理解来进行。

3. 对数据进行开发

数据开发是指对数据空间中的数据集进行加工和推演。

4. 对数据进行分析

数据分析是指对数据进行多维分析，多角度观察数据。这其中会涉及算法的选择、算法的调优和模型中参数的选择，等等。

5. 对数据分析结果进行可视化

数据可视化是将数据开发和分析过程中发现的信息以图形、图像的形式展现出来，这一步骤就是我们需要实现的最终目标步骤，该步骤包括如何选取合适的图形进行展示，如何布局图形的位置，采用何种方式进行显示（如采用 App，web 网页，打印图表，excel 或者 word 说明等显示方式）。

（三）大数据可视化布局方法

目前可视化布局方法大体可分为两种：静态布局和动态交互布局，用节点及其互相之间的联系所组成的图形来表示可视化主体之间的关系。图形的布局方法直接决定了可视化的解释性和易读性，是实现可视化静态表示的关键，而图形的可操作性尤其是图形与人的互动方式是实现可视化动态交互的关键点。可视化静态布局方法除了传统的折线图、条形图和饼状图外，较常用的还有以下三种：

1. 地图布局

是一种以世界地图或者某一大洲、国家及行政区地图形状作为背景,根据从数据库中提取的地理位置字段或者地理坐标进行分类并将其绘制到背景地图上,一条信息对应一个地图区域,然后根据节点之间的度量值关系进行填充。

2. 力导向布局图

又称弹性布局,主要应用于复杂网络可视化场景中,会引入库伦斥力和胡克弹力,考虑阻尼衰减,并事先定义好图中点、边的权重信息,这样就可以很方便地根据实时状态,通过事先定义好的聚类分析等数据挖掘算法自动完成很好的聚类分类,比较方便地看出点与点之间的亲疏关系。

3. 层次布局

又名分层布局。它是一种抽象布局,是一种根据节点的分类属性将屏幕划分成若干区域的方法,其中每一区域中又划分成其对应子节点区域,以区域面积大小及其归属表示节点之间的关系,类似于集群 Cluster 中簇实体构成的树状图或者通过省、市、区进行划分的中国地图。

二、大数据可视化技术

目前我们常见的、比较传统的可视化展示技术有折线(面积)图、柱状(条形图)图、散点(气泡)图、饼状(圆环)图,还有一些不常见的,如人脸图、雷达图、仪表图及热力图等。

随着多年发展,对于不同业务场景来说,可视化的方法多种多样,这其中包括图形的模糊化,通过映射到更高维进行展示(如二维映射到三维中)等。下面简单介绍几种主要技术。一是图形的模糊化,是一种从维度角度出发的降维方法,它将作用较小的维度合并到更有效的维度下之后,所展示的效果就会更加清晰。这从本质上来说就类似于维度建模中的退化维所处理的方式一样,对相似图形进行合并等操作。二是基于图标技术的典型代表——chernoff-face 技术,以 chernoff-face 脸谱来分析多维数据,用人脸各个部位的形状及其大小来表示 n 维数据。此外还有基于层次的可视化处理方式,它将复杂的数据分成不同的几个层次,对每个层次分别进行可视化展现,然后在更高一层进行合并,再得出结论。虽然这种可视化处理方式逻辑更为复杂,但是在展现层面上却更加简单,更容易被接受。

随着互联网的快速发展,数据的产生量呈爆炸式增长,数据量之大、数据关系之复杂,对数据的处理、分析和展示都带来了巨大的挑战。面向大数据的可视化分析技术主要包括文本可视化、网络可视化、时空数据可视化及多维数据可视化等,这四种技术与大数据密切相关,相对应的几种数据类型与 shneiderman 分类能交叉融合，以后会是大数据可视化研究的主要领域。

（一）文本数据的可视化技术

目前互联网最主要的信息类型就是文本信息，它是非结构化数据类型的代表，也是传感器采集数据后生成的最主要的信息类型。对文本信息进行可视化，可以直接展示出文本背后隐藏的语义特征（比如逻辑结构、词频、动态演化的规律等）。比较有代表的文本可视化技术有标签云技术，其原理是使用关键词，根据词频或者其他的规则进行排序，按规定的规律进行布局，再通过大小、字体以及颜色对其进行可视化展示。

文本是大数据时代和非结构化数据类型的典型代表，是互联网上的主要信息类型，文本这种网络的主要信息类型是在传感器采集各种数据后产生的，人们所接触的大部分电子文档也是以文本的形式存在于人们的日常生活和工作中的。文本可视化的意义在于能够直观地显示文本中包含的词频、语义结构、逻辑等语义特征。典型的文本可视化技术是词云。它根据词频和其他一些规则对关键词进行排序，并按照一定的规则排列。比如最重要的关键词，它会出现在文本可视化界面的最中间，以最明显的颜色和较大的字体来突显这个关键词的重要性。所以现在大多用字体大小来代表该关键词的重要性，字体越大代表越重要。但是随着关键词的数据规模逐渐变大，要注意可视化中图形的覆盖问题。这时，就需要一个交互界面来允许用户操作关键字。

文本通常包含逻辑层次结构和特定的细化模式。为了实现语义结构的可视化，研究人员提出了文本语义结构的可视化技术。DAViewer 可视化文本的叙事结构是采用语义树的形式。同时，它还展示了文本的相关内容和相关度的统计。Docuburst 显示文本结构中的环径向分层的形式。文本的聚类算法也是数据挖掘中的一个很重要的算法，它可以将文本的一维信息数据投影到二维平面上。这种分层点的投影布置被广泛地运用到文本的聚类中。

（二）网络数据可视化技术

大数据中最常见的关系就是网络的关联关系，比如互联网和社交网络之间的关系。数据的层次结构也是网络数据的一类特殊结构，在网络节点和连接的拓扑关系的基础上将网络中隐含的模式与关系直观地展现出来。图的可视化所采用的主要形式是基于节点和边的可视化。针对含有层次特征的图，最常用的方法就是空间填充法，比如树图技术 Treemaps 以及它的改进技术。

在大规模的网络中，节点和边的数量也在海量增加。比如，当其数量达到几百万以上时,可视化会出现节点和边的重叠、覆盖以及聚集等问题,让用户很难看出可视化的效果。解决此问题的有效手段是图的简化,其方法有:

(1) 对边做聚集处理操作: 比如基于边捆绑(edgebundling)的方法,该方法可以让复杂的网络可视化效果更加的清楚。

(2) 层次聚类与多尺度交互: 通过这种方法可以使规模大的图转变成层次化的树结构,运用多尺度交互技术对不同层次的图进行可视化。

(三)时空数据可视化技术

时空数据指的是具有地理位置与时间标签的数据。有一种方法被称作时空立方体,它是用三维的方式直观地将时间、空间和事件这三种维度同时展现出来。时空立方体存在由于海量数据而造成的密集杂乱的问题,其解决方式是,结合散点图和密度对时空立方体方法进行优化或将二维和三维融合,比如 Tominski 就引入了堆积图(Stack graph),在时空立方体中通过增加多维属性来显示空间。以上解决方式比较适合于展示城市交通 GPS 的数据、飓风的数据等海量时空数据。当时空数据的属性维度比较多时,上述方式将会出现展示局限的问题。所以,我们常常把多维数据的可视化和时空数据的可视化融合。

时空数据的特点是高维的,实时的,这也是时空数据可视化的关键。为了反映信息对象行为的变化和行为过程的时间和空间,流程图是一种典型的可视化方法,将时间事件流与图融合,然而当数据量增大时,传统的流程图会面临交叉和重叠的问题,这也是大数据环境下的时空数据可视化所要解决的一个主要问题。通过时间事件流融合处理可以有效地解决这个问题。

参 考 文 献

常有学.基于智能制造的数据仓库的设计与实现[D].南昌大学,2020.

陈谊,孙梦,武彩霞,等.食品安全大数据可视化关联分析[J].大数据,2021,7(02):61 – 77.

崇卫之.数据预处理机制的研究与系统构建[D].南京邮电大学,2018.

范佳林.大数据背景下本体的存储、查询扩展及映射评价[D].南京大学,2018.

范旭强.TBM 掘进施工数据库建立及大数据挖掘方法研究[D].北京交通大学,2020.

费仕忆.Hadoop 大数据平台与传统数据仓库的协作研究[D].东华大学,2014.

金春霞,白秋产.基于 Web Service 技术分布式并行数据挖掘的研究与实现[J].现代电子技术,2008(10):42-44.

孔德鑫.基于数据仓库及 OLAP 技术的生鲜配送决策平台[D].山东师范大学,2019.

刘班.数据挖掘及其 Python 实现技术研究[J].信息通信,2020(09):63-65.

刘珊珊.Web 网络数据挖掘技术与实现分析[J].计算机光盘软件与应用,2013,16(24):268-269.

尚玉梅.基于个性化服务的高效图书馆大数据挖掘与决策分析体系构建研究[J].微型电脑应用,2020,36(10):73-76.

舒丽娜.传媒数据库建设的理念、流程和规范[D].华中师范大学,2019.

汤如.基于大数据架构的数据采集与存储系统的设计与实现[D].华中科技大学,2019.

王思宇.水资源大数据平台搭建及数据处理[D].内蒙古农业大学,2018.

王腾.基于本体的医疗数据仓库维度建模研究与应用[D].天津工业大学,2019.

吴天昊.数据挖掘中可视化的探究与应用[D].北京邮电大学,2018.

武英豪.非关系型数据库中轨迹大数据时空索引研究及应用[D].聊城大学,2019.

郑丹辉.大数据仓库数据模型在电子政务中的应用研究[D].郑州大学,2020.

朱叶.基于 Kubernetes 的注塑成型装备大数据采集和存储系统研究与设计[D].华南理工大学,2019.

第四章 "平战非"卫勤循证决策研究框架

第一节 大数据在卫勤循证决策的应用

一、大数据对卫勤管理决策研究

（一）定义

卫勤循证决策（evidence-based policy making），即以证据为基础来进行决策。主要步骤为提出待解决的卫勤难点以及相关问题，通过收集数据以及相关研究资料，进行证据评估与应用研究，最终形成成熟的方案。

（二）特点

从循证决策的流程步骤可以看出，证据在循证决策中占关键地位。桑德森（Sanderson）据此认为在循证决策过程中有两个关键环节：一是"证据的特质"，即证据从社会研究和评估中获得，应具有科学性和高质量；二是证据在政策制定中能够被实践者和专业人员充分有效使用。

（三）要求

（1）证据不同于信息，信息必须经过科学加工才能构成证据。除系统科学研究的成果外，证据还包括个人经验、专家知识、政治判断、信念和价值观等。

（2）从信息到证据的转换不能完全依靠政府官员，还需要研究者的深度介入，需要运用现代科学研究方法和工具。

（3）证据的来源必须广泛，需要对现有相关研究成果进行系统的搜集、梳理和甄选。

（4）证据要具有科学性和高质量。

二、大数据对卫勤循证决策影响分析

（一）大数据在卫勤循证决策中的应用需求

1. 大数据对循证决策中证据采集方式的改变

大数据对循证决策最明显的改变就是数据抑或证据的采集方式的改变。大数据的形成往往依赖于自动采集技术的更新，随着大数据技术的发展，数据的采集和积累速度将呈现出爆炸性的增长。与大数据相比，以往的数据如同沧海一粟。循证决策的基本过程为，决策者在掌握大量信息后，通过技术分析和经验判断，并参考环境因素的情况下，做出一系列具有逻辑性与理性的决策。在当今信息量呈爆炸式增长，影响因素瞬息万变的情况下，要做出科学化的决策不仅仅需要掌握大量的历史数据、即时数据和关联数据，更要求将数据有效地、及时地通过分析建模的方式，判断出事情产生的原因、发展趋势及影响要素的相关性，因而借助大数据辅助循证决策则必不可少。大数据通过各种方式，在不同地点不间断地被采集，大数据中不仅包含历史数据与即时数据，还可能包含未来的某种需求信息。例如，大数据技术让计算机能够呈现更高级的人工智能，可以辅助人类自动完成动态实时监测、趋势判断、语音检索、即时翻译甚至医疗问题诊断、法律文书处理等专业任务。治理道路拥堵这一城市顽疾一直是我国交通管理部门的重要任务，现在通过大数据可更便捷地对拥堵路段进行预判和对产生拥堵的原因进行分析，以更好地指导政府相关部门调整交通控制系统从而对拥堵路段进行疏通，治理城市拥堵。2013年，浙江温州市从国外引进了 172 个 SCATS（悉尼自适应交通控制系统），它可自动采集城市的各个主要交通路口的车流数据、人流数据、地理位置数据和监控摄像头数据，对各类数据进行科学的分析判断，自动调整红绿灯间隔时间，智能完成道路疏导与对交通流的实时最佳控制。

2. 大数据对循证决策中证据储存方式的改变

大数据的出现将改变循证决策中证据的管理方式。在网络数字化高度发达的今天，尽管已经出现了电子档案，但实际情况是纸张档案在数据管理中仍然占有很大比例。然而纸张档案容易遭到破损或丢失，并且纸质档案整理归档成本高、借阅查询程序繁琐、研究采样的工作量巨大、时间成本高，等等，这些其本身固有的缺陷都严重影响证据在决策过程中的运用。然而，随着大数据的数据融合技术的出现，它能将不同部门或层级的电子档案有效地整合在一起，并同时与新生成的数据及时整合更新，以建立实时有效的大数据仓库。这样就可以大大减少了电子档案的整合、借阅和数据收集时间，能提供便利的数据交互平台，使对问题的诊断和预警监控更加有效,同时也能让政府制定政策的循证决策过程更加科学、高效。

3. 大数据对循证决策中证据分析方式的改变

大数据的出现将改变循证决策中证据的分析方式。在大数据出现以前,研究者在采集样本数据之后,通常会使用 SAS 或 SPSS 等统计软件,对采集的数据样本进行统计分析,挖掘相关原因或建立决策模型。这类软件因受本身计算能力及计算机自身内存容量的限制,只能处理样本量不大的数据,并且处理的数据种类也仅限于结构化数据,大量半结构化或非结构化数据得不到有效的分析利用。在大数据时代,随着海量数据的呈现和大数据分析技术的不断更新发展,使得研究者对证据的生成能力有了质的飞跃,促进政府的决策能力进一步提高。一方面,多维度、高质量、丰富的数据使决策有了科学的依据;另一方面,大数据技术中的数据挖掘、数据分析和可视化技术可为政府循证决策提供快速、准确的技术支撑。例如,美国司法部门在全国范围内推广以数据驱动决策的方法,强调"数据和信息是执法工作中制定战略和决策的基础"。在实际案例上,21 世纪初纽约市为了解决当地犯罪率较高的问题,警方基于大数据分析模型,收集案件发生次数与发薪日、体育赛事、天气变化和节假日等数据,分析这些变量间的相关性,以此来预测最有可能发生罪案的区域,以便提前将警力部署在这些"热点"区域,预防犯罪案件的发生。因此,纽约市警方在该系统的辅助决策支持下,做到了犯罪的提前有效干预,大大降低了犯罪率,创造了纽约市 50 年来最低的犯罪率和最好的犯罪预防效果。

4. 大数据对循证决策中纠偏调控机制的提升

大数据不单为循证决策的应用提供了技术上的便利,在制度层面上还能根据用户需求和公众反馈信息提供相适应的决策信息反馈机制、决策调控纠偏机制。在政策实施过程中,很有可能会因为某个新影响因素的加入或原有条件的改变,使决策的结果与预期有偏差,因此,在政策实施过程中需要及时地更新数据,收集反馈信息,使决策达到最优化。政府公共部门可以通过大数据及时地收集反馈信息,同时运用决策模型将反馈信息与决策预期或决策仿真进行对比,这样决策者就能够及时把握事件发展趋势,发现新的问题,并自动做到决策调控纠偏,逐步提升科学决策的水平。总之,在大数据时代,循证决策过程中必须深度借助大数据技术来完成政府大数据的分析和挖掘,推动政府科学决策。虽然循证决策相对于传统经验式决策已更为科学,但只有借助于先进的大数据,才能与时俱进,为循证决策带来进步和发展。

(二)大数据背景下循证决策在我国应用的现实困境

1. 证据和大数据的自身不足

首先,是证据的不足。一是证据的获取,在医学领域,因其自身本来就有严谨的文献组织体系和专门的大型数据库,检索制度规范、完善,故循证医学在其领域运用较为广泛,但公共政策领域因其自身信息多样化、复杂化的特点,文献较为分散、不规范,没有完整严谨规范的文献管理或检索体系,这给证据查找造成了较大障碍。二是对证据的评估。证据不仅仅包含可量化的数据,也包括经验、直觉情感、风俗文化、个人智慧等,直觉经验和数据分析是大数据背景下政府进行循证决策的"两翼"。而这些不可量化的证据将如何运用以及运用的比例也是当前面临的重要问题,所以,为保证证据切实有效地应用于决策整个过程,对其评估必不可少。因为证据的来源可能种类繁多,所以证据产生后最重要的是对其质量的评估,以何种方式,何种标准,是否都适用,这些都是需要解决的问题,这也是证据应用于实践成败的关键。但目前中国的公共政策评估在大多数地方还没有成为一个正式的阶段,很多政策在制定和执行后都没有正式的政策评估,一般若没有重大政策问题,领导都不太重视该项政策的评估工作,加上缺乏科学的评估指标体系、规范化的程序和公民参与环节,政策评估工作无法开展,难以有效推动政策科学化。最后,是证据的来源差异,目前发展中国家在决策中采用的经系统评价后的证据大多源于发达国家,由于所处社会结构、人文环境不同,发展中国家若直接套用这些证据,决策可能会产生偏差。

其次,是信息孤岛问题。信息孤岛是指各个拥有数据的部门、企业机构抑或个人,它们之间的数据和信息是相互孤立的、不共享的,从而导致数据信息不全,决策与实践应用相互脱节,影响各环节之间沟通协作,促使管理成本增加的现象。虽然目前我国大多数政府部门或机构都已经建成比较完备的信息化平台,但有些政府部门的信息数据平台都是分散建设的,缺少统一标准格式与长远规划,使得政府各区域、各地级、各部门或机构的数据成为一座座与世隔绝的孤岛。虽然政府掌握着最大量的社会运转数据和突发事件信息,但这些数据大多以原始数据的形态零散地分布在各个级别、各个地方的政府部门中,没有将其整合成数据池来充分共享,以发挥其价值。数据若不能共享就不能称之为大数据,这将严重阻碍大数据的发展,削弱大数据的价值,不利于大数据在循证决策当中的应用。

再次,是数据信息的安全使用和个人隐私问题。大数据时代背景下的一个巨大挑战就是应对个人隐私与数据安全面临的威胁。一是个人隐私显然在任何情况下都是不允许被非法利用的。但以社交网站为代表的互联网在无时无刻地追踪着人们的网络行为轨迹,由此产生的大数据会形成某种数字化记忆效果,作为一种全景控制的有效机制,它会严重威胁人们的隐私安全与自由。二是大数据拥有的海量数据中既有来自传统数据库的结构化数据,也有大量的来自互联网和传感器的半结构化数据和非结构化数据,如果利用相关先进技术把所有的数据集中存储、处理和共享,那么这就是信息安全的最大风险之处。并且信息来源的多样性与传播的广泛性也提供了更多破坏信息的渠道和方式,破坏渠道和方式的增多将致使破坏行为变得更加隐蔽而不易于被发现,由此又会造成网络监管成本的大幅增加。

2. 大数据与循证意识缺失

首先是循证意识的缺失。循证决策的关键在于证据,决策者要根据证据来进行决策,其前提一是决策者自身要具备一定的循证意识,并且在公共政策的制定工作中,无论是提供证据及研究成果的专业人员,还是提出政策需求的公众,都应该加强科学决策循证意识。循证意识是认识层面,要求大众知道证据有意义、有价值,并能意识到不以证据进行管理或决策可能会带来的危害。而在现实的公共管理过程中,最缺乏的就是循证意识这一类的科学精神。

其次是大数据意识的缺失。在大数据下,每一位公民都是数据的创造者,而像中国这样的人口大国,从来就不缺少数据。任何政府及其所属的职能部门都是数据拥有的"大户"。统计部门的各类调查、统计无一不是潜在的高价值数据资源。在《智慧政府:大数据治国时代的来临》一书中就曾指出:"政府等公共管理和服务机构目前就坐在这样一个尚未开发的'信息喷泉'上。"倘若政府如企业一般把拥有的数据都利用起来,行政管理的手段就将大大丰富,公共决策的科学化水平也将得以提升。

3. 大数据基础设施滞后和复合型人才缺乏

首先是大数据基础设施建设滞后。随着信息科学技术的发展,互联网技术不仅给科研环境,更给人类生活环境带来了深刻改变。信息更趋向多元化,这不仅包括证据外现的信息,还包括公众需求多样化的信息和背景环境呈现的复杂多变的信息。要处理这些信息,一个功能完备、性能稳定的技术系统和支持平台是基础,如信息采集系统、专业文献检索系统、数据挖掘和统计分析系统、大型数据库平台等,而要完成这些规模庞大的信息系统建设不仅需要巨大的人力、物力和财力的投入,还更需要专业的技术和人才对其进行维护和持续性建设。而在现实情景中,无论是我国政府还是其他社会组织,在信息技术方面都存在严重的不足,不仅在技术人力上,更突显在意识上。某些组织决策者还未清醒认识到互联网信息技术带来的巨大变革,从思想上就轻视信息技术,不重视信息人才队伍和服务体系的建设,阻碍了公共政策的科学化发展。

其次是复合型人才的短缺。特别是政府组织内部的专业信息人才的匮乏显得尤为突出。现在政府的决策过程仍然大量使用传统的档案数据库系统作为工具来处理问题,但如今政府面对海量的数据信息则显得力不从心。大数据资源是具备海量、多样化、流动速度快和低价值密度等特征的信息资产,面对这些,政府就需要新的处理模式来提高自身的信息优化处理能力,增强自身决策力。报告显示,美国目前面临 14～16 万大数据分析和管理人才,以及具备理解和基于大数据研究做出决策能力的经理和分析师人才的缺口。信息化高度发达的美国尚且如此,中国目前大数据从业人员不足与大数据对从业人员的需求增加之间的矛盾则更加突出。现在我国政府体制内从事数据分析的人员的专业大多集中于网络信息编程、硬件和软件信息管理等方面,而精通于大数据挖掘和分析处理尤其是能善于结合政府循证决策的各类环境背景做出大数据分析和判断的复合型人才则少之又少,这给当下政府应对大数据带来的特殊挑战带来了困难。

第二节 "平战非"卫勤循证决策研究范式研究

一、范式概念

(一)国外学者的诠释

范式(paradigm)在拉丁语中被定义为"典型范例",这个词源于希腊语,本义为"模型""范例"。托马斯库恩(Thomas Kuhn)在社会科学研究领域应用了这一概念。

1962 年,托马斯库恩发表了《科学革命的结构》一书。他在著作中第一次表述了"范式"这一名词,他所表述的范式意为在一定时期内,科学界共同认同的科学成果,为科学研究者们提供了系统的准则。可见,库恩认为范式既是特定的科学共同体在团体内拥有的共同信念,又是解决问题的符号概括、范例、模型和价值标准等规则。

英国学者马斯特曼(Masterman)曾做过统计,库恩曾在至少 21 种语义的情况下提到范式,可见,库恩是在非常广泛的情境下应用范式这一概念。例如,他既认为范式是一套公认的信念或哲学,引领着社会的发展,又认为范式是一种观察和认识社会的方法,是一套系统的原则。范式也是仪器操作和程序的规范,是一种传统的模式或范例。在社会学意义上,范式是被普遍承认的科学成就,像一套政治制度与判决,是明晰的形而上学、完善的数字化以及成熟的试验程序和研究技巧。

库恩是范式这一概念的提出者,虽然他没有对范式进行具体适用范围的划分,但他对范式的概念做了非常详细具体的解释。这些诠释在作为前提条件的情况下,范式概念被广泛地应用在了科学研究之中。

（二）国内学者的阐述

国内学者以库恩的范式概念为基础，阐述了范式的基本内涵、范式在科学研究中的作用及其发展状况。纪树立在《论库恩的"范式"概念》一文中阐述了范式在科学研究中的重要性，他认为范式是一种重要的科学研究工具，是展开科学研究的基础；金吾伦对库恩的范式概念理论转向和发展论题有独特见解，他在《托马斯库恩的理论转向》一文中阐述了这一观点，并且对库恩范式的应用情况作了简要阐述；王纪潮在《为库恩的"范式"申辩》一文中提及库恩范式理论对传统的科学与理性观念的挑战，他着重强调了不可通约性对科学研究的重要作用，他认为，范式准则是科学发展的助力而非阻碍；蒋新苗将库恩范式与人类的日常活动、思维相结合，探析了库恩范式在方法论研究上的成就与贡献。

二、管理决策范式

在科学哲学的范畴中，范式指的是对科学的总体观点——联结科学共同体并且允许常规科学发生的一系列共享的假设、信念和价值观。从数据形态的角度，图灵奖得主吉姆·格雷（Jim Gray）将科学研究的范式分为 4 类，即实验范式、理论范式、仿真范式以及数据密集型科学发现范式。近年来，随着大数据研究的不断深入，进一步形成了一类融合模型驱动和数据驱动的新型科学研究范式，通过外部嵌入、技术增强等手段构建新型变量间映射，同时反映关联加因果的诉求。

除了科学研究遵循一定的范式之外，人们在管理决策的理论与实践中也普遍遵循着共同的范式。从概念上来说，决策是指为了达到一定目标或解决某个问题，设计并选择方案的过程。决策科学是建立在现代自然科学和社会科学基础上的，研究决策原理、决策过程和决策方法的一门综合性学科。从这种意义上讲，管理决策范式是领域中普遍认同并采用的、个人和组织开展管理决策时所共享的理念和方法论。一般而言，管理决策范式中包含信息情境、决策主体、理念假设、方法流程等要素。

总体而言，管理决策范式经历了由静态决策到动态决策、由完全理性决策到有限理性决策、由单目标决策到多目标决策的演化发展历程，并不断吸收统计学、计算机科学、心理学、社会学等相关学科的知识，既强调科学的理论和方法，也重视决策主体的积极作用。

在大数据环境下，管理决策的理论与实践正在经历着一系列极为深刻的变化，管理决策范式开启了一轮新的转变。这种转变全面地体现在管理决策范式的信息情境、决策主体、理念假设、方法流程这四方面要素之中。

综上,决策范式可以定义为:是领域中普遍认同并采用的、个人和组织开展决策时所共享的理念和方法论。

三、科学研究第四范式与意义

数据密集型科学第四范式是指运用数据科学对数据进行采集、存储、分析和管理。第四范式目前已经在自然科学研究中有了一些应用,它相较过去的科学研究范式是一个巨大飞跃,具有传统科学范式所不具备的新特性,具有巨大的革命性意义。

(一)科学研究第四范式内涵

1. 第四范式的提出

第四范式的概念是由吉姆·格雷提出的,他曾长期致力于大型数据库、数据计算、专业工作组系统研发和交易处理系统等内容的研究。基于其在数据研发与应用领域的探索,他在 2007 年的演讲报告中首次提出了第四范式这一概念。在当时,数据技术已经开始被应用于科学研究的个别领域,但研究者们对数据的整体认识还有所欠缺,存在的问题主要可以概括为以下三方面:

第一,数据分析和管理的工具缺乏,导致大量数据不能够被有效应用于科学。工作者们进行科学研究的前提是采集大量的相关研究数据,但在研究成果发表之时往往只能采用大量原始数据的冰山一角。在采集了大量原始数据之后,除了计算机信息技术相关专业的研究者,其他领域的研究工作者在面对庞大的数据、表格和工作簿时,在缺乏实用的数据分析和管理工具的情况下,很难做到妥善保存数据、管理数据并对数据进行挖掘分析,这导致数据不能够得到最大限度的研究,原始数据甚至会流失浪费。

第二,科学研究基础设施建设不能满足现今的科学研究活动。科学研究设施的建设与完备是科学研究发展的基础,现今,伴随着科学研究内容的拓宽深入,复杂的模拟方法正在生成大量的数据,实验科学也出现巨大的数据增长,我们急需用更先进的计算机技术和程序工具在科学研究的各个阶段进行数据处理、分析、存储,尽可能地挖掘有效信息,进行研究。绝大多数科学工作者们都已经意识到了数据处理工具的重要性,但现有的数据研究基础设施因种种原因还不能满足科学研究活动。

第三,学术交流活动与科研信息传播速率亟须提高。在计算机信息技术飞速发展的今天,信息量呈膨胀爆炸式增长,无论是商业营销管理,还是互联网媒体与社会舆论,都在对数据信息资源不断地进行探索开发。相对而言,在科学研究领域,学术交流活动还没能充分地利用计算机信息技术的便利性。在建立严密的同行评议与相对完备的科研规则制度的前提下,如果我们能够利用互联网技术,更快捷、更有效率地查看原始数据及其相关文献,建立更大众的科研数字图书馆,就一定会促进研究人员的科学生产力,促进交叉学科知识涌现,进而促进科学研究的发展。

2. 科学研究第四范式定义

科学研究第四范式,即数据密集型科学第四范式的定义:它以数据为基础,结合实验、理论及模拟等科学范式,对获取的数据进行处理并将结果存储在计算机系统中,运用回归、分类、聚类、关联规则以及机器学习等分析算法进行计算处理,最终获得蕴含在数据中的知识。

3. 第四范式主要内容

吉姆·格雷以科学研究方法的历史变迁为标准,将科学研究分为:以观察和试验为依据的实验范式,以对数据归纳并进行建模为基础的理论范式,通过模拟复杂多变对象并作为依据的模拟范式。

随着科学研究内容越来越丰富,单纯的计算手段已经不能满足现有的科学研究活动。针对如何采集、储存庞大的科学数据,如何进行信息管理与数据分析,这应该成为现阶段科学研究的重要问题,他认为,可以应用计算机去解决数据密集型的科学问题,在对计算机采集并仔细保存的实验数据进行挖掘和分析的基础上建立新理论,这种研究方式应该作为科学研究的第四研究范式。

(二)科学研究第四范式特征

当前的科研范式已从第三范式演化成为第四范式。科学研究第四范式以数据为基础,结合前种范式实现了对海量科研数据的管理和利用。科学研究第四范式主要表现出以下特征:

1. 全量样本

在过去的科学研究中,由于技术条件的限制,使得记录、存储和分析数据的工具与手段不够完备,科学研究者们只能收集少量的数据进行分析,为了让分析与处理数据工作变得简单有效,他们一般倾向于研究包含少量数据的典型案例。

但如今,计算机技术已经日趋成熟。在科学研究的第四范式中,科学研究者们运用传感器、实时检测器能够捕捉到过去无法收集的大量数据,使用智能数据库与管理系统能够更有效率、更迅速地存储和管理数据,通过不同技术领域工作处理系统、普遍适用的计算编程语言对数据进行分析与计算从而获得比抽样更加精确的研究结果,这些操作方法使科学研究变得更有说服力、更有效率。

我们能够获得海量数据,使得样本＝总体,我们应该对数据进行更有深度的探讨,从不同角度、更细致地观察和研究数据的方方面面。例如在数值比对研究中,只有从大量相同数据中寻找到异常值,这才是最有用的信息。通过第四范式对数据进行全量分析,使得大量数据的细节比对成为可能。在数字时代来临之前,随机采样是一条分析数据的捷径,能够在一定程度上解决许多问题。过去的随机采样往往建立在无限接近全量样本的基础之上,对科学研究的准确率允许存在微小的偏差,虽然这些偏差可能会造成研究细节的无法捕捉,甚至导致总体研究结果的巨大变化,但这种程度的研究已经是科学家们尽最大能力所及的结果。而现在,利用第四范式的全量样本特性,我们可以收集到过去无法收集到的信息,科学研究不再单纯依赖抽样调查、样本部分和调查问卷。除了分析实证数据,科学研究人员还可以从大规模的、全量的、全局的角度进行研究,并且能够从这样的研究中获得额外的多样性价值。

2. 容错性

第四范式的应用是以大数据的研究为前提的,使用第四范式获得的数据量会大幅增加,但也会造成准确性的降低,一些错误的、有偏差的数据也会混进数据库。因此许多科学家为了保证科学研究内容的精确性,都致力于优化测量工具,对测量精确性的追求在相当长的一段时间内促进了科学研究的发展。

第四范式不同于以往的科学研究范式,原始研究数据量少这一前提被打破,对数据精确性的追求在研究中不再占有主要位置,并且,对巨量的数据要求完全的准确也是不现实的。运用第四范式,与其纠结于研究数据中是否存在微量的误差,对数据整体状况的考量才是研究中亟待解决的主要问题。在第四范式中可以放宽对误差的标准,而且自然存在的误差也应该被视作研究内容的一部分。虽然容错性这一特质让第四范式在科学研究过程中产生了许多困难,如出现错误率过大,不同来源、不同种类的信息难以整合等问题,但也应该看到,算法上的偏差是相对的,第四范式是能够成立的,以海量数据为前提,就算存在许多的错误,采用第四范式科学研究结果的精确性还是优于小规模的数据研究。追求科学研究范式的精确性在信息贫乏的时代是有必要的,就算是实验研究、理论研究和仿真研究,也需要耗费巨大精力和成本才能让科学研究内容尽量精确。在以大数据为前提的科学研究中,随着我们掌握的数据库越来越全面,我们不再需要担心某个数据点对整体分析的不利影响。对于这些纷繁复杂的数据,企图消耗高昂的成本以消除所有的误差是得不偿失的,我们应该试着容许细微错误的存在。当然,如何缩小研究数据的偏差和减少错误也是第四范式在进行数据采集和分析时需要改进的问题之一。

3. 关联性

在大数据的背景下,第四范式通过注重科学研究的关联性分析,可以比过去更容易、更快捷、更清楚地分析事物。从实质上来说,关联性是指某两个数据值之间的关系。当一个数据值变化,另一个数据值也随之增加或减少时,我们可以认为这两个数据值相关关系强。科学研究内容本身不是孤立的而是充满联系的,通过对研究内容关联性的考察,即对研究内容之间关联性的强弱、多少、升降关系的分析,能够帮助研究者们对整体研究情况作全面的把握,对研究趋势进行评估和预测。这些都是在找出研究内容自身的因果关系之前,研究者们能够获得的研究信息与成果。如果能够及时地查找并分析研究对象及其内部的关联关系,对科学研究来说是能够起到事半功倍的效用的。但如何洞悉事物之间的关联关系是一个问题,既要获得大量的数据,又要对其进行技术分析与筛查,这在过去的科学研究中是做不到的。

第四范式的运用使相关关系的分析成为可能。由于我们现在拥有海量的数据和先进的计算机技术,因此不再需要人工选择一个关联物或者一小部分相似数据来逐一分析。我们理解世界也不再需要完全建立在实验研究、理论研究和仿真研究的假设基础之上,第四范式运用关联性分析的理念,采用各种非线性的分析工具,能够让科研人员试着发现各个科学研究领域、交叉研究领域的问题;针对科学现象能够更准确、更快速,且不带偏见地研究、解决问题,通过探求"是什么"而不是"为什么"来帮助我们发现问题、研究问题,进而更好地了解这个世界。

(三) 与传统范式比较

1. 科学计算呈现出数据密集趋势

先进仪器设备的广泛应用导致海量数据源源不断地产生,如何有效管理与使用这些数据便成为当前科学研究面临的主要问题之一。从传统的硬件资源来看,无法提供强大算力,而软件也无法实现对海量数据的有效管理。尽快提供应对数据密集型科学计算的有效手段是当前业界研究的当务之急。

2. 通过海量已知数据,发现未知理论

在仿真计算科学研究第三范式阶段,首先提出理论,再收集数据进行计算验证。而在科学研究第四范式阶段,人们是在全集而不是抽样子集数据的基础上利用分布式计算和存储技术,以获取潜在有用知识。科学研究第四范式是科学研究的新模式,是一种全新的研究思维,它代表了以数据为中心的研究规范。从海量数据中挖掘未知的规律已成为当今科研的重要研究方法。科学研究的每一个范式都有其各自的特点和规律,充分理解各个范式的应用场景对科学发展有着重要意义。

3. 将计算用于数据

由于数据规模过大使得数据的移动传输变得困难,因此将计算资源分配给数据所在的地方,而不是将数据传输给计算资源是一种更为现实的做法。即将大数据集划分成多个子集,再对各个数据子集进行分布式计算,最后将这些计算结果以某种方式转换成聚合数据从而完成数据计算。例如,MapReduce 就是一个典型的分布计算框架,它的计算过程分为 Map 和 Reduce 两步执行。其中,Map 将输入数据切片再分发到各个计算节点上,计算节点对本地数据进行处理。接着 Reduce 对 Map 的每个输出结果组合后再分发给各个节点进行下一步的处理。通过把计算资源向数据迁移,实现了以计算为中心转变为以数据为中心的变迁。

(四) 科学研究第四范式的应用

1. 在环境科学中的应用

(1) 以环境科学为例,第四范式具有有效性,科学家们应用第四范式,既能够进行科学理论研究,也能够解决许多现实应用中的科学问题。

气候科学最能体现动态地球系统的复杂过程,它连接了大气科学、生物学和人类行为学等学科概念,科学界一直关注于包括从测定气候变化幅度到确定变化原因等方面的基础知识及关键问题。气候应用知识的需求日益凸显。

水资源的区域转移对人口变化趋势、农业产量和能源生产的影响是什么,为应对海平面升高而造的海堤和其他适应措施对海岸带的影响程度有多大等问题可由基础科学解答,但其引发的另外一些问题可能只能由特别关注实际应用的环境应用科学来解决。

应用类科学有其独特性,与实验室理论研究相比,这类研究更重视对整体环境数据的捕捉与分析,更强调研究的关联性、实用性和时效性。而第四范式强调研究者们对数据的采集,重视研究工具与检测系统的综合运用,虽然不能够在短时间内整理出完整的因果理论,但将各种影响环境的数据因素进行综合,也可以得到有效的科学信息。第四研究范式非常适合在应用类科学中进行使用。

(2) 以海洋科学为例,能够有效解决研究的复杂性。科学研究的对象非常复杂,近几年来,科学研究数据量激增,更加深了研究难度。而第四范式能够较好地应对研究客体的复杂性。以海洋科学为例,海洋覆盖地球表面 70% 的面积,拥有目前已知最大、最复杂的生物群系,是一个巨大的、流动的热量库和化学质量库。它经历了一个漫长、复杂的演变历史,才形成了今天极其复杂的系统。在这个系统中,成千上万的物理、化学和生物过程在各种时间和空间尺度上交互作用,使海洋维持着整体的平衡和协调。

美国国家科学基金会计划在 6 年中投资 6 亿美元,用于实现海洋观测站计划001,其中包括革命性的电光光缆观测系统。他们计划建设有线缆的海洋观测站,能够全时段提供海洋数据和仪器的交互式获取和使用,计划建造的超过 1 200 千米的海底电光光缆将在海底节点提供数十千瓦的电力供应,并实时地进行数据返回和对一系列遥控潜水器和自治式水下潜水器的指令控制,且大部分的数据信息将通过互联网向感兴趣的用户提供。这样,复杂的海洋活动就能够以密集数据的形式被采集、存档和可视化。当然,这些技术的实现必须基于计算机技术的支撑,基于巨大的数据存储系统、云计算、科学的工作流程,基于数据可视化技术的集成。第四范式为复杂性内容的捕捉与挖掘带来了新的研究思路。

(3) 以天文观测为例,第四范式能够实现研究的可视化:从以观察和试验为依据的定性研究开始,如何将科学研究内容清晰地表述与呈现出来一直是科学研究中非常重要的一部分。以天文观测为例,天文数据的采集历史至少可以追溯到距今 3 000 多年前的史前巨石阵,随着时间的流逝,天文学家记录信息的形式已经发生了巨大的变化,从古代的雕刻石头变为文字记录,从手工绘图变为数字媒体照片。研究工具也从 17 世纪的观测望远镜到近十年的大型综合巡天望远镜(LSST)。随着观测手段的提高,被采集的数据量急速增长,科研工作者们将继续添加潜在的、目标更明确的数据集。

第四范式可以利用起每一个珍贵的天文学数据,使天文观测中庞大的数据集可视化变得方法简易且内容丰富。从任何一个天体获得数据所需的最短时间至少是地球到该天体距离的平方,因此每一份微小的天文数据都是十分珍贵的,任何能够有效存储用户已捕获图像集合数据集的服务都会使我们更了解宇宙。因此,我们需要更好的天文观测技术和数据分析工具。例如,微软开发研制的全球望远镜正在最大限度地帮助人类捕捉天文数据。天文科学家们利用微软全球望远镜可以在瞬时获得夜空每一秒的直观图像,天文观测者们不再是单一的、孤立的,而是可以利用宇宙三维模型导航技术确定自己的地理位置,通过镜头快速缩放随意地进行天文观测,并随时进行讨论交流。

2. 在生物医疗科学中的应用

(1) 以医疗知识库为例,第四范式能够打破科学研究的地域限制。各种社会条件总是影响着自然科学研究,尤其是地域因素,一直限制着自然科学的发展。而第四范式能够打破地域限制,以医疗科学为例,在大多数发展中国家,由于受到经济和地缘政治的制约、交通和地理障碍、临床从业人员严重不足、基础设施落后等复杂因素的影响,能够降低医疗成本并同时提高医疗质量和效果的智能医疗信息服务系统并没能得到广泛的应用。

美国微软研究院从 2002 年起,开始研发 Nx Opinion 知识管理器。该医疗平台包括以美国和发展中国家大型专家团队的经验为基础的医学知识库,以贝叶斯网络为基础的诊断引擎,以用户的手机为终端的互动设备。Nx Opinion 致力于解决许多医疗知识库系统所存在的问题,例如,很多医疗知识库系统只能处理某种特定的疾病,很难实现语言、法规和程序的本地化,知识库中的医疗建议分类只针对普通病人,无法搜集在个性化治疗中很有效的个体化特性等。Nx Opinion 能够以专家评判的特定区域流行病情况为基础,并可以随时更新当地的流行病情况,采用模块化系统,方便制定各地区的术语、治疗方式和语言。Nx Opinion 是典型的第四范式,是一个集医疗知识和数据采集、分析与传播并存的系统,可见,第四范式通过将知识库和数据建模相结合的方式,对科学研究的内容搜索精确化、程序运行本地化、互动系统实时更新等问题都有巨大突破,并且,使对个别复杂问题的统计成为可能。

(2) 以医疗保健建模为例。第四范式的研究以全量数据为基础,如何获得全量数据在过去的科学研究中一直是一个不可完成的任务,而第四范式正在试着解决这个问题。以医疗保健建模为例,可获取的医疗数据量正在飞速增长,远远超过了现行数据分析能够给个人或公众带来健康收益的能力。曼彻斯特大学的约翰教授建议,构建一个可充分利用数据密集型环境优势的统一建模方法。

目前,世界各地的医疗机构,无论其医疗资源配置丰富还是匮乏,都在推行电子档案,在社区层面,电子档案可用于医疗服务管理,监控公共健康情况,并支持相关研究。但过去单纯依靠患者个人档案史和专业医生诊断,甚至某些病人记录和医疗专家网络诊断的数据,并不具备建立医疗档案模型的条件。只有利用第四范式,通过计算机技术对个人的健康数据从多个来源进行总汇,并与个人的健康统一模型关联起来,才能够构建有说服力的医疗保健模型。

如果能够将全量数据作为科学研究的原始数据,那么对自然科学研究必然会是巨大的助力。若应用传统的科学研究范式,所有的科学研究数据是不可能被全部记录在案的,即便是被记录的数据也无法保证能够妥善保存并被分析。只有依靠第四范式,将各类科学信息数据存储,并建立特定的分析模型,才能以更宽广的视角对数据进行管理和分析。

(3) 以大脑神经回路图谱为例,注重密集型数据采集与分析。当前的自然科学研究是建立在对庞大的数据的采集与分析的基础之上的,若采用传统的科学研究范式则很难对密集型数据进行操作研究,而第四范式可以解决这个问题。以大脑神经回路图谱为例,大脑是人类认知能力之所在,每一秒钟,大脑皮层内数以十亿计的神经细胞都在传递着大量信息,执行着非常复杂的计算。众多大脑神经细胞以惊人复杂的突触回路方式相互连接,神经系统的活动能直接决定我们的情绪反应、自我意识、行为意识等。

在生物科学、医疗科学等需要精密数据与分析仪器的学科面前,研究者们只有利用第四范式,不断地采用新技术、新工艺,才能对复杂而巨量的数据信息进行采集与分析,并以计算机编程的形式呈现在虚拟环境中,这些信息能够帮助人类拓展对自然的认识,深化对自然科学的研究。

（五）科学研究第四范式提出的意义

1. 全量样本突破抽样调查的限制

第四范式采用全量样本,能够解决社会科学的采样困难。社会科学的研究对象复杂多样。现有的定性研究、定量研究和仿真研究都以采集样本作为研究的主要方式,采样研究无法在研究过程中同时兼顾所有历史时期、无法包含所有影响社会发展的因素,无法用静态的采样样本,去分析动态变化的、复杂的社会现象。

第四范式能够做到采集全量样本,能够解决社会科学研究中由于小范围采样而造成的研究困难。数据不再以某领域、某时期的典型样本的形式被研究,而是以微小的、不断变化的信息点的形式,被网罗和检索。这样无论信息点以怎样的形式排列和运动,都存在于科学研究的范围之内,都能够被读取,进而作为原始数据被精确分析。第四范式能够解决社会科学研究的采样困难,比过去采集更大量、复杂的社会科学研究数据。

2. 容错性允许不精确内容存在

与自然科学不同,社会科学研究受研究者的主体建构性影响较大,社会科学研究主要研究人类的社会现象及其发展规律,不同于较为客观的科学实验类研究,研究者的主观看法与意见会对研究结果产生很大影响。研究内容往往采集自广阔的研究领域、包含多种形式、存在复杂的种属关系,这些特性共同决定了社会科学研究内容的不精确性。在以往的定性研究、定量研究和仿真研究中,确保研究内容的尽量精确对社会科学研究是至关重要的,任何一个因素的偏差都会造成最终研究结果的巨大差异。

第四范式能够允许错误的存在,不再对科学研究内容要求百分之百的精确。传统的社会科学研究都是采取小规模的采样研究方式,对于小规模的研究样本来说,自然要求尽量高的精确性,以尽量还原研究内容意图展示的全景状态,但第四范式已经能够采用先进的科学技术工具收集全量样本。在全量样本中,任何细节和微小的错误都应该作为研究内容被收集,而不是由于不精确而被剔除。并且科学研究已经证明,存在误差、错误的海量样本部分所得到的结果,比小规模精确采样所得到的研究结果,更加趋近精准。第四范式能够适应社会科学的不精确。

总之,与实验范式、理论范式和仿真范式相比,第四范式研究摆脱了小范围抽样研究过分追求精确性而忽略了研究整体性的困境,通过对大规模数据的收集与统计,使研究者们能更全面、更系统地了解研究内容。第四范式在全量采样的前提下,允许微量错误与误差的存在,可以获得研究内容中随机的、偶然的、不确定因素的变化情况,比起人工模拟,第四范式研究能更真实地再现社会现象及其发展状态。

3. 关联性变革传统研究模式

社会科学中的定性研究、定量研究和仿真研究存在较为固定的研究模式。传统的社会科学分析通常以观察作为逻辑分析的起点,通过归纳社会科学规律,形成理论认识。或者通过提出假设,再进行证实或证伪,从而得到结论,最后应用于实践这样由问题出发而主动进行研究的方式,但是,由于样本量的限制,这种研究模式证明过程较为困难,有针对性地进行少量数据采集说服力不足。在实际应用中,一般采取提出假设,再通过调查问卷实施调查,然后做数据统计去发现和证明假设前提的证实或证伪,以此来表明研究成果。这种研究方式虽然能够说明一些问题,但研究者主体会有意识或无意识地对研究内容进行建构,研究的客观性不足。对于复杂的社会科学研究内容,许多丰富的、有价值的研究问题往往不能够被有效挖掘,这使得社会科学研究中的复杂性问题一般很难解释清楚。而第四范式在数据分析与挖掘方面具有突出的表现,能助力研究过程中数据采集、分析等方面的研究,能帮助人们发现研究者主观设想之外未能发现和考虑到的客观联系,进而研究和解决更多未知的、有价值的研究问题。

第四范式能够更适时地解决应用性问题,这是与以往的科学研究范式不同的。第四范式具有关联性特征,在了解社会现象的过程之中,就可以通过数据之间的关联情况,发现事物之间的联系,运用联系解决一些问题,对存在的关联进行深入研究,进而得到研究结论。第四范式为社会科学研究提供了新的研究思路,使研究者们能多角度、多手段地进行科学研究,进而增强研究的实用性、客观性与精确性。运用关联性的第四范式是对传统研究模式的变革。

4. 促进社会科学领域的信息整合

(1)第四范式能够增强科研信息的效用性:在过去的科学研究历史中,由于科学技术与分析方法的限制,数据信息从采集、整理,到挖掘、分析,再到最后指导实践的应用,需要经过非常漫长而复杂的环节及过程,只有那些经过科学家反复试验,长期总结、归纳的研究成果才能够被试着应用于社会实践之中,边研发边试用几乎是不能够达成的研究方式。尤其在社会科学研究领域,由于社会科学知识与信息大多是经过统计与总结而完成,与自然科学相比,前沿的、实证性的、快速更新的数据信息相对较少,这就会造成社会科学研究成果与研究目的往往无法实时对应、及时解决的问题。而第四范式出现后,科研信息的效用性被充分地挖掘了出来。在全量样本采集的基础上,第四范式通过网络信息,将研究内容数字化存储并管理,再利用计算机分析和统计软件就可以取代人工分类调查,对其进行挖掘分析,进而投入智能化的应用。科学研究者们只需要把研究精力放在如何设计调查主题上,至于繁杂的调查过程都可以运用第四范式进行操作,这样便能够大大缩短科学研究的时间,尽快获得研究结果,并投入实践应用。

（2）第四范式能够促使数据信息进行高度集成:在科学研究中,存在许多格式的研究信息,如文字、图片、语音、视频等,在传统的科学研究范式指导下,这些信息是需要被分类统计研究的。特别在社会科学研究领域,数字与符号的应用较少,这是因为数学、物理学等变量关系难以表达复杂的、充满随机性的社会科学研究内容,不同格式的信息不可通约。如何对不同格式的信息进行集成和统计,是非常大的难题。而第四范式研究正在以数据密集型研究为依托,试着解决这样的问题。通过对文字、图片,甚至色彩、视频中的关键特点,进行特征捕捉并编码,进而整合不同格式的信息进行宏观的、数字化的分析和解读,这在不久的将来将成为可能。

5. 为社会科学研究带来前沿的分析方法和工具

当前的社会科学研究方法还比较落后,尽管某些社会科学领域已经开始尝试采用计算机技术协助研究,但这种应用还未能达到规模化,大多数社会科学研究课题仍然主要依靠小规模抽样数据统计、问卷调查、访谈与历史文献研究等方式进行学术研究,使得大多数研究内容无法与社会发展状况同步。社会科学研究范畴内各个学科领域缺乏智能的,高效率的电子数据库和系统的分析平台。工欲善其事必先利其器,鉴于社会科学中各个学科的差别与特点,适用于各个学科的、系统的基础研究工具都应得到开发与重视。

当代的社会科学研究作为以实验为基础的现代科学研究,应该不断改进提升研究方式,将数理统计、计算机技术、互联网技术等融入研究当中。第四范式提供了先进的研究设施与手段,通过运用第四范式,基于电子智能数据库的互联网操作、数据共享、云计算等研究方式,在未来将会贯穿社会科学研究中知识的获取、管理、计算、分析等全部流程。通过软件开发与硬件支撑,第四范式为社会科学研究提供了先进的基础设施和应用这些工具的前沿分析方法。对这些方面的开发,将会使社会科学研究更加精确,更有效率,更客观真实。

此外,第四范式还有利于学科交叉领域研究的兴起和学术交流发展。首先,第四范式能够推动社会科学学科交叉领域研究的发展。从社会科学的历史起源看,社会科学产生的初衷,就是对社会政治、经济、地理等知识综合的描述与探讨,是对人类社会的整体性研究,经过漫长的发展,经济学、政治学、历史学和哲学等学科逐渐独立且差异明显,并各自发展至今。近几年,虽然许多学者都看到了学科交叉领域的新火花,通过各个社会科学学科的融合、社会科学与自然科学的综合考虑与应用,能够解决更多的社会科学研究领域的问题,发现更多过去未被提及的新内容。但是,目前的社会科学研究在学科交叉领域发展方面仍较为缓慢。运用第四范式,能够从宏观的角度把握社会科学研究的内容,系统地、全面地进行研究分析,从关联信息入手,发现学科交叉领域更多的研究问题。第二,有利于学术交流的发展。由于社会科学的研究对象是人、社会及其发展规律、人与社会的关系,研究常常带有主观性,因此,学术交流能够大力推进社会科学研究进程。第四范式基于互联网技术,使社会科学研究获得的信息不再是单向的灌输,而是实时的、共享的和交互的,使研究者能够更好地收集多元的、动态的社会科学研究数据。

总之,第四范式能够利用互联网这个共享平台,最大限度地网罗公共资源,发起大规模的社会问题讨论,以了解公众对于某些社会现象的观点及理解,无论是专业的学术研究者还是普通公众,都能够搜集社会科学研究资料,都能够发表自己的看法,第四范式使社会科学科研信息交流的规模与范围扩大,形式更丰富,体系更规范。

第三节　大数据卫勤循证决策范式构建

一、大数据技术的信息科学基础

大数据使得物理世界、人类社会和信息空间构成的三元世界加速融合并相互作用。对数据界本质规律的发现和数据价值利用问题存在两个基础性的能力挑战,即数据认知能力挑战和数据处理能力挑战。为了提升社会治理、商业金融、健康医疗、工业制造等领域的核心竞争力,突破领域内的发展瓶颈问题,需要解决大数据信息处理技术方面的基础问题。值得关注的研究方向包括:面向复杂数据界的大数据感知、表示、传输、存储、计算以及面向管理决策的数据融合分析与可视化等。

（一）大数据感知、表示与数据复杂性理论

在三元世界中,数据的无边界分布、动态演变、多模态复杂关联和网络化传播是大数据存在的基本特征,为了有效掌握并充分利用这些数据,首先需要感知数据的存在并对复杂数据进行有效的形式化和量化的表示。大数据感知、表示与数据复杂性理论研究聚焦于量化定义大数据复杂性的本质特征及其外在度量指标,进而研究数据复杂性的内在机理。主要研究问题包括:多源异构分布的大数据在时间域和空间域的感知、测量及演变态势分析的理论与方法;网络空间大数据的质量评估、采样与获取方法;多源、异质数据的清洗、提炼与融合表示;富特征数据之间的相关性、差异性与交互作用力的度量方法;网络化动态演变大数据的建模与精简表达理论,等等。

（二）大数据存储、传输与实时处理体系结构

这方面的研究在面向"人、机、物"三元世界融合环境下,探讨传输、处理和存储全生命周期内大规模流式数据的数据处理系统结构的能力瓶颈。尤其是针对 ZB级离线存储、PB级聚合计算对数据管理与访问能力带来的巨大挑战,研究高可用、高性能、易扩展、低能耗的新型数据存储结构及关键技术。主要研究问题包括:面向数据感知、传输、数据存储与高吞吐访问的新型数据全生命周期处理体系结构及其优化处理技术;面向大数据仓储与分析的数据引擎系统,包括面向数据规模和吞吐量的增长需求、数据类型以及应用的多样性的数据模型、访问接口、查询语言等;实时流数据存储和处理技术,包括流数据的实时存储和流数据的实时计算等。

（三）大数据处理的新型计算模式

大数据计算模式指的是根据大数据的不同数据特征和计算特征,从多样化的大数据计算问题和需求中提炼并形式化了的各种高层抽象或模型。传统的并行计算方法主要从体系结构和编程语言的层面定义了一些较为底层的并行计算抽象和模型,但由于大数据具有规模超大、种类繁多、关系复杂等特性,使得传统的并行计算方法难以为继,另一方面由于大数据本身具有很多高层的数据特征和计算特征,因此对大数据的处理需要更多地结合这些高层特征考虑更为高层的计算模式。主要研究问题包括:面向高维度、强异质、多关联数据的众包计算与群体智慧理论与方法;面向大规模富特征数据的社会计算、预测与社会调控理论模型;面向大规模数据的量子化、超并行计算模式以及弱一致性满足约束的分布式计算理论与方法等。

（四）非结构化和半结构化数据的高效处理

传统的关系数据库技术无法胜任非结构化和半结构化数据的处理,现有的大

数据主流分析技术在应用性能等方面还存在众多问题,需要研究开发更有效、更实用的大数据分析和管理技术。大数据在管理领域的最终价值是实现更加科学、高效的决策,这就需要对半结构化、非结构化的数据进行提炼,形成可结构化的领域知识体系,从而实现从数据到知识再到决策的价值发现过程。主要研究问题包括:非结构化信息的表征与建模;非结构化数据的知识推理;非结构化信息的综合利用与行为规划等。

二、大数据-循证决策闭环

(一)大数据与循证决策三阶段

1. 循证决策前,把握规律

随着管理要素日趋复杂,海量数据不断冲击,将大数据思维模式和大数据技术引入循证决策有助于对规律的全面把握。故应建立用数据说话、用数据决策、用数据管理、用数据创新的管理机制,以实现基于数据的科学决策。以强有力的证据作为决策的基石,决策应摆脱非理性决策理念。

2. 循证决策中,优化过程

大数据技术改变了证据采集与存储方式:通过各种方式,使数据在不同地点不间断地被采集,包含历史数据与即时数据,甚至未来的某种需求信息;大数据的数据融合技术使不同部门或层级的电子档案有效地整合在一起,并同时与新生成的数据及时整合更新,建立实时有效的大型数据仓库;大数据技术改变了证据分析方式:数据挖掘、数据分析以及可视化技术为政府循证决策提供快速、准确的技术支持。

3. 循证决策后,跟踪执行

全流程、全方面完成数据收集、存储、挖掘工作,深刻总结救援决策经验;依托实践不断完善数据挖掘分析功能,提升预测能力,作为后期精准预测的证据,形成良性循环;促进应急医学救援管理决策的模式创新,延长决策生命周期;提升应急医学救援基于平台的融合性。

将大数据应用于循证决策,有三个阶段:决策前把握循证决策,决策中优化过程,决策后跟踪执行,循环往复,得到升华。

(二)形成决策闭环

基于各类卫勤救援事件,作为数据流起点和扁平化循证决策范式的作用主体,依托大数据处理流程,最终形成大数据-循证决策闭环(图 4-1)。

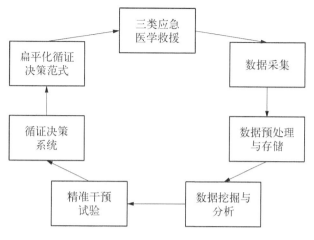

图 4-1 大数据-循证决策闭环

结合循证决策闭环,数据处理流程与之密切相关。

三、大数据分析与处理的数学与计算基础

大数据的出现为管理和决策研究提供了新的问题与机遇,也为相关的数学(特别是统计学)和计算基础提出了全新的研究问题,从而也要求针对大数据特征、大数据统计理论、大数据的分布式计算基础等问题展开基础和应用研究。

(一)大数据实时分析的数学基础

大数据的实时分析和分布式计算要求建立新的数学基础方法,以克服大数据中的自我选择偏差、计算复杂性分解等问题。主要研究问题包括:大数据的有效表示理论及方法;大数据环境下的问题能解析理论与计算复杂性;大数据问题的可分解性与解的可组装性;支撑大数据实时分析与高效分布式计算的理论与方法等。

(二)高复杂性数据的分析与挖掘基础算法

弱信号和弱关系,是管理决策大数据所能提供的一个重要机遇,也是大数据统计推断理论体系和分析挖掘基础算法所要解决的主要科学问题。主要研究问题包括:高复杂性数据的机器学习与数据挖掘核心基础算法;多源异构数据的综合分析与融合处理基础算法;非结构化数据处理的统一平台与结构化基础算法等。

(三)大数据分布式计算的数学基础

由于大数据的体量巨大,数据分析的精度、计算可能性和速度必须同时考虑。

因而,应聚焦于通过合理的抽样,必要的理论逼近,以产生可接受的精度结果,同时极大降低计算上的复杂性。主要研究问题包括:统计推断、数据挖掘方法的计算复杂性;分布式实时计算方法;大数据再抽样的有效计算方法等。

参 考 文 献

陈国青,吴刚,顾远东,等.管理决策情境下大数据驱动的研究和应用挑战——范式转变与研究方向[J].管理科学学报,2018,21(07):1-10.

陈国青,曾大军,卫强,等.大数据环境下的决策范式转变与使能创新[J].管理世界,2020,36(02):95-105+220.

陈国青,张瑾,王聪,等."大数据—小数据"问题:以小见大的洞察[J].管理世界,2021,37(02):203-213+14.

郝春宇.第四范式对社会科学研究的方法论意义[D].哈尔滨工业大学,2015.

黎喻辉.技术发展之生态转向[D].南昌大学,2019.

唐柱斌.大数据环境下的决策范式转变与使能创新分析[J].信息通信,2020(06):186-187.

徐蕾.人工智能技术范式的演进及思考[D].中国矿业大学,2018.

徐宗本,冯芷艳,郭迅华,等.大数据驱动的管理与决策前沿课题[J].管理世界,2014(11):158-163.

于晓阳.大数据时代会计信息重构研究:动因、范式与路径[D].首都经济贸易大学,2019.

周阳,汪勇.大数据重塑公共决策的范式转型、运行机理与治理路径[J].电子政务,2021(09):81-92.

第二篇

平时卫勤循证决策

第五章　大数据住院费用保险公平性

第一节　社会医疗保险公平性内涵界定

一、社会医疗保险公平性相关概念

（一）研究背景

1. 理论背景

卫生服务的公平性是卫生政策研究领域长期讨论的问题；公平的定义因人而异；人们评价不平等程度的方法也在不断研究中。公平性评价是根据被评价对象的系统目标，对某项资源或要素在人群中的分配是否合理或者满意的相对评价。"系统目标"是指被评价对象作为一个系统，系统所应达到的功能目标。"分配情况是否符合人们的期望和满意度"是在人为设立的"基准"上判断的，在存在合理解释的绝对差异的前提下，追求基准水平上的相对公平。这个基准是基于我国目前社会经济发展状况，根据我国的基本国情和大多数人民群众的最迫切、最基本的需要，达到人们可接受或者满意的最低公平水平。一般地说，"基线"之下应确保人群中资源或要素分配状况的一致性，"基线"之上则可体现合理的分配状况差异。因此，我国社会医疗保险的公平性是指参与社会医疗保险的社会成员，在筹资公平的前提下，享有平等的机会获得其所需的基本卫生服务和基本医疗服务，以达到符合社会经济发展水平及现代医疗技术水平的健康水平。

在社会活动中，各种促进公平的方式通常能在一定程度上提高社会活动的公平程度，而不一定要遵循公平的所有原则，但一条原则都没有遵守的措施、政策或者方法注定不可能实现公平。目前，世界各地都在进行不同程度的卫生服务体制改革，虽然目标不尽相同，但是提高卫生服务质量和卫生服务的公平性是各种卫生服务体制改革的共同追求。卫生服务体制公平性的内涵和评价方法，是卫生事业管理学家一直关注和研究的问题。

2. 现实背景

我国是实施社会医疗保险的国家，社会医疗保险是我国基本医疗保险制度的核心内容和主要承载。通过不断完善和提升基于社会医疗保险的医疗费用第三方支付机制是我国当前和一段时期内完善社会保障制度、提高社会保障水平的重要手段和主要方法。目前,我国基本医疗保险的覆盖率达95％以上,社会医疗保险的个人账户和统筹账户可以支付绝大部分医疗机构(其中公立医院占80％以上)的医疗费用。因此,社会医疗保险的公平性问题影响到我国绝大多数居民卫生服务的普及与利用,提高社会医疗保险的公平性不仅是卫生体制改革的重要内容,也是提高公立医院公益性的一个重要层面。目前,我国对不同社会医疗保险之间的公平性问题缺乏研究。而如何评价社会医疗保险的公平性是开展积极有效的卫生体制改革,切实提高公立医院公益性的导向和前提。

3. 政策背景

医药卫生体制改革进入深水区,《中共中央、国务院关于深化医药卫生体制改革的意见》中明确提出深化医药卫生体制改革的四项基本原则,即坚持以人为本,把维护人民健康权益放在第一位;坚持统筹兼顾,把解决当前突出问题与完善制度体系结合起来;坚持公平与效率相统一,政府主导与市场机制相结合;坚持立足国情,建立中国特色的医药卫生体制。提高卫生服务的公平性是世界各国进行卫生服务体制改革的基本目标,正确认识卫生服务的公平,对推进我国医药卫生体制改革,全面贯彻科学发展观,实现构建和谐社会重要目标具有重大意义。在医药卫生体制改革进入到"深水区"的关键时期,如何正确理解符合我国基本国情和卫生总目标的卫生服务公平性显得至关重要。目前,公立医院作为卫生服务体系的四位一体之一,与社会保障部门有着密切的联系,不同的社会医疗保障制度,就是与其他主体作用的主要方式、方法和手段。医疗、社会、政府通过设立的人力资源和社会保障部门运用第三方支付即建立社会医疗保险的方法来建立联系。

(二)社会医疗保险公平性理论研究现况

1. 自然的公平理论

公平是源于人类在其社会网络中存在的追求公正、不偏不倚的一种情感,它是一种人们对于行动分配结果的评价,而不同的人对于这种分配结果会不一致。存在一种自然的分配方式,使社会达到一种平衡状态,人们不会对自己所得的相对结果产生情感上的不满。美国伊利诺伊大学与宾州大学通过两项实验,观察孩子是否会对不公平的行为产生反应。研究发现,1岁半的小孩就已经懂得了公平的概念。在第一项实验中,有两只长颈鹿玩偶分别接受主持人给予的礼物,第一次主持人公平地分配了礼物,第二次则是只给其中一只。研究人员发现,当19个月大的孩子看到其中一只长颈鹿得到了所有玩具时,他们中的3/4都惊讶地盯着,似乎被眼前的"不公平"现象震撼了。第二项实验则针对 21 个月大的儿童,让他们观察 2 位成人收拾玩具。当儿童看到懒惰的人获得与收好玩具那个人同样的奖赏时,孩子们露出了不可置信的反应。研究人员分析,儿童盯着看的时间越长,说明他们越觉得眼前的行为"不对劲"。对此,研究人员斯蓉表示:"我们认为人类一出生就有着公平的观念。虽然在不同文化与环境中长大后,这些标准与观念会改变,不过,对于资源要公平分享的观念是天生的。"

2. 马克思主义公平理论

马克思(Karl Marx)认为,所谓结果平等其实只是一种"粗糙"的"拉平"方式,他强调,结果平等的前提必然是权利或机会的不平等。他在《1844 年经济学哲学手稿》写道:仅仅消灭私有财产和平均分享产品(即结果平等),那只是"粗陋的"或者"还未完成的"共产主义,只是一种拉平的方式。在《哥达纲领批判》中,马克思认定:这种平等的权利,就其内容来讲,像一切权利一样仍然是一种不平等的权利。要避免这种"粗陋的"的拉平,"权利就不应当是平等的,而应当是不平等的。"在马克思看来,机会或权利平等的结果必然是不平等,而结果平等的前提则不是权利的平等。马克思科学地指明了机会平等与结果平等不可得兼的深层悖论。马克思设想的真正平等(即"人的自由而全面发展")只能建立在这样的基础上:社会分工已经消失,从而脑力劳动和体力劳动的对立也随之消失;劳动已经不仅仅是谋生的手段,而且本身成为生活的第一需要;生产力得到全面发展,集体财富的一切源泉充分涌流。

3. 古典自由主义公平理论

路德维希·冯·米塞斯(Ludwig von Mises)是奥地利经济学派的代表人物之一,也是 20 世纪自由市场经济学的重要代表。他指出:"想要追求人人平等,这是依赖人的一切力量都办不到的事情,人与人本来就是不平等的,而且还将继续不平等下去"。这是古典自由主义公平观的基本论断,其代表人包括休谟、洛克、斯密、弗里德曼等经济自由主义学者,它并不强调起点公平与结果公平,认为只要充分尊重个人自由和基本权利,保证社会竞争过程中的机会公平和过程公平,就不必在乎人们的初始状态和最终分配,这种结果就是公平的,而不用关注起点状态和分配结果。这种公平观旨在保障自由和权利,而不是满足人们的某种偏好或提高人们的福利。然而,这种公平观却导致了剩余分配的过度不均衡,贫富差距的加大,以及社会不满情绪的积累。

4. 功利主义公平理论

功利主义公平观是从社会福利的角度提出的一种公平观,其代表人包括边沁、庇古等福利经济学家。功利主义公平观追求的是将多数人的幸福最大化,强调了对贫困和不公平问题的关注,以增进社会福利为目标,提出了要重视"公平和效率之间的关系",主张国家对国民经济生活进行干预。

5. 罗尔斯主义公平理论

罗尔斯主义公平观关注提高社会劣势群体的福利,最公平的分配应是让境况最糟的人受益最大化。在可能的范围内,社会合作产生的所有剩余都应该平等地分配;不平等的分配是不正义的,除非它能使每一个人都得到好处。在保证机会公平、地位和职位开放的前提下,运用差别原则,从社会中甄别出最少受惠者,使之得到补偿,使穷人和社会不幸者的生活条件得到最大的改善。罗尔斯主义还认为自由原则是优先于其他原则的社会制度基础,制度是出于对公平正义的要求,强调机会公平与过程公平的同时,也强调起点与结果公平,它批判了"效率至上"原则,坚持"公平优先"的观点。

6. 亚当斯公平理论

公平理论(equity theory),也称社会比较理论,是由美国心理学家约翰·斯塔希·亚当斯(John Stacey Adams)在《社会交换中的不公平》等著作中提出的一种激励理论。其基本观点是,人们不仅关心自己所得报酬的绝对量,而且关心自己所得报酬的相对量。因此,他们会进行各种比较来判断自己所获报酬是否公平,比较的结果将直接影响他们工作的积极性。该理论主要研究报酬分配的公平性及其对人们工作积极性的影响,指出人们被激励的程度来源于对自己和参照对象的报酬和投入的比例的主观比较感觉。这种比较的方法有两种:横向比较和纵向比较。横向比较是将自己获得的"报偿"(包括金钱、工作安排以及获得的赏识等)与自己的"投入"(包括教育程度、所作努力、用于工作的时间、精力和其他无形损耗等)的比值与组织内其他人作比较,只有相等时,他才认为公平。

(三)社会医疗保险公平内涵提炼

1. 公平的两个切入点

(1)切入点 1:绝对公平和相对公平。绝对公平是指社会组织中的每个人在各项社会活动中都能得到无差别的均等对待,不容许社会成员之间存在任何差距和不平等。纵观历史,并没有出现过所谓的绝对公平,人人完全平等的绝对公平是一种无法达到的理想状态。相对公平是指认可社会组织成员之间禀赋与贡献的不同,允许成员之间有适度的差距和多样性,实现社会成员间相对的公正,而非绝对公平中的"一刀切"。人们更多关注的是相对公平,研究社会能容忍的相对差距程度,在这个意义上说,相对公平是一种心理公平,而绝对公平是一种事实公平。

在相对公平之上,人们进一步提出适度公平,即底线公平。在为数不多的文献中"底线公平"作为一种政治诉求出现,成为实现社会公正的一个重要利益协调原则。"底线公平"是一种"有差异的公平"理念,在承认存在合理差异的前提下,追求基准水平上的公平。以公平为始终不渝的原则,提出"底线"的概念来限定公平的程度,它不仅仅是一个公平的理论,更被视为一种制度理论和政策理论的依据。"底线公平"是一个确定和描写社会公平度的概念。从我国的基本国情出发,从最广大人民群众最迫切、最基本的需要出发,划出的一条线就是社会公平的底线。底线界定了社会成员权利的一致性和差异性,底线之下必须确保权利的一致性,底线之上部分体现权利的差异性。

(2) 切入点 2:水平公平和垂直公平。水平公平,又称横向公平,是指对条件相同的人给予同样的待遇。垂直公平,又称纵向公平,是指对条件不同的人给予不同的待遇。

2. 公平的三个层次

(1) 法律公平:法律公平是法治社会的最基本的公平,规范或合法的行为限制仅仅取决于行动的性质,而不取决于行为主体的身份,法律面前人人享有平等权利。

(2) 机会公平和过程公平:机会公平、过程公平是文明社会一直推崇和倡导的公平尺度,是现代社会最基本的价值取向,是社会公正的主要标志。所谓机会公平是指社会成员在基本平等的条件和规则下,享有平等地参与竞争、就业和获取利益的机会,它否定除本人天赋和后天自身条件之外的任何特权。过程公平是指社会成员在竞争的过程中是公平的,以期待结果反映自由竞争,又叫竞争规则公平,一方面,要求社会竞争规则公正严明,不偏不倚,不偏袒任何一方;另一方面,要求各社会主体在竞争过程中都应该遵守公正而统一的游戏规则,任何人不能违背竞争规则。

(3) 起点公平和结果公平:起点公平、结果公平是公平实现的更高层次,都接近于绝对公平的境界。起点公平是在机会公平的基础上,要求社会成员在初始状态上没有差异。结果公平是指对于任意一个社会成员来说,在某项社会活动中获得相同的结果。

3. 公平的性质

(1) 公平的主观性:公平是社会经济发展到一定程度后人们平等价值观的集中体现,它体现了人们对公平追求的共同价值取向。虽然每个人对公平感的判断有属于自己的标准,受到社会成员的特殊性影响,这种标准与个人的社会经历、性格、收入等多种因素有关,但是这并不妨碍在社会中形成相对主流、较为稳定的对公平的理解。例如,在资本主义社会,公平主要是追求法律公平、机会公平和过程公平,人们能够自由平等地进行竞争,不论结果是怎样,都认为是公平的。而在共产主义社会,公平强调的是人的自由而全面的发展。

(2) 公平的敏感性:公平敏感性(equity sensitivity)是基于对亚当斯提出的公平理论的批评而提出来的,反映的是人们在公平问题上的个体差异性。公平理论中包含了一个假设:公平是所有人都追求的目标,即所有人都希望自己所得与投入之比和比较对象的所得与投入之比相等。然而,现实生活中,人们在面对分配结果时,并不一定都遵照公平法则,人们对待分配结果是有所偏好的。胡斯曼(Huseman)(1987)指出人们对公平的偏好是稳定且因人而异的,因此提出了公平敏感性的概念,这种偏好导致个体对公平或不公平的结果有稳定且个性化的反应。胡斯曼(Huseman)将公平敏感性用一个连续体来划分,在这个连续体的两端和中间,分别代表三种典型的公平偏好类型:一端是大公无私型,一端是自私自利型,中间则是公平交易型。

(3) 公平的平等性:一切公平强调的都是人与人之间的平等,平等性是公平的本质特征。无论是哪一种公平,目标都在平等上。如机会公平,强调社会成员在基本平等的条件和规则下,享有平等竞争的机会、就业机会和通过劳动平等地获取利益的机会;结果公平则是社会成员得到相同的结果,这种结果是平等的。但是社会的公平就如一个支点不居中的天平。获得一个方面的平等,就意味着放弃另一方面的平等;而最终目的都是至少获得一项平等。公平的难题没有最优解,只有非劣解,是个优化问题。

(4) 公平的正义性:公平是指按照一定的社会标准(法律、道德、政策等)、正当的秩序合理地待人处事,是制度、系统、重要活动的重要道德品质,也是伦理和道德讨论的核心问题。正义则是公正的义理,包括社会正义、政治正义和法律正义等。公平的正义性是每一个现代社会孜孜以求的公平的标准。只有符合社会道德与伦理所定义的正义性的"公平",才能获得社会成员的平等认同和满意。构筑一个公平的社会,首先要求这个社会具有正义感。

(四) 卫生服务与社会医疗保险公平性

1. 卫生服务的公平

卫生服务公平性是指社会成员在卫生服务中享有同等的权利和机会,不受社会经济地位、种族、性别等因素的影响。卫生服务公平性是卫生保健公平的重要组成部分,也是衡量一个国家卫生体系发展水平和社会进步程度的重要指标。社会公平性体现在社会成员之间没有过分悬殊的区别。而卫生服务的公平性可以从3

个方面概括：健康状况公平，卫生服务利用公平，卫生筹资公平。其中，筹资公平涉及一个重要原则——支付能力原则，支付能力原则属于公平的非自由市场原则，既根据每个公民的支付能力筹措卫生费用，这一原则包含纵横两个方面内容：① 纵向公平。要求不同支付能力的社会成员为卫生保健服务支付不同数额的费用，支付能力强的多支付，支付能力弱的少支付。例如，通过征收医疗保险费或税收来实现纵向公平。② 横向公平。即要求相同支付能力的个人为卫生保健服务提供同等数额的费用。例如，通过实行统一的医疗费用标准或医疗保险待遇来实现横向公平。卫生服务的利用公平，强调的是社会成员有均等的机会获得卫生服务，而不是取决于社会成员的社会地位、收入水平、种族差异或者性别等因素。即卫生服务应该按需分配才能实现利用公平。健康状况的公平是指不同收入、种族、性别的人群应当具备相同或类似的健康水平。综上所述，卫生服务的公平是指社会成员在筹资公平的前提下，具有同等的机会获得其所需要的卫生服务，这样才能达到在现代医疗技术水平下其可能达到的健康水平。卫生服务公平强调的是全社会健康产出的最大化，这同时也是追求卫生服务公平的最终目标。

2. 社会医疗保险的公平

社会医疗保险制度的本质体现在实现健康人群与非健康人群之间的风险分担。实现社会医疗保险制度的公平成为当前卫生体制改革的重要考量标准之一。社会医疗保险制度的公平性是指社会成员有同等的机会参加医疗保险；任何参保人遭遇疾病风险时都有同等的就医机会；在参保人因疾病而招致健康和经济损失时能公平地获得卫生服务和享有经济补偿。根据定义，社会医疗保险的公平包括以下 3 项内容：① 以实现"广泛覆盖"为目标的参保机会公平。根据保险的"大数定理"法则，保险覆盖面越广泛，公平性也就越高，其运行的稳定性就越好，保险功能就发挥得越充分。而"广泛覆盖"目标的实现过程中内含参与社会医疗保险的两项原则，即社会医保筹资公平性原则：一是垂直公平原则，是指不同的收入水平、不同经济能力的家庭应该缴纳不同水平的社会医疗保险费用。二是水平公平原则，是指收入水平相同的参保人员，不论其职业、身份有何不同，都应支付相同的参保费用。② 以提高社会医疗保险范围内卫生服务"可及性"为目标的供给公平/提供公平。包括基本药物的可得性、社保医疗卫生服务的可及性、公共卫生资源配置的公平性等。③ 以实现"过程公平"为目标的参保人员卫生服务利用的公平。过程公平是分配形式上的公平，在机会均等与规则相同的条件下，参保人员能够获得等量的医疗保障待遇水平。即具有相同卫生服务需求的参保人可以得到并同样地利用医疗卫生服务，而不论其性别、财富、种族、地理等方面的差异如何。

二、社会医疗保险公平性评价策略

(一) 公平性评价方法现况

1. 集中指数(concentration index,CI)

集中指数是一种用于衡量健康不平等的指标,它源自集中曲线法。该方法以按社会经济由低到高排列后的人口累计百分比为横轴,以各社会经济阶层人群健康、疾病或卫生费用等指标累计百分比为纵轴作集中曲线,将集中曲线和绝对公平线相比较,如果健康水平在不同社会经济阶层人群中的分布是不均匀的,则曲线就会偏离直角平分线,曲线偏离平分线越远,则健康不公平程度越大。

集中指数等于集中曲线和直角平分线间面积的两倍,具体计算公式为:

$$\left[0.5 - \frac{1}{2}\sum\nolimits_{j=1}(B_{j-1} + B_j)(A_j - A_{j-1})\right]$$

式中 B_j 为第 j 阶层的患病累计百分比,A_j 为第 j 阶层的人口累计百分比。集中指数的取值范围是 -1 至 1,若健康或疾病集中指数为正值,说明健康或疾病倾向于经济收入较高人群,反之,说明健康或疾病倾向于经济收入较低人群。

2. 利用/需要比(use/need ratio)

利用/需要比是一种对卫生服务利用进行综合评价的指标,由 Le Grand 最先提出,用以反映卫生服务需要者的实际利用情况。计算公式为:

$$Ri = (M_{opi} \cdot n_{opi} + M_{ipi} \cdot n_{ipi})/N_{pi}$$

式中,Ri 表示第 i 组平均每个人(病人)利用的卫生服务资源,即利用/需要比;M_{opi} 表示第 i 组年患病就诊的次均门诊费用,M_{ipi} 表示第 i 组次均住院费用,n_{opi} 表示第 i 组年门诊就诊人次数,n_{ipi} 表示第 i 组年住院人次数,N_{pi} 为第 i 组人群患病总人数。即在过去 1 年内有过患病状态的人数。考虑到不同人群由于健康状况不同所导致的门诊和住院需要的差别,对每一组病人的卫生服务资源利用量再按合计的患病人次和需住院人次的比例进行标准化:

$$Ri = (M_{opi} \cdot n_{opi} \cdot N_{op} + M_{ipi} \cdot n_{ipi} \cdot N_{ip})/N_{pi}(N_{op} + N_{ip})$$

式中的 N_{op}、N_{ip} 分别为年患病人次数和年需住院人次数。

3. 洛伦茨曲线(Lorenz curve)和基尼系数(Gini coefficient)

它们是用于研究和评价社会收入在不同人群中的分布公平性指标。其通过描述按照某一要素排列的一定比例的单位拥有某种资源的多少来判断该种资源分布的公平性。

洛伦兹曲线是将收入或财产按照不同人群或地区分为若干等级,横轴表示每一等级的人口数占总人口的百分比的累计值,纵轴表示每一等级拥有的财富的百分比的累计值,连接各点,即得到洛伦兹曲线。

基尼系数是反映社会收入分配公平程度的统计指标。其计算公式为: $G = A/(A+B)$。其中,G 表示基尼系数,A 表示洛伦兹曲线与不公平线之间的面积,B 表示洛伦兹曲线与公平线之间的面积。基尼系数介于 0 到 1 之间,愈接近 0 表示财富分配越公平,等于 0 时表示财富分配平均,此时洛伦兹曲线可称为"公平线";反之,基尼系数越接近 1,表示财富分配越不公平,等于 1 时表示所有财富集中于一人之手,此时洛伦兹曲线可称为"不公平线"。

4. 卡克万尼指数与修兹指数(Kakwani index,KI;Suits index,SI)

累进度衡量某种变量在不同收入群体的分布偏离平均分布的程度的指标。卡克万尼(Kakwani)(1977)在集中指数的基础上引入 Kakwani 指数,分析某种变量的分布与收入分布的关系。修兹(Suits)(1977)也提出类似的累进度指数,称为 Suits 指数,用于分析美国税收累进程度。累进度指数后来也用于健康、医疗保健和医疗筹资的公平性分析。

本书将使用卡克万尼指数和修兹指数分析医疗支出分布。随着支付能力的增加,卫生支出占支付能力的比例增加,卫生筹资方式累进;卫生支出占支付能力比例随支付能力增加而减少,卫生筹资方式累退;若卫生支出占支付能力比例不随支付能力变化而变化,卫生筹资方式呈现比例性质。

5. 泰尔指数(Thiel index)

它是西方经济学中用来衡量收入分布公平性的一种方法。近来用于反映卫生服务需要者的实际利用情况。泰尔熵标准(Thiel's entropy measure)或泰尔指数(Thiel index)作为衡量个人之间或者地区间收入差距(或者称不平等度)的指标,这一指数经常被使用。泰尔熵标准是由泰尔(Theil,1967)利用信息理论中的熵概念来计算收入不平等而得名。假设 U 是某一特定事件 A 发生的概率,记 $P(A) = U$。这个事件发生的信息量记为 $E(U)$,它肯定是 U 的减函数。当有 n 个可能发生的事件 $1,2,\cdots,n$ 时,相应的概率记为 $U_1,U_2,\cdots,U_n,U_i \geqslant 0$,并且 $\sum U_i = 1$。

熵或期望信息量可被看作每一件事件的信息量与其相应概率乘积之和:

$$E(U) = \sum U_i h(U_i) = \sum U_i \log(1/U_i)$$

显然地,n 种事件的概率 U_i 越趋近于 $1/n$,熵也就越大。在物理学中,熵是衡量无序的标准。如果 U_i 被解释为属于第 i 单位的收入份额,$E(U)$ 就是一种反映收入分配差距不平等的尺度。收入越平均,$E(U)$ 就越大。如果绝对平均,也就是当每个 U_i 都等于 $1/n$ 时,$E(U)$ 就达到其最大值 $\log n$。泰尔将 $\log n - E(U)$ 定义为不

平等指数,也就是泰尔熵标准:

$$T = \log n - E(U) = \sum Ui \cdot \log nUi$$

式中,U_i表示第三单位的收入份额,n表示总单位数。用泰尔熵指数来衡量不平等的一个最大优点是,在分析组内差距和组间差距对总差距的贡献时更清楚。泰尔熵标准只是普通熵标准(generalized entropy measures)的一种特殊情况。当普通熵标准的指数$C=0$时,测量结果即为泰尔熵指数。取$C=0$的优势在于在分析组内、组间差距对总差距的解释力时更加清楚。

6. 差异指数(difference index)

该指数表示各社会经济分组中人群按某要素划分的分布与不同组人群的该要素分布间的差异,差异越大,差异指数越高,不公平程度越高;差异越小,差异指数越低,不公平程度越低。最公平的状况是不同组人群该要素的分布完全相同,这时差异指数为零。差异指数的意义是反映该要素在分组间获得均衡所需要重新分配的百分比。差异指数法同洛伦兹曲线一样不能反映社会经济状况对健康不公平的影响,即使它是按照社会经济状况分组,它表示的是人群健康状况在每个社会经济组分布的差异,而不是这种差异与各组之间社会经济状况的比较。举例说明,假定致富县有小康村和和谐村等,致富县有卫生财政资助300万,自筹卫生经费500万,其中小康村获得财政资助150万,自筹卫生经费100万;和谐村获得财政资助100万,自筹卫生经费400万。小康村与和谐村卫生费用筹集情况的差异指数计算过程如下:

$$[ABS(150/300 - 100/500) + ABS(100/300 - 400/500)]/2 = 0.39$$

即需要调整的财政资助总额为117万(300×0.39),小康村要减少33万的财政资助,和谐村则增加84万的财政资助,自筹卫生经费调整总额为195万,小康村应增加97.5万自筹经费,和谐村减少97.5万的卫生经费。从而使得小康村与和谐村卫生费用的筹集情况相同(在此不考虑两村的经济情况对卫生费用筹集情况的影响)。

7. 灰色关联度指数(grey index,GI)

灰色系统分析方法针对不同问题性质有几种不同做法,灰色关联度分析(Grey Relational Analysis)是其中的一种。灰色关联度分析是依据各因素数列曲线形状的接近程度做发展态势的分析。

灰色系统理论提出了对各子系统进行灰色关联度分析的概念,通过一定的方法,去寻求系统中各子系统(或因素)之间的数值关系。简言之,灰色关联度分析的意义是指在系统发展过程中,如果两个因素变化的态势是一致的,即同步变化程度较高,则可以认为两者关联较大;反之,则两者关联度较小。因此,灰色关联度分析对于一个系统发展变化态势提供了量化的度量,非常适合动态的历程分析。

8. 卫生筹资公平性指数(index of fairness of financial contribution,IFFC)

在健康系统的筹资公平性方面,世界卫生组织(2000)提出了筹资分布公平性指标 FFC(Fairness of Financial Contribution),用来度量筹资贡献的公平性和财政风险防范水平。它基于一个理想的假设,即每个家庭的支付应当与其支付能力成比例。定义健康筹资贡献 HFC 为卫生费用在家庭支付能力中的比例。卫生费用指通过各种方式对健康系统的资金贡献。家庭支付能力包括全部消费加上未包含在其中的税减去食品支出。FFC 被定义为 HFC 的三阶绝对值矩:

$$FFC = 1 - 4\frac{\sum_{i=1}^{n} |HFC_i - \overline{HFC}|^3}{0.125n}$$

其中 i 是代表家庭的下标。n 为家庭样本数。FFC 越大表示筹资贡献越接近公平。

9. 差异比较指数(different in different index,DiD)

DiD 方法常用于涉及多个影响因素的卫生政策研究,其核心在于比较政策实施前后和实施与未实施之间的差异,以消除非政策因素对研究对象的影响,从而提高政策效果分析的准确性。

(二)社会医疗保险公平性评价案例分析(表 5-1)

社会医疗保险制度公平性评价要素主要包括参保机会公平性、筹资公平性、供给公平性、利用公平性与居民总体健康情况等,涉及的范围较广,层面较丰富。

表 5-1　社会医疗保险制度公平性评价要素、指标及基准

评价要素	评价内容	评价指标	评价基准	评价应用
参保机会公平性				
人口覆盖率	参保人群人数占总体人群人数的比例	计算指标:率	基期对比	越南社区医疗保险与卫生公平基金的公平性评价
不同收入层次人群参保情况	不同收入层次人群中参保群体与未参保群体在人群特征上的差别,包括家庭状况、教育水平、就业情况与观念等	定量分析定性评价	基期政府投入最多的群体与参保受益最大的群体是否一致	加纳国家医疗保险计划

续 表

评价要素	评 价 内 容	评价指标	评价基准	评价应用
筹资公平性				
参保费率；医保供方支付费率	参保费用与个人自付卫生支出占个人收入的比例	计算指标：百分比,率	基期数据对比,与基期数据比较是否有所改善	与基期数据比较是否有所改善越南社区医疗保险与卫生公平基金的公平性评价
个人卫生负担	参保费用与个人自付卫生支出占个人收入的比例	计算指标：百分比	目标人群数据对比,不同收入人群在 BHP 上差异是否显著	中国台湾地区强制社会医疗保险公平性分析
个人收入与卫生服务支出之间的差异	基于卡万尼渐进系数,计算个人收入的集中系数与卫生服务支出的集中系数,两者之差作为水平公平系数,并据此评价两者的分布的差异	水平公平系数	$(-1,1)$,正值代表收入越高,卫生服务的支出越高负值反之	澳大利亚医疗服务体系公平性
卫生服务支出	参保费用与个人自付总额之和(包括门诊、住院、预防等)	基本指标：数值	与一目标人群进行对比	澳大利亚医疗服务体系公平性
医保费用的支付意愿	基于人们愿意为优质品支付更高的价格的经济学理论,根据居民购买社保最高愿意支付的最高价格,分析社保是否让人们满意,并据之检验社保的公平性	自制评价指标：WTP	卡方检验,P 值 <0.05,纵向比较不同生活花费的人群愿意支付最高价值的差异	印度社会医疗保险公平性分析
卡万尼渐进系数	衡量居民收入(或生活花费)、卫生费用支出差异对卫生服务公平性的影响	评价指标：ηk 值,为卫生支出的集中指数与居民收入(或生活花费)的基尼系数之差	数值范围$(-2,1)$,越接近 1 公平性越好	马来西亚新国家医疗保险公平性
个人自付比例在不同生活花费人群中的差异	运用多元线性回归,分析影响个人自付比例的主要因素,并据之进行分析和预测	综合评价：回归数据及参数	基期数据和基准人群数据对比	越南卫生体制改革公平性分析

续　表

评价要素	评 价 内 容	评价指标	评价基准	评价应用
筹资分布公平性指标	由 WHO 提出,假设卫生支出应当与支付能力成正比,根据两者差异判断是否公平	FFC,健康筹资贡献 HFC 的三阶绝对值距*(HFC 是 HFC 为卫生费用在家庭支付能力中的比例)	>0,值越大越公平	中国医疗保险制度改革的公平性研究
敏感性模型	基于医保资金现金流平衡,围绕 6 个核心变量(参保费率、需方自付费率、供方支付费率、人均年门诊次数、人口覆盖率、行政费用),构建敏感性评价模型	核心变量在敏感性分析中的数量的变动	与基期数据比较是否有所改善,求非劣解的一个组合/背景数据	越南社区医疗保险与卫生公平基金的公平性评价
供给公平性				
不公平指数	被评价对象对公平程度的主观感觉	包括一系列卫生服务与住院时间的由居民自评的指数	与一目标人群进行对比	智利强制医疗保险公平性分析
卫生服务需求与社会卫生服务投入矩阵	根据不同区域社会卫生服务支出与需要程度的不同划出矩阵,并据此社会卫生投入是否让最需要的区域受益	根据 WHO 提出的方法计算卫生服务需要,按照政府预算计算不同区域个人卫生支出的投入,各自计算反映离均值距离的 ZS 指数,并排序	卫生服务需求的投入与社会卫生服务投入的排序越吻合,公平性越好	墨西哥卫生资源配置的公平性评价
卫生服务供给需求矩阵	根据不同区域卫生服务供给与需要程度的不同划出矩阵,并据此判断保险计划是否让最需要的区域受益	灰色关联度系数,分别计算与卫生供给与需要相关要素的灰色关联度排序	在参与对比的区域中,卫生供给/需要的灰色关联度系数越接近 1,表明该区域卫生服务供给比较充足/更加需要卫生服务	中国台湾社区医疗保险
利用公平性				
人均年门诊次数;患者自付比例	每人每年平均门诊次数;在卫生服务费用中除去医保统筹费用,患者需要自己支付的费用	基本指标:均值;计算指标:百分比	基期数据对比,与基期数据比较是否有所改善	越南卫生体制改革公平性分析;印度卫生服务体系公平性

续　表

评价要素	评 价 内 容	评价指标	评价基准	评价应用
住院天数	通常为平均每一千人一年的住院天数(可重定义)	基本指标:数值	基期对比	中国镇江卫生体制改革对卫生服务公平性的影响
卫生资源	根据 WHO 提出的方法计算,包括每千人实验室数、床位数等	计算指标:综合计算指标,基于各要素数值	以一目标区域为基准进行横向对比	日内瓦卫生服务评价
卫生服务的利用*及可能性在不同生活花费群体中的差异	运用多元线性回归,分析影响家庭卫生服务利用的主要因素,运用 Logistic 回归确定就医的可能性	综合评价:回归数据及参数	基期数据对比和目标人群数据对比	越南卫生体制改革公平性分析;印度卫生服务体系公平性
卫生服务利用与卫生服务需要之间的差异	基于卡万尼渐进系数,计算卫生服务利用的集中系数与卫生服务需要的集中系数,两者之差作为水平公平系数,并据此评价两者的分布的差异	评价指标:水平公平系数	(−1,1),正值代表卫生服务利用更偏向于高收入人群,负值反之	美国、欧洲,及智利医疗服务体系公平性
卫生服务利用	根据 WHO 提出的方法计算,包括免疫计划儿童百分比,产前医学照料妇女百分比等	计算指标:综合计算指标,基于各要素百分比	以一目标区域为基准进行横向对比	日内瓦卫生服务评价
卫生服务利用的可能性	分析不同社会群体卫生服务利用的可能性的差异(基于 Did 分析)	计算指标:自设卫生服务利用可能性评价哑变量	数值范围(0−1),越接近 1 越有可能利用卫生服务	中国镇江卫生体制改革对卫生服务公平性的影响
集中指数	卫生服务的利用在不同生活花费人群中的分布情况	评价指标:CI 是根据公平性评价研究要求调整的 GINI 系数	数值范围(0,1),越接近 0,公平性越好	厄瓜多尔全民医保公平性评价
安金森系数	卫生服务利用在不同生活花费人群中不公平分布导致的社会福利损失	评价指标:Atkinson 系数,考虑人群对不公平的厌恶、卫生服务利用、生活花费,以及社会总福利在内的评价指标	数值范围(0,1),越接近 1,公平性越差	厄瓜多尔全民医保公平性评价

续　表

评价要素	评价内容	评价指标	评价基准	评价应用
居民总体健康情况				
人群疾病情况	包括患病天数,慢性病患者比例,失能天数	基本指标:数值;计算指标:百分比	基期对比	中国卫生服务体系公平性1999
婴儿死亡率、出生期望寿命、每千人结核病患者	见左	计算指标:率,均值	以一目标区域为基准进行对比	南非卫生服务体系公平性评价
健康状况	包括平均年龄,期望寿命,失能程度等指标(可由WHO提供软件估计)	评价指标:健康生命年	以一目标区域为基准	墨西哥卫生服务公平性评价

(三)基于方法与案例的本文评价方法与策略

1. 评价原理与指标

根据我国的社会经济情况,对于不同参保类型的人,如果他们的卫生费用减免比例与其收入比例相同,就是医保待遇公平。本文通过偏回归系数衡量社会医疗保险对医疗费用的边际风险规避效果,并用回归分析比较不同医保人群随着医疗费用的增长而增加的自付费用负担,从而评价社会医疗保险的公平性。

以不同医保人群为对象,建立回归方程求得个人自付费用对于医疗费用和社会经济指标的偏回归系数,从而得到不同医保自付费用的增长模型。通过偏回归系数衡量社会医疗保险对医疗费用的边际风险规避程度,即住院费用中每增长一元,由于参加医保而获得的费用减免大小。若边际风险规避程度相同,就认为不同社会医疗保险之间是公平的。这种评价方法的优点是考虑了我国医疗保险需方支付方式(起付线、共付线、封顶线)、患者选择以及医生趋利行为对给付比例的影响,使评价更客观。由于收入的不同,为了获得更好的医疗服务,收入较高的患者可能会选择社会医疗保险以外的医疗用品和医疗服务,而由于医疗服务的专业性与医疗服务提供的代理实质,医疗服务提供者在选择治疗项目和治疗用品时存在道德风险,这两个原因都会导致病人个人支付费用的改变,并且由于我国需方支付是通过由起付线、共付线、封顶线组合的支付方式,这使得按照金额的不同,同种医保的保障水平也会产生差异。通过这种多元回归的评价方式,可以更加真实地反映社会医疗保险对个人自付医疗费用减免的实际水平(图 5-1)。

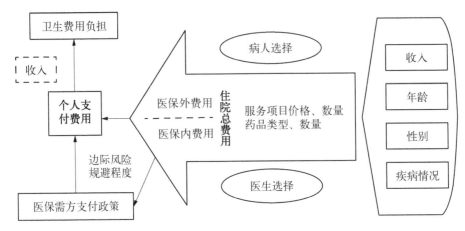

图 5-1　社会医疗保险公平性评价原理

2. 回归及回归变量选择

本文运用最小二乘法估计多元线性回归模型的参数,用公式(1)定义的正规方程组求出 $b_1, b_2, \cdots, b_m$,用公式(2)求出常数项 b_0,使残差平方和最小。

$$\left. \begin{array}{l} I_{11}\, b_1 + I_{12}\, b_2 + \cdots + I_{1m}\, b_m = I_{1Y} \\ I_{21}\, b_1 + I_{22}\, b_2 + \cdots + I_{2m}\, b_m = I_{2Y} \\ I_{m1}\, b_1 + I_{m2}\, b_2 + \cdots + I_{mm}\, b_m = I_{mY} \end{array} \right\} \tag{1}$$

$$b_o = \bar{Y} - (b_o + b_1\, \bar{X}_1 + b_2\, \bar{X}_2 \cdots + b_m\, \bar{X}_m) \tag{2}$$

在自变量选择中,将存在多重共线性的自变量剔除或合并,如用参保类型代表职业类型和参保费用;将住院总费用拆分为药品费用、检验费用、医生技术费用和床位费用;用人均月生活费用代表家庭收入水平等。本文的回归方程采用进入回归的方法,让所有理论上有关的因素都进入方程,并通过偏回归系数的显著性进行对比。

本次调查研究涉及上海市的 5 种社会医疗保险,分别是上海市城镇职工医疗保险、上海市小城镇基本医疗保险、自由职业人员和个体经济组织人员基本医疗保险、城镇居民医疗保险和大学生基本医疗保险。这些医疗保险在医保范围内的卫生服务保障水平有所不同。由于大学生住院患者较少,且住院费用在医保范围内的补偿比例达到 100%,(表 5-2)因此,本文只分析除大学生基本医疗保险以外的 4 种社会医疗保险,分别建立 4 个回归方程以便分析。

表 5－2　上海市社会医疗保险待遇(上海医保局信息网)

社会保险类型	参保人员性质	门 急 诊	住院、留院观察	门诊大病和家庭病床
上海市城镇职工基本医疗保险	退休人员	80%～90%	92%	80%～92%
	在职人员	45%～55%	85%	80%～85%
上海市小城镇基本医疗保险	从业人员	个人账户	70%	70%
	退休	个人账户	80%	80%
自由职业人员和个体经济组织人员基本医疗保险	在职人员	自费	85%	80%
	领取养老金人员	45%～55%	92%	80%
城镇居民医疗保险	70 岁以上	50%～60%	70%	无
	60～70 岁	50%～60%	60%	无
	18～60 岁	50%～60%	50%	无
大学生基本医疗保险	中学生及婴幼儿	50%～60%	50%	无
	大学生	80%～90%	100%	100%

资料来源：上海医保局(信息网)

本次回归分析选择了 9 个自变量,分别是社会医疗保险类型、床位费、药品费、医生技术服务费、检查费用、年龄、性别、平均生活花费和教育程度。社会医疗保险类型反映了居民的参保种类和职业因素。床位费、药品费、医生技术服务费和检查费 4 项不仅构成居民自付费用的基数,也涵盖了医生卫生服务供给行为的倾向。病人的年龄、性别、平均花费和教育程度会影响他们的就医选择行为,进而影响他们的自付费用。

3. 抽样与调查

上海作为我国医改重要试点之一,医改水平较高,时间较长,人们满意度较高,人们对医疗保险的关注逐渐从社会医疗保险的参加机会公平转变到关注不同社会医疗保险之间费用减免的差异。从上海试点出发进行分析,定量衡量上海地区各类社会医疗保险在住院费用保障水平方面的差异,并尝试揭示这种差异的原因,为中国社会医疗保险制度的公平性评估以及改革的方向提供参考。采用立意抽样,根据 Green 提出估计样本量的经验公式,按照 R2e＝0.36 的预期(R2e 为本次多元回归分析预期的决定系数),估计其最少样本含量为 24 例,本研究目标从上海市范围内定点医院随机抽取样本 100 例,其中上海市城镇职工医疗保险 25 例,上海市小城镇基本医疗保险 25 例,自由职业人员和个体经济组织人员基本医疗保险 25 例,城镇居民医疗保险 25 例。

调查数据主要通过问卷调查获得。调查小组由住院护士构成,经过培训,对问卷条目进行解析,将调查任务分配到每个人,每日汇总调查出现的问题。每天调查结束后,都对调查的问卷进行预分析和质量控制,质量差的问卷舍弃或重填。并对回答率普遍较低的问题进行重新设计,以降低问卷的难度。数据采用双人分开输入,并相互核对,从而保证数据录入的准确性。

4. 结果分析方法

在社会经济要素和费用要素中,分别选择总回归模型的偏回归系数与有关因素对应的样本均值乘积最大的因数,从而各自确定其对个人自付金额影响最大的因素,即人均生活费用和住院费用。在本次调查样本中取出人均生活费用和住院费用作散点图,选择较为密集的区域作为典型代表(共 5 个),即人均月生活费用与住院费用的组合,代入方程进行预测。根据预测的结果,从图形判断社会医疗服务之间的公平性。另外,通过偏回归系数计算参加社会医疗保险对医疗费用的边际风险规避程度。

第二节　基于住院费用的社会医疗保险公平性评价

一、社会医疗保险费用抑制能力公平性评价

社会医疗保险费用抑制能力指的是,随着住院费用的上升,不同医保类型个人自付费用的增长是否得到抑制。在总回归模型的社会经济要素和住院费用要素中,选择对自付费用影响最大的因素,即偏回归系数与对应样本均值乘积最大的要素,即人均生活费用(345.86)和药品费用进行分析(2 215.07)。基于回归模型,若单纯调整这两个指标并分析个人自付费用在理论上的变化的实际意义并不大。为了让该项公平性分析更具有实际意义,在本次分析中利用样本,基于这两个要素构建散点图,选择较密集且有代表意义的人群进行分析,并将散点较为密集的区域中心作为典型代表(TR,Typical Representative,共 5 个),即人均月生活费用与药品费用的组合 TR1(750,1 600)、TR2(1 200,4 000)、TR3(1 800,5 000)、TR4(800,5 500)、TR5(1 400,12 000),代入方程进行预测(图 5 - 2)。

从预测图形来看,各类医保类型自付费用变化趋势基本相同,各类医保类型在抑制自付医疗费用增长上都表现出较为明显的作用。不同类型的社会医疗保险,在抑制自付费用增长的效果上存在一定差异,但是总体差异在 417.43～1 806.11 其间,各类社会医疗保险在自付费用的抑制能力上较为公平。在较低收入,较低药

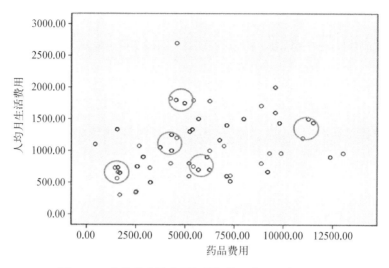

图 5 - 2　人均月生活费用即用与药品费用散点图(元)

品费用(TR1)的人群中,城镇职工医疗保险自付费用预测值最小,费用减免效果最为显著,小城镇医保的自付费用预测值在该组最高;在较低收入,较高药品费用(TR4)的人群中,小城镇医疗保险的自付费用预测值最高,而个体户和自由职业医保的自付费用预测值最低;在中等收入,中等药品费用的人群中(TR2),各种医疗保险之间的差异最小;在较高收入,中等药品费用(TR3)的人群中,自由职业医保自付费用预测值最高,城镇居民医保较低;在较高收入,超高药品费用(TR5)的人群中,城镇职工的自付医疗费用预测值最高,而城镇居民医疗保险则较低(图 5 - 3)。

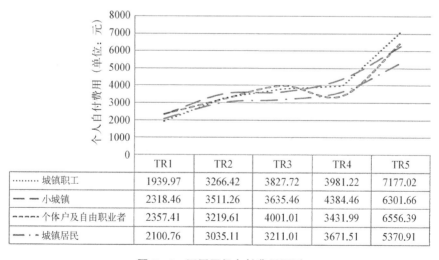

	TR1	TR2	TR3	TR4	TR5
……城镇职工	1939.97	3266.42	3827.72	3981.22	7177.02
— —小城镇	2318.46	3511.26	3635.46	4384.46	6301.66
----个体户及自由职业者	2357.41	3219.61	4001.01	3431.99	6556.39
—·-城镇居民	2100.76	3035.11	3211.01	3671.51	5370.91

图 5 - 3　不同医保自付费用预测

二、社会医疗保险风险规避公平性评价

住院费用为床位费,药品费用(含手术材料费),检测费用,技术费用与其他费用的总和,其中药品费用与床位费用在住院费用中占到80%以上。根据回归模型,计算出不同医保对不同来源的住院费用导致的财务风险规避程度。所谓住院费用的财务风险规避是指每增加一元的住院费用,由于参加医保能减免的自付住院费用。这个费用减免的比例越高,住院财务风险越低。在本文评价中,将一元的住院费用按比例分配,代入回归预测模型,则平均减免费用即为加权偏回归参数之和(表5-3)。

表5-3 不同医保对住院费用的减免程度预计(%)

医疗保险类型	检测费用	技术服务费	床位费	药物费用	平均减免住院费用
城镇职工医疗保险	0.638	0.717	−1.621	0.521	0.124
小城镇医疗保险	0.524	−0.312	0.217	0.674	0.469
自由职业者医疗保险	0.576	−1.548	−0.241	0.574	0.199
城镇居民医疗保险	0.581	−0.625	0.324	0.723	0.492

按照社保类型分组,分别统计分组样本中居民的人均月生活费用和平均住院费用,根据预测值,计算居民直接住院费用的负担,即自付费用预测值与人均月生活费用的6倍之比(表5-4)。结果显示,自由职业医疗保险的居民直接住院费用负担最高为1.13,小城镇医疗保险最低为0.70,其次是城镇居民医疗保险。在考虑居民收入与月均生活花费的情况下,个体户自由与自由职业医疗保险的住院费用负担高于小城镇医疗保险与城镇居民医疗保险的负担

表5-4 居民直接住院费用负担(元)

社 保 类 型	人均月生活费用		平均住院费用		自付费用预测值(2)	直接住院费用负担(3)=(2)/6*(1)
	均值(1)	均值标准误	均值	均值标准误		
城镇职工医疗保险	1 281.19	45.14	8 924.89	400.75	7 818.20	1.02
小城镇医疗保险	987.88	75.90	7 815.59	563.84	4 150.08	0.70
自由职业医疗保险	955.14	111.99	8 079.18	760.97	6 471.42	1.13
城镇居民医疗保险	806.84	84.52	7 648.11	891.66	3 885.24	0.80

单从费用减免程度及费用风险规避来说,个体户及自由职业者医疗保险和城镇职工医疗保险平均费用减免程度低于小城镇医疗保险和城镇居民医疗保险。具体来说,城镇职工医疗保险平均每增加一元住院费用,可以减免的住院费用为0.124元;相比之下,小城镇医疗保险为0.469元,自由职业者医疗保险为0.199元,

城镇居民医疗保险为 0.492 元。不同组成部分的住院费用,财务风险的规避程度也各有不同。例如,城镇职工医疗保险的参保居民,每增加一元的床位费,会导致自付医疗费用再增加 1.6 元;相反,参与小城镇医保居民的技术服务费用、参与自由职业者医疗保险的居民的技术服务费和床位费、参与城镇居民医疗保险居民的技术服务费都能获得不同程度的减免。除以上费用外,其他类型的住院费用都能获得不同程度的减免。其中,减免程度最高的是参与城镇居民医疗保险居民的药物费用,减免程度达 72.3%。

三、社会医疗保险公平性存在问题

药品费用和手术费用是住院费用的主要构成要素,平均占到 67.85%,同时也是自付费用的主要因素。性别和年龄对自付医疗费用的影响并不显著,所以社会医疗保险不应该在这两方面存在差别。

除了个体户及自由职业者医疗保险外,其他医疗保险参保居民的教育程度对自付费用的影响也不显著。不仅如此,参与个体户及自由职业者医疗保险的主要群体是流动的在职人员,他们的教育程度,收入各不相同,从研究的结果来看,受教育程度越高,自付的医疗费用越高。这是因为教育程度越高的流动人口,更偏好于选择医保范围外用药。

为了减轻居民的医疗费用负担,应该适当提高个体户及自由职业者社会医疗保险的待遇。根据本文的调查数据,个体户及自由职业者平均一次住院费用大于他们半年的个人生活花费,其医疗保险的负担值高达 1.13,远超过其他类型的医疗保险。相对而言,小城镇医疗保险,城镇居民医疗保险的费用负担相对较低,但仍然在 0.7 以上,近乎一个季度的生活花费。这都使得居民自我感到的医疗费用负担较高(83.3%),下一阶段的医保改革重点应该放在提高个体户及自由职业医疗保险上,并逐步提高社会医疗保险的保障水平。

根据本文的数据分析,参与城镇职工医疗保险与自由职业者医疗保险的居民,平均能减免的费用分别只有 12.4% 和 19.9%,相较于参与小城镇医疗保险与城镇居民保险的居民 46.9% 和 49.2% 的减免费用数字,普遍低 20 个百分点。这一差距主要由两方面原因造成。一方面,城镇职工医疗保险平均减免费用较低的原因在于病人认为价格较为高昂,不在医保范围的药物能有较好的治疗效果,在经济能力允许的情况下,偏好使用高价药物。另一方面,而流动性人口医疗保险待遇问题一直是提高我国社会医疗保障的瓶颈。作为城镇特殊群体,如何提高他们的待遇,不仅是社会问题,也是经济问题,更是人权和政治问题。而小城镇医疗保险和城镇居民医疗保险虽然保障水平比较高,参保人员可以享受较高的医保待遇,但是由于这部分居民普遍没有收入,或者收入较低,住院自付费用负担依然较重。

总体上说,不同医保在总体设计上抑制医疗费用增长的能力上较为均衡,但这种均衡的结果综合了医生选择和病人选择,这种选择对最终医疗质量的影响,本文无法评价。假若最终的医疗质量相同,那么这种社会医疗保险的设计是公平合理的。但是我们不难发现,城镇职工医疗保险参与者总是在 TR5 类人群上进行卫生服务消费(收入高,药品费用超高),他们自付费用比其他类别的医疗保险高。而小城镇医保和城镇居民大多是在 TR3 类人群(收入中等,药品费用中等)进行消费,他们的自付费用又是最高的。因此,我们应该针对不同人群的主要消费特征,制定有关卫生政策,例如,在参与城镇职工医疗保险的人群中强化医保药物作用的宣传和使用,针对小城镇医保和城镇居民医保应该进一步提高保障水平和补偿比例。

第三节　基于住院费用的社会医疗保险公平性实践

一、基于住院费用参加医疗保险情况

(一)社会医疗保险的类型

目前,我国社会医疗保险主要有 3 个类型,即城镇职工基本医疗保险、城镇居民医疗保险、新型农村合作医疗三大类。在上海的医疗卫生体制改革中(全国有 17 个试点,上海的经济总量大,改革较为成功),上海将城镇居民医疗保险按居民的类型再分成 3 类。一类是针对城镇中的流动人口而设立了自由职业人员和个体经济组织人员基本医疗保险,一类是针对城镇的常住人口设立的城镇居民医疗保险,一类是针对大学生设立的大学生基本医疗保险。上海作为城市化程度较高的城市,新型农村合作医疗成为上海小城镇基本医疗保险。卫生服务按门急诊,住院、留院观察,门诊大病和家庭病床分成 3 类,不同的社会医疗保险类型,这 3 种卫生服务的医疗保险待遇各有不同。如图 5-4 所示。

(二)各类社会医疗保险的待遇及个付费用的构成

在筹资方面,中国社会医疗保险采用个人账户和统筹账户相结合,在需方补偿方面则采用自付线和封顶线结合的方法以限制患者过度利用,病人卫生服务费用共付的标准有两个,一个是在起付线和共付线之间,另一个是药品费用部分必须在《基本医疗保险基本药物制度》内的药品和服务。供方补偿则采用总额预算的方

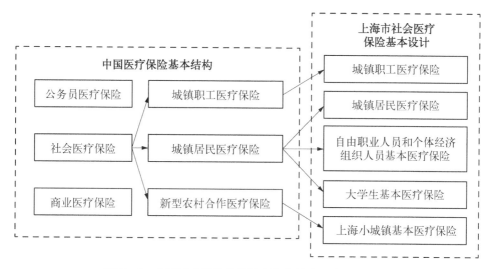

图 5－4　中国医疗保险结构及上海市社会医疗保险设计

法,即根据往年的医院费用数据预测今年的需求,超过预算部分,则需要医院承担。因此,医生在对病人使用医保范围用药时,则必须要考虑费用是否超出预算。

　　根据上面介绍的中国社会医疗保险的基本设计,病人自付费用(作为直接经济费用的一种)由两部分直接构成,即医保报销费用中的自付部分与医保报销范围外的部分。自付部分的多少,取决于病人的参保类型和卫生服务的种类,并且由于我国需方支付采用起付线、共付线、封顶线组合的支付方式,这使得同种医保的保障水平随金额的不同也会产生差异。不同保障水平的设计是降低居民疾病负担的卫生政策,也是中国社会医疗保险改革的核心;而医保报销范围外的卫生服务费用则与医生和病人各自的选择有关,这就涉及我国对医院医务人员的薪酬设计,在药品行业医生销售药物获得提成的潜规则下,医生利用医疗服务的专业性与代理实质造成的卫生服务信息不对称,在选择治疗项目和治疗用品时存在引导病人进行不必要卫生服务消费的道德风险。而病人自身的收入、年龄、学历等因素,也会影响病人对卫生服务的选择。如由于收入的不同,为了获得更好的医疗服务,收入较高的患者可能会选择社会医疗保险以外或补充的医疗用品和医疗服务。这种信息不对称博弈最终决定了个人卫生服务总费用中,医保范围费用所占的比例,从而改变病人个人支付费用。

　　本书以住院费用为基础,建立了一个以个人自付费用为因变量(Y),以参保类型、床位费、药品费、医生技术服务费用、检测费用、年龄、性别、生活费用和教育程度 9 个要素为自变量的回归方程。我们以参加不同医保的人群为样本,求得回归方程中个人自付费用对于各项医疗费用的导数,从而说明不同种类医保投入能够平均减免多少个人自付费用,即个人自付费用对于医疗费用减免的边际效应,从而评价不同医保间的公平性。这种评价方法的优点在于它同时考虑了我国医疗保险需方支付方式(起付线、共付线、封顶线)、患者选择以及医生趋利行为对个付比例的影响,使评价更加客观。通过这种多元回归的评价方式,一方面弥补了单纯数值运算在个付费用解析上的局限性,另一方面可以更加真实地反映社会医疗保险对个人自付医疗费用减免的实际水平。

二、基于住院费用医疗保险回归数据结果

(一)样本原始数据基本特征

此次调查共收集了 120 例有效样本,应答率为 100%。表 5-5 列出了样本的基本特征和医疗费用情况。样本的男女比例为 0.76∶1,平均年龄为 60.3 岁,最小年龄为 29 岁,最大年龄为 81 岁,样本的教育程度分布为:小学程度占 25.83%,中学程度占 27.5%,专科占 32.5%,大学本科占 10.0%,硕士以上占 4.2%。样本的医保类型分布为:46.7% 的样本人群参与了上海市城镇职工医疗保险,18.3% 参与上海市小城镇医保,20.0% 参与了上海市自由职业医疗保险,18% 参与城镇职工医疗保险。样本的平均住院天数为 6.9 天,平均自付费用为 3 948 元,平均减免的住院费用为 4 412.6 元。样本的平均床位费为 487.3 元,平均药品费用(含手术材料费)5 673.5 元,平均技术服务费 204.8 元,平均检测费 496.1 元。样本的人均月生活费用为 1 091.0 元。

表 5-5 样本基本特征描述

	样本量	极小值	极大值	均 值	标准误	标准差	变异系数(%)
年龄	120	29	81	60.32	1.066	11.681	19.3
自付费用	120	980.00	8 480.00	3 948.325 0	169.193 34	1 853.420 23	46.9
床位费	120	40.00	1 250.00	483.783 3	24.522 87	268.634 55	55.5
药品费用(含手术材料)	120	438.00	13 030.00	5 673.500 0	268.572 15	2 942.060 53	51.8
技术服务费	120	6.00	1 350.00	204.796 7	25.412 87	278.384 04	135.9
检测费	120	0.00	7 555.00	496.108 3	72.247 63	791.433 18	159.5
住院天数	120	4.00	13.00	6.933 3	0.182 09	1.994 67	28.8
人均月生活费用	120	299.67	2 698.00	1 091.054 8	39.429 88	431.932 70	39.6
总住院费用	120	3 612.00	16 488.00	8 360.92	2 294.66	3 227.85	38.6
减免的住院费用	120	1 536.00	9 338.00	4 412.575 0	158.030 55	1 731.137 95	39.2

（二）各类社会医疗保险个人自付回归数据结果

回归变量中,自付费用、检测费、技术服务费、人均生活费用、药品费用、人均月生活费用以及年龄直接使用变量原始值进入方程,性别虚拟变量设定为 0 代表男性,1 代表女性;医保类型虚拟变量设定为 1 代表城镇职工医疗保险,2 代表小城镇医疗保险,3 代表个体户及自由职业医疗保险,4 代表城镇居民医疗保险;教育程度虚拟变量设定为 1 代表小学,2 代表初中,3 代表高中及专科,4 代表本科,5 代表硕士及以上。回归模型结果显示,所有回归方程的回归在统计学上均有显著意义（sig<0.05）。社保类型在总回归方程中对自付费用有显著影响。总回归方程的决定系数为 0.884。按社保类型分类,分别对不同医保类型的模型进行回归分析,使决定系数在不同程度上得到提升。不同医保类型的回归方程各有特征。对于医保类型为城镇职工医疗保险的回归模型,药品费用、床位费用的偏回归系数以及常数项在统计学上差异显著,并且常数项为负值。医保类型为小城镇医保的回归模型,检测费用、技术服务费用、年龄、床位费用、人均月生活费用、药品费用的偏回归系数及常数项均显著。其中,年龄的偏回归系数为负值。自由职业人员和个体经济组织人员基本医疗保险检测费用、教育水平、药品费用的偏回归系数显著。参与城镇居民在检测费用和药品费用的偏回归系数显著(表 5-6)。

表 5-6　按医保类型回归参数及结果

模　型	总回归	医　保　类　型			
		1	2	3	4
（常量）	1 063.521***	−1 309.782**	1 060.882***	273.068	2 870.276
检测费	0.472***	0.362	0.476***	0.424**	0.419**
技术服务费	0.367*	0.283	1.312***	2.548*	1.625
性别	44.854	174.647	−274.07	13.717	−333.339
年龄	−13.253*	3.731	−5.992*	−6.45	−35.608
教育程度	50.411	70.568	−14.418	273.09***	56.155
床位费	1.927***	2.621***	0.783**	1.241	0.676
人均月生活费用	0.317**	0.393	0.912***	−0.356	0.599
药品费用	0.401*	0.479***	0.326**	0.426***	0.277*
社保类型	−194.283***	—	—	—	—
R2	0.884	0.922	0.979	0.915	0.893

R^2 为回归方程的决定系数,医保类型为虚拟变量,设定 1 代表城镇职工医疗保险,2 代表小城镇医疗保险,3 代表个体户及自由职业者医疗保险,4 代表城镇居民医疗保险。偏回归系数的统计显著程度用***表示小于 0.05,**表示小于 0.1,*表示小于 0.2。

第四节　政　策　建　议

一、针对不同人群制定相关卫生政策

社会医疗保险制度的改革应当考虑不同参保群体的卫生消费特征,以平衡全体参保居民的经济负担。不同的参保种类意味着不同的职业环境、收入水平、消费习惯和医疗认知。因此,要降低参保群体的直接卫生经济负担,应当从两方面入手:一方面应引导人群形成合理的卫生消费习惯;另一方面针对群体消费特点,改进医保报销的方式及待遇。具体而言,应当在城镇职工医疗保险中强化医保药物的宣传和使用,在小城镇医保和城镇居民医保中提高保障水平和补偿比例。

二、按病种调整报销比例

上述结果表明,居民直接卫生经济负担的轻重与其报销的比例负相关。因此,社会医疗保险改革中,仅仅通过调整补偿比例来降低居民直接卫生经济负担是不够的,也不能增加社会医疗保险的公平性。社会医疗保险的改革应该综合考虑不同参保群体的卫生消费特征和需求,慎重地添加或减少医保报销病种,按病种调整报销比例等措施。以实现更有效和更公平的医保制度。

三、不应该在性别和年龄上存在差异

根据回归分析结果,个人自付住院费用与性别和年龄没有显著关系。因此,社会医疗保险的报销政策不应该按照年龄或性别区分,而应该考虑不同病种治疗的药品费用。为降低人民群众的卫生负担和提高社会经济水平,可以对治疗所需药品进行病种打包,对不同病种的药品组合设定合理的报销比例。

四、积极推广医保基本药物

为全面实现保基本、强基层、建机制,要在医护人员及人民群众中积极宣传和普及基本药物的内涵、意义和作用,增强群众的认同感和满意度。要加快基本药品目录与医保药品报销目录的对接。从人们的卫生服务需求出发,适时调整基本药物目录,巩固基本药物制度,促进医保、医药、医疗"三医"协同发展,保证常见病、多发病的合理用药。

参 考 文 献

崔璨,田源.底线公平视角下适度普惠型社会福利模式探析[J].辽宁教育行政学院学报,2012,29(5):1-3.

代瑾,高明.从社会的利益群体论卫生服务的公平性[J].中国卫生事业管理,2004(193):390-392.

郭岩松.论卫生保健的社会公平性[J].中国卫生事业管理,2000(1):6-7,11.

何佳颐,吴马.医改将回归公益性专家解读"全民医保"[J].中国医药指南,2008,5:4-6.

景天魁.大力推进与国情相适应的社会保障制度建设——构建底线公平的福利模式[J].理论前沿,2007,18:5-9.

林俊聪,刘嘉祯,张鹭鹭.基本医疗保险公平性定量评价方法综述[J].卫生经济研究,2013(10):28-31.

林俊聪.基于住院费用的社会医疗保险公平性研究[D].第二军医大学,2013.

刘娟,李系仁,周士金.5种常见病医保患者住院费用比较研究[J].中国医院统计,2011,18(2):141-144.

梅哲.重庆市城乡统筹的社会保障体系研究——基于底线公平理念上的制度设计模式[J].探索,2009,2(1):47-50.

王欢,黄贵权,沈华亮,等.底线公平视角下深圳基本医疗保险公平性研究[J].中国卫生经济,2011,30(9):8-10.

王欢,苏锦英,闫磊磊,等."全民医保"目标与底线公平理念[J].医学与社会,2008,21(11):42-44.

吴成丕.中国医疗保险制度改革中的公平性研究——以威海为例[J].经济研究,2003,6:54-63.

吴绵超.科学发展观溯源[J].理论探索,2004(6):20-22.

徐陵中,邝媛媛.卫生服务的公平性研究进展[J].中华医院管理杂志,2001,17(5):225-226.

杨扬,项耀均,李思睿.医院平均住院日的影响因素分析及相关性研究[J].中国医院,2008,12(10):39-42.

杨中浩.城镇职工基本医疗保险下卫生筹资公平性分析[J].管理观察,2010(1):
    41 - 43.

余震,沈毅,林玲,等.杭州市医保患者住院费用分析[J].卫生经济研究,2012(12):
    35 - 36.

ANNEAR P L, BIGDELI M, JACOBS B. A functional model for monitoring
    equity and effectiveness in purchasing health insurance premiums for the poor:
    evidence from Cambodia and the Lao PDR[J]. Health Policy, 2011, 102(2 -
    3): 295 - 303.

CHAUDHURI A, ROY K. Changes in out-of-pocket payments for healthcare in
    Vietnam and its impact on equity in payments, 1992—2002[J]. Health Policy,
    2008, 88(1): 38 - 48.

DONG H, KOUYATE B, CAIRNS J, et al. Inequality in willingness-to-pay for
    community-based health insurance[J]. Health Policy, 2005, 72(2): 149 - 156.

JEHU-APPIAH C, ARYEETEY G, SPAAN E, et al. Equity aspects of the
    National Health Insurance Scheme in Ghana: Who is enrolling, who is not and
    why? [J]. Soc Sci Med, 2011, 72(2): 157 - 165.

JEHU-APPIAH C, ARYEETEY G, SPAAN E, et al. Equity aspects of the
    National Health Insurance Scheme in Ghana: Who is enrolling, who is not and
    why? [J]. Soc Sci Med, 2011, 72(2): 157 - 165.

KIM C-W, LEE S-Y, HONG S-C. Equity in utilization of cancer inpatient
    services by income classes[J]. Health Policy, 2005, 72(2): 187 - 200.

KRENG V B, YANG C T. The equality of resource allocation in health care
    under the National Health Insurance System in Taiwan[J]. Health Policy,
    2011, 100(2 - 3): 203 - 210.

LAIRSON D R, HINDSON P, HAUQUITZ A. Equity of health care in
    Australia[J]. Soc Sci Med, 1995, 41(4): 475 - 482.

LIU G G, ZHAO Z, CAI R, et al. Equity in health care access to: assessing the
    urban health insurance reform in China[J]. Soc Sci Med, 2002, 55(10):
    1779 - 1794.

MS L, CF L, SM H, et al. Equity in the National Health Insurance during
    economic recession: Mission impossible? [J]. Value Health, 2004, 7(3):
    369 - 370.

ROY K, HOWARD D H. Equity in out-of-pocket payments for hospital care:

evidence from India[J]. Health Policy, 2007, 80(2): 297 - 307.

SAPELLI C. Risk segmentation and equity in the Chilean mandatory health insurance system[J]. Soc Sci Med, 2004, 58(2): 259 - 265.

YU C P, WHYNES D K, SACH T H. Reform towards National Health Insurance in Malaysia: the equity implications [J]. Health Policy, 2011, 100(2 - 3): 256 - 263.

第六章　美军平时医疗保障

第一节　美军平时医疗保障发展

一、医疗保障理念的发展

美军方认为,平时医疗保障的任务、目标与新时期作战环境下军队的需求及保障对象的医疗需求密不可分,因此美军平时医疗保障理念是紧密围绕作战需求和保障对象医疗需求的变化而不断发展的。为了满足 21 世纪新型战争的需求,美军于 1997 年首次提出部队健康全面保护的概念,并试图改变以往重战救勤务、轻强健促进和伤病预防的状况,这给美军的医疗保障带来了新的要求和目标。同时,美军卫生系统作为新型战争卫勤保障的实施主体,在新的作战环境下也面临着转型需求。随着美军作战思想、武器系统的不断发展和升级,使他们对作战中的最主要因素——人的能力,又有了更加深刻的理解和认识。2009 年,美军在全面保护部队健康基础上又提出了全面强健部队的新理念;同年,在美国国内医疗保障改革的大背景下,军事卫生系统(MHS)又将美国医疗保障发展的趋势与军队的作战任务相结合,制定出美军卫生系统当前亟待实现的四重目标,使军队平时医疗保障理念始终紧跟国家医疗保障改革发展的步伐;为了突出当前医疗保障对象的核心需求和卫生系统最为紧迫的任务,2012 年美军又将保障理念聚焦于行为健康的促进,提出了从医疗保障向健康促进转变的核心战略任务。

（一）定位于部队健康全面保护

传统的美军卫勤保障模式是以战伤救治为核心的,直到海湾战争综合征的出现,才使美军从根本上改变了对军人健康的关注点,开始将医疗保障的理念定位于部队健康全面保护(force health protection,FHP),强调强健促进、伤病预防、战救勤务三方面并重,将军人视为最重要的武器系统,实施全寿命、全方位卫勤保障。

1.“部队健康全面保护”蕴含了“寓战于平”的医疗保障思想

部队健康全面保护(FHP)拓展并强化了卫勤与军人间的关系,力图改变以往重战救勤务、轻健康促进和伤病预防的局面,争取实现健康促进、伤病预防、战救勤务并重的三足鼎立状态。部队健康全面保护理念所提出的许多新理论和新概念对美军的医疗保障和军事医学产生了深远影响,使平战结合的目标逐步变成现实。

第一,将军人视为最重要的武器系统从而予以全寿命维护,拓宽了美军军事医学保障时域,既强调军人的健康促进,也关注人机结合武器系统的效能和医疗保障。

第二,FHP包含了"全维卫勤"的观念,强调"全维环境威胁""全维健康保护"和"全程优质保障水平",使美军在战前、战中、战后对于伤病员的防护,从重视伤后急救转为重视伤病预防。从历史经验看,疾病和非战斗减员占参战人员作战损失的大多数,而非战斗减员的预防则需要现役人员个人和指挥员共同完成。医务人员根据军事行动路线识别潜在威胁,并向指挥员提供预防对策。

第三,重新定位美军军事卫勤力量,通过强调军人健康促进的概念、战略性和预防性措施,将更多的军事卫勤力量定位到健康促进与伤病预防环节。

第四,促成医务人员向未来实施健康全面保护的角色转变,他们不仅要成为专业的战伤救治人员,还要成为伤病预防的咨询人员、健康促进的教育人员,要成为全能的部队健康保护人员。

2. "部队健康全面保护"为医疗保障提出新的任务需求

美国防部于2007年正式发布部队健康全面保护指令,作为美国防部"军人全维保护计划"的一项内容,旨在保障军人和参与军事行动的相关人员的身心健康,也对美军平时医疗保障系统提出全新和更高的要求。

在军人强健促进方面:① 军人健康保护措施包括:伤病预防、牙科健康、营养膳食、预防和禁止吸烟、增强体能和控制体重、合法性行为、应激调控、预防酗酒和吸毒;② 对所有军人实施健康评估和健康干预:对新兵的健康进行评估与干预,进行年度常规体检和牙科健康评估和干预,进行个人年度健康状态评价,在军事行动前后进行医学评估。

在伤病预防和规避危害健康因素方面:① 管理并执行免疫及预防治疗措施;② 为处于有害环境的军人提供安全舒适的工作条件并定期进行安全评估;③ 对作业环境进行常规性调查,检测对象主要包括噪声、气候、化学品、辐射、空气、食物、水、污染物等;④ 保证士兵能够正确使用个人防护装备,以减轻特定条件下对健康和安全的危害;⑤ 对军人及国防部相关人员进行安全、急救、卫生、健康风险及健康保护方面的训练,特别是在核、化、生、爆环境下的训练;⑥ 在军事行动前进行危害健康因素的情报收集和评估,特别是对可用的战场资源和卫勤资源的评估,并制定降低健康危害风险的计划;⑦ 确保有充足的预防性医疗和环境卫生能力,对军人健康危害因素进行预防和保护；⑧ 根据作业风险管理原则，对训练和军事行动中的健康和安全危害因素进行持续不断的评估并规避；⑨ 在武器系统和军用物资装备的设计、开发和采购过程中要鉴别和降低潜在的健康危害；⑩ 总结和应用作业与医学经验及教训。

在伤病员的医疗和康复方面：美国防部将运用灵活的、模块化的医疗保障系统和信息技术，为伤病员提供尽可能全面的治疗和康复服务。主要工作任务是：① 加强对现场救护人员的培训，提高现场急救和伤员固定能力；② 通过训练外科分队，提高紧急救治能力；③ 提高早期治疗机构的卫勤和医疗水平；④ 提高伤员后送过程中的救治能力；⑤ 最大限度地提高专科治疗和康复能力。

（二）满足军队卫生系统转型需求

为适应 21 世纪美军对联合作战的需求，实现军队卫生系统运行的便利高效、功能的优化、服务范围的扩大，从而满足美国国家安全战略目标的要求，2006 年美国防部在《四年防务审查报告》中指出要实现包括军队卫生系统在内的转型。

军队卫生系统转型的目标是建立一个统一的、灵活和高效的医疗保障体系，以适应部队医疗不断变化的要求，最大限度地利用信息资源。军队卫生系统转型主要包括以下几个方面：① 通过卫生监督、疾病监测、提高卫生保健和医疗保障水平等，为美军提供全维的医疗服务和支持；② 借助全球化网络技术，通过电子医疗卡和后勤数据库获取美军士兵个人和医疗机构的相关信息，以便实现医疗服务和物资的快速部署；③ 从仅提供救治服务的被动医疗保障向提供医疗救治和强健促进服务的更加主动和有效的医疗保障转型，包括持续监测士兵个人健康，识别和跟踪潜在危害，以及开发新技术和方法；④ 通过购买地方医疗服务，提高美军士兵及其家属的医疗福利，加强对医疗服务质量和安全性的监督和管理，避免出现医疗事故，保证伤员流的快速平稳流动。

（三）实现军队卫生系统的四重目标

美军平时医疗保障系统也是美国医疗保障制度的重要组成部分，在一定程度上体现出整个美国的医疗保障水平和服务质量，因此美军卫生系统紧随国家医疗保障的发展趋势，基于美国国家医疗保障改革研究院（IHI）提出的三重目标，结合军队卫生系统的战略计划和军队的战备任务，于 2009 年提出了军队医疗保障系统的四重目标。

1. 保障战备
确保所有部队人员的健康状况适于部署需要，确保卫勤部队能够随时随地保障部队行动,包括执行人道主义救援任务。

2. 保障人员健康

通过鼓励健康行为、强化预防措施和心理弹性来降低保障对象发病率。

3. 保证医疗服务质量

在保证医疗服务的便利性、公平性和安全性的条件下,提供以患者和家庭为中心的、富有同情心的高质量医疗服务。美军指出,高质量医疗服务的六要素是:安全、有效、以患者为中心、及时、高效和公平。

4. 提高卫生经费利用率

关注医疗质量,避免浪费,减少不必要的支出经费调整;统筹考虑某一时期的总成本,而不是仅考虑一项医疗活动的费用。

二、保障对象结构及其变化趋势

（一）保障对象结构与规模

美军医疗保障系统(TRICARE)采用大范围提供保障的方式,其保障对象包括了现役军人及其家属、退伍军人及其家属(包括因公牺牲人员的遗属)、国民警卫队和预备役人员及其家属,退伍军人的医疗保障由退伍军人事务部负责,不属于TRICARE 的保障范围。据统计数据显示,截至 2011 年 10 月,符合条件的TRICARE 保障对象共有 972 万人,约占美国总人口的 3%,其中现役军人 150万、现役军人家属 208 万、退伍军人及其家属 519 万(占保障对象总数的 53%,其中 65 岁以下 320 万人,65 岁以上 199 万人)、国民警卫队和预备役及其家属 95万人,保障对象整体呈现老龄化趋势(图 6 - 1)。

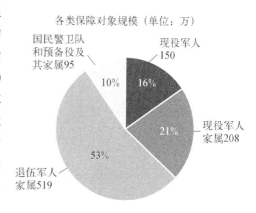

图 6 - 1　TRICARE 保障对象的构成及规模

1. 94% 的保障对象在美国本土

TRICARE 系统的 972 万保障对象中,有 912 万(94%)部署或定居在美国本土,其中退休人员及其家属占一半以上(53%);另有 60 万保障对象部署在海外,主要以现役军人、国民警卫队和预备役人员及其家属为主(68%)。

2. 陆军系统的保障对象最多

从各军种的保障对象分布来看,陆军系统的保障对象较多。在美国本土,陆军保障对象为 373 万(41%),随后依次为空军 243 万(27%)、海军 200 万(22%)、海军陆战队 70 万(8%)、其他人员 25 万(3%);在海外地区,陆军保障对象为 25 万(42%),随后依次为空军 17 万(28%)、海军 10 万(17%)、海军陆战队 7 万(12%)、其他人员 1 万(2%)。

3. 退休人员及其家属比例过半

美国本土的保障对象包括现役军人 128 万(14%)、现役军人家属 191 万(21%)、65 岁及以上退休人员及其家属 192 万(21%)、65 岁以下退休人员及其家属 308 万(34%)、国民警卫队和预备役 37 万(4%)、国民警卫队和预备役人员家属 55 万(6%)。

(二)保障对象规模变化趋势

TRICARE 保障对象数量从 2009 年的 959 万人增长到了 2011 年的 972 万人。在 2009~2011 年间,现役军人及其家属数量基本保持不变,退休人员及其家属数量增长速度最快(图 6-2),从 2009 年的 510 万增长到 2011 年的 519 万,其中 65 岁以下人员增长幅度更大,增长了 3.9%,65 岁以上人员增长了 3.2%。注册 TRICARE 基础型的保障对象从 2009 财年的 520 万(67.8%)增长到 2011 年的 550 万(70%),其中注册 TRICARE 基础型的现役军人家属从 2009 年的 83%增长到 2011 年的 84%。军队医疗保障系统(包括直接服务和购买服务)的使用率从 2009 年的 82.4%增长到 2011 年的 83.5%。除 65 岁以上退休人员及其家属(该类人员可选择加入国家专为老年人提供的 Medicare 计划)外,其他各类型保障对象对军队医疗保障系统的使用率均有所增长,军队医疗保障系统对保障对象的吸引力由此可见一斑。

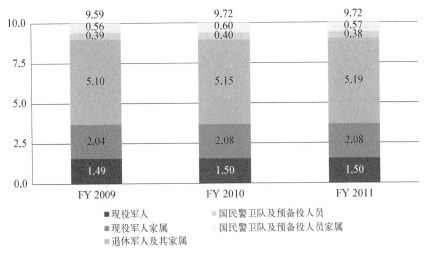

图 6-2 2009—2011 年 TRICARE 各类保障对象规模变化趋势

（三）保障对象年龄结构变化趋势

从保障对象的年龄构成来看，2011 年，65 岁以上男性占男性保障对象总数的 22.5%；65 岁以上女性占女性保障对象总数的 18.6%。2017 年，65 岁以上男性占男性保障对象总数的比例可达到 25.9%；65 岁以上女性占女性保障对象总数的比例可达到 21.9%，而其他各年龄阶段（0～4，5～14，15～17，18～24，25～34，35～44，45～64）的保障对象所占比例均有所下降。可见，美军平时医疗保障对象构成可呈现明显的老龄化趋势，这将成为未来美军医疗保障负担加重的一个重要因素（图 6-3 和图 6-4）。

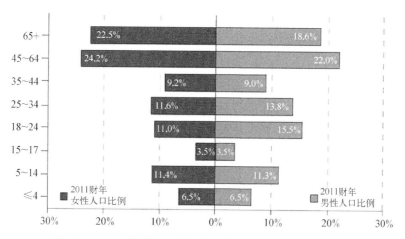

图 6-3　2011 年美军平时医疗保障对象的年龄和性别构成

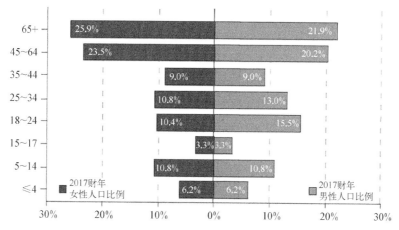

图 6-4　2017 年美军平时医疗保障对象的年龄和性别构成

根据 2011 年 12 月 30 日更新的保障对象数据预测

三、平时医疗保障类型与个人付费

（一）根据需求提供多种保障类型

TRICARE 创立之初只有 3 种类型，分别是基础型（TRICARE prime）、标准型（TRICARE standard）和附加型（TRICARE extra）。近年来，随着美军卫生服务需求的变化和卫生费用的急剧增长，TRICARE 又陆续推出了其他几种选项。例如，为适应保障对象的医疗需求变化，顺应美国医疗保障改革趋势，TRICARE 管理中心又新增了 TRICATE 青少年型和 TRICARE 家庭医疗计划。针对每种保障计划类型，TRICARE 管理中心都为保障对象制定了相应的使用手册，详细规定了该类型医疗保障计划的适用范围、就医程序及付费标准。手册中还附有多个实例说明，具体介绍了不同身份保障对象的就医程序和付费标准。

1. 基础型（TRICARE prime）

（1）注册要求

基础型是 TRICARE 系统与美国健康维护组织（HMO）合作实施的一种管理式医疗保障类型，可提供最经济实惠且覆盖全面的医疗服务，但保障对象须注册方能加入。注册人根据居住地，可选择注册 TRICARE 基础型（TRICARE prime）、TRICARE 偏远地区基础型（TPR）、TRICARE 海外基础型（TOP）和 TRICARE 海外偏远地区基础型（TOPR）。

居住于 TRICARE 基础型覆盖地区（一般建有军队医疗机构）的现役军人必须注册加入 TRICARE 基础型，不能选择其他保障类型。居住于 TRICARE 基础型覆盖地区的现役军人家属、退休人员及其家属也可选择加入。如果保障对象的居住地或工作地距离最近的军队医疗机构 50 英里（80 公里）或 1 小时车程以上，则可注册加入 TRICARE 偏远地区基础型或海外偏远地区基础型，或选择标准型或附加型，并在保障对象居住地或工作地附近的地方医疗机构就医。

（2）适用范围

基础型医疗保障计划的适用范围包括：现役军人及其家属、退休人员及其家属、现役、非现役及退休的国民警卫队和联邦后备役部队及其家属、阵亡军人的遗属（未再婚配偶和未满 21 岁的未婚子女）。

（3）服务范围

基础型提供的医疗服务范围包括：急诊、门诊、预防医学（体检、免疫接种等）、住院治疗、妇产科、心理（行为）健康、处方药等。

（4）就医流程与标准

保障对象注册后方能加入基础型。注册人加入基础型后，将被指定一个初级保健管理者（primary care manager，PCM），通常为当地军队医院或 TRICARE 网络内地方医院的全科医生，负责注册人的所有医疗服务。初级保健管理者应保证每天 24 小时为注册人提供服务（或指定一名可以提供电话服务的初级保健提供者）。如果需要选择网络内医疗服务提供者接受预防性医疗服务或行为健康门诊，无须预约。保障对象改变居住地址，可通过统一的电话更改初级保健管理者。此外，初级保健管理者距离保障对象居住地或工作地应不超过 30 分钟车程，专科医疗机构应不超过 1 小时车程。如果安排转诊的专科治疗机构距保障对象居住地或工作地 100 英里（1 600 公里）以上，则保障对象有权获得相应数量的交通补助。

　　TRICARE 将医疗服务分为 4 种类型，保障对象预约不同类型医疗服务的等候时间应符合不同的标准。

　　① 紧急治疗。是指如未能立即提供治疗不会导致残疾或死亡的疾病或损伤所必需的医疗服务。需要紧急治疗的疾病和损伤包括扭伤、咽喉痛、发热等，紧急治疗如延迟 24 小时以上，很可能会引发需急诊治疗的病情。因此紧急治疗的预约等候时间应不超过 24 小时。在通常情况下，保障对象可在初级保健管理者处预约当天的紧急治疗。

　　② 急诊治疗。TRICARE 把急诊定义为严重的医学的、产科的或精神的状况，这种状况在谨慎的医学外行看来，如不立即治疗会危及生命、肢体或视力；或出现严重疼痛，需要立即采取缓解措施（多数由疼痛引起的牙科急诊不包含在急诊治疗的范围内）。如发生急诊情况，保障对象可拨打 911 或直接到最近的急诊室就诊，并在获得急诊治疗后的 24 小时内联系初级保健管理者，以便安排后续治疗。

　　③ 常规治疗。常规治疗（初级保健）包括一般的门诊治疗，包括对症缓解治疗、急、慢性病的治疗及预防医学措施。保障对象可在初级保健管理者处获得大部分常规治疗或初级保健。当指定的初级保健管理者无法满足治疗需求时，可将保障对象转诊至另一初级保健提供者。常规治疗的预约等候时间应不超过 1 周。

　　④ 专科治疗。当该初级保健管理者无法满足注册人的医疗需求时，由初级保健管理者负责将注册人转诊至其他初级保健医生或相应的专科医生处，并负责与地区医疗合同商协调以获得转诊授权。TRICARE 规定了基础型保障对象每年进行专科转诊的次数。如不经转诊直接进行专科治疗，则需支付较高的自付费用。专科治疗或日常保健的预约等候时间应不超过 28 天（4 周）。

　　（5）个人付费情况

　　该选项对现役军人及其家属不收取注册费，也不需要费用分摊。而对于退伍军人（65 岁以下）及其家属（65 岁以下），则需要收取注册费，个人每年 270 美元或家庭每年 539 美元。除注册费外，退伍军人及其家属每次就医还需要分摊费用，规定门诊每次 12 美元,急诊每次 30 美元,心理门诊每次 25 美元,住院每天 11 美元(总额不少于 25 美元),因心理疾病住院每天 40 美元。

（6）灵活机制

在 TRICARE 基础型选项下新增了一个就地就医（point of service,POS）注册选项。通常在 TRICARE 基础型选项下,注册人必须经过主治医师（PCM）转诊才能到其他医疗机构就医,否则不予支付费用。但如果注册人在注册 TRICARE 基础型时选择 POS 选项,则可以不经转诊程序,直接选择 TRICARE 授权的医疗提供方就医,但需要支付较高的年度抵扣费（即年度起付线,个人 300 美元/年或家庭 600 美元/年）和分摊费用（门诊、急诊均为 50%）。但 POS 选项不适用于以下情形：现役军人、出生 60 天内的婴儿、拥有其他医疗保险的保障对象以及急诊和预防医学服务。

2. 附加型（TRICARE extra）

这是一种 MHS 与优先医疗服务组织（管理式医疗的另一种运作模式）合作推出的保障类型。该类型比 TRICARE prime 更灵活,无须注册,也不需要指定初级保健管理者和转诊审批,但要求支付额外的费用,除现役军人以外的所有保障对象均可自愿加入这种类型。在附加型选项下,保障对象可选择 TRICARE 网络内的医疗保障提供者提供医疗服务,不用支付注册费用,只需支付固定数额的年度抵扣费和一定比例的费用分摊。某些特殊治疗项目需要事先得到地区合同商的授权。授权的医疗提供方会为保障对象结算医疗账单,保障对象仅需支付分摊费用。

3. 标准型（TRICARE standard）

标准型是 3 个选项中最灵活的,对患者就医地点几乎没有限制,但费用也最高。除现役军人以外的所有保障对象均可自愿加入这个选项。在该选项下,保障对象既可以选择 TRICARE 授权的医疗提供方,也可以选择非 TRICARE 授权的医疗提供方。但是,未授权的医疗提供方在多数情况下不能为保障对象结算覆盖的医疗费用,保障对象需要先自行支付,然后再进行报销。

4. TRICARE 预备役型

国民警卫队和预备役人员及其家属,如果被征召服现役 30 天以上,就可以选择上述任何一种 TRICARE 选项接受医疗保障。使用 TRICARE Prime 是免费的,这一点与现役军人家属相同。其他预备役人员可根据自身情况选择 TRICARE Reserve Select 和 TRICARE Reserve Retire 计划,这两项医疗保障计划均为基于保险费的医疗计划,分别适用于正在服役的预备役人员及其家属和退休的预备役人员及其家属。购买上述两项医疗保险之一后,应当在当月最后一天前缴纳保险费,以保证下月的医疗保险有效。在这些类型下,保障对象可预约一家

TRICARE 授权的医疗提供方(网络内或网络外),进行常规、急诊和专科治疗服务,无须转诊,但某些特殊项目的医疗服务需要事先得到地区医疗合同商的批准。

在 TRICARE Reserve Select 计划下,保障对象需要缴纳每人 52 美元/月(每家庭 196 美元/月)的保险金,其年度起付线根据预备役人员的级别为每人 50~100 美元/月(每家庭 150~300 美元/月)不等。如选择网络内的医疗提供方,其费用分摊约为 15%;如选择网络外的医疗提供方,其费用分摊约为 20%。

在 TRICARE Reserve Retire 计划下,保障对象需要缴纳每人 400 美元/月(每家庭 970 美元/月)的保险金,其年度起付线为每人 150 美元(每家庭 300 美元)。如选择网络内的医疗提供方,其费用分摊约为 15%;如选择网络外的医疗提供方,其费用分摊约为 20%。

5. TRICARE 终身型

该选项主要针对 65 岁以上的老年保障对象,即那些有资格加入美国政府提供的老人医疗保障(Medicare PartsA)的人群,他们在享受 Medicare PartsA 的同时,只需按月缴纳保费,加入 Medicare PartsB 的医疗保险,就可同时享有 TRICARE 终身型医疗计划且无须注册。当保障对象选择 Medicare 和 TRICARE 同时覆盖的医疗服务时,先由 Medicare 为其支付医疗费用,TRICARE 作为第二付费者,负责支付 Medicare 未覆盖的费用;当保障对象选择的医疗提供方仅为 Medicare 或 TRICARE 之一覆盖时,则由覆盖的一方单独付费。

6. TRICARE 青少年型

自 2011 年春天,现役军人、退伍军人、预备役及退休预备役人员的未婚成年子女(21~26 岁)可加入青少年型医疗计划。青少年型计划是 2011 年国防部为执行患者保护与医疗法案中对子女提供保障至 26 岁的规定而新推出的保障类型,之前 TRICARE 计划对子女提供医疗保障的年龄限制为 23 岁。青少年型医疗计划包含青少年基础型(仅现役军人和退伍军人子女可选择加入)和青少年标准型两种类型,每月需交纳的保险费分别为 201 美元/月和 176 美元/月。青少年基础型用户在军队医疗机构就医无须支付费用,如选择地方医疗机构就医则需支付一定比例的自付费用。青少年标准型用户可选择 TRICARE 授权的网络内或网络外医疗提供方就医,在医疗容量允许的情况下也可选择军队医疗机构就医,均需支付一定比例的分摊费用。

7. 家庭医疗计划

家庭医疗计划是 TRICARE 基础型选项下的一个补充计划,除现役军人以外的其他 TRICARE 保障对象均可选择加入家庭医疗计划,通过分布于 6 个指定地区的社区医院和社区医生网络获得家庭医疗保障服务,由该网络内的初级保健医生负责,如需转诊至专科医生则须取得地区医疗合同商的授权。选择此项计划后,保障对象将不能再选择军队医疗机构的医疗服务和药学服务。该计划对现役军人家属不收取注册费,也不需要费用分摊。退休人员及其家属需要收取注册费和分摊费用,其收费标准与 TRICARE 基础型基本相一致。

(二)根据身份和保障类型确定个人付费

保障对象根据其身份(现役军人、退伍军人或军人家属)与其加入的保障计划类型,应支付不同的卫生保健费,美军对此做了严格的规定。所有现役军人必须注册加入 TRICARE 基础型,无须支付费用;而退休人员及军人家属等享受军队医疗保障需要缴纳注册费、抵扣费和共付费用等,根据选择的不同医疗保障计划类型,具体付费标准有所不同。自 1996 年至 2012 年 10 月,TRICARE 保障计划的注册费、抵扣费和个人共付费用几乎保持不变,扣除通货膨胀的影响后,其实际支付费用相当于逐年降低,个人付费占个人实际消耗医疗经费的比例更是大幅下降,如1996~2007 年,加入 TRICARE 基础型的 65 岁以下的退休人员的自付比例从11% 下降到 4%。美军医疗保障改革研究特别工作组曾多次提交建议案,建议增加军队医疗保障对象的自付费用,直至 2012 年 11 月,TRICARE 基础型的注册费用才从每人 230 美元或每家庭 460 美元增长至每人 270 美元或每家庭 540 美元,门诊、急诊等各类医疗服务的共付费用也有不同程度的小幅增长。

(三)小结与讨论

美军医疗保障制度自 19 世纪 70 年代建立至今,先后推行了武装部队民间医疗卫生系统计划(CHAMPUS)、CHAMPUS 改革试点计划(CRI),健康网计划(HN)等,最终探索出目前所采用的相对完善的 TRICARE 医疗保障计划,可以说目前已经基本结束了其全面改革的时代,开始进入渐进式改革时代。所谓渐进式改革,即每隔一段时间作一些小的调整和变动,即不断推出局部的、小规模的改革措施。

从美军保障理念的发展来看,美军的医疗保障理念主要围绕着作战需求和保障对象需求的变化和美国医疗保障改革的最新趋势,不断发展、升级和调整重点。

部队健康全面保护、适应美军卫生系统转型和部队全面强健都是根据新形势下新的作战需求提出的;四重目标的建立,突出体现了当前美国国内医疗保障改革的发展趋势;从医疗保障向健康促进转变很好地反映出保障对象的终极医疗需求。笔者认为,从医疗保障向健康促进转变精准地定位了平时医疗保障系统的任务与目标,是对之前一系列保障理念的升华和聚焦。

从美军平时医疗保障对象的结构和变化趋势来看,美军医疗保障的覆盖范围广泛,保障对象众多,并且保障对象规模呈现不断增加的发展趋势和老龄化趋势,这将对美军持续增长的医疗费用提出新的挑战。同时选择加入军队医疗保障计划的保障对象也呈增长趋势,这也从另一个侧面反映出美军医疗保障的服务质量和福利水平正在不断提升,且与地方医疗保障计划相比具有一定优势。

从保障计划类型和付费情况来看,其变化调整不大。美军医疗保障计划中的基础型、标准型和附加型调整不大,也是保障对象选择最多的三大类型,尤其是基础型计划的注册率一直保持在 50％以上,在一定程度上说明了这三类保障计划的成熟性和稳定性。为满足保障对象的医疗需求变化,顺应美国医疗保障改革形势发展,新增加了 TRICATE 青少年型和 TRICARE 家庭医疗计划。各类型的个人自付费用 20 年来几乎未作调整。总体而言,美军医疗保障类型发展相对稳定,但也进行了一些与时俱进的改革,而在个人付费方面,可能迫于各利益方的压力,没能按照医疗服务成本的增长进行及时调整,因此给军队卫生系统带来了较大的经济压力。

第二节　美军平时医疗保障组织体系

一、医疗保障管理体系现状与特点

（一）在国防部设立平时医疗保障的最高领导机构

美军在国防部设有平时医疗保障的医疗最高领导机构——TRICARE 管理中心(TRICARE Management Activity,TMA),该机构由负责人员与国防部副部长领导。TMA 的主要职责是对全军的卫生资源进行全面整合利用,实施联勤保障。TMA 主任由负责卫生事务的助理国防部长(Assistant Secretary of Defense for Health Affairs,ASDHA)担任,负责平时医疗保障政策制定。此外,陆海空三军有各自的卫生部门,并任命各军种的军医署长负责管理本军种所属医疗机构。ASDHA 向各军种分配经费,各军种再向所属医疗机构分配经费。这样的管理结构一方面是适应卫勤指挥领导体制与联合作战指挥体制紧密联系的要求,另一方面也是适应联勤卫生体制改革的要求。

TMA 主任负责管理 TRICARE 的所有日常工作,执行 ASDHA 制定的政策,并在全球范围内对 TRICARE 运营情况进行监督。此外,TMA 还设有一名专职副主任,为少将军衔,下设医疗、部署支持、财务、信息、计划政策等多个职能办公室。TRICARE 的组织结构不仅在总部层面设有各个职能管理机构,而且还根据美军的全球部署情况实行划区医疗保障,统一使用划区内的卫生资源,并统一管理划区内的医疗机构。

（二）建立分工细化的职能管理机构

TRICARE 管理中心根据工作职能设立了多个职能管理部门,每个职能管理部门又按照业务需要成立了相应的业务执行机构,分工十分细化明确,涵盖了医疗保障中可能出现问题的各个环节。从 TMA 的职能管理机构设置可以看出美军在平时医疗保障管理中关注的重点环节。TMA 下设的职能管理部门主要涉及临床业务管理、客户沟通与服务质量管理、国防卫生服务系统。

1. 临床业务管理

围绕临床业务管理（clinical operations/patientcare）,TRICARE 管理中心建立了以下相关管理部门和项目计划。

（1）计算机/电子援助计划

计算机/电子援助计划（computer/electronic accommodations program,CAP）成立于 1989 年 10 月,主要职能是通过电子与信息技术手段帮助伤残军人。截至 2008 财年,该计划已完成 10 356 份援助计划。下设办公室、技术评价中心和伤残服务组,伤残服务组包括失明/弱视与认知小组、交流与失聪小组、快速行动小组、伤残军人小组以及 CAP 绿组等。

（2）国防部患者安全计划

国防部患者安全计划（patient safety program）执行机构包括：TMA 首席医疗官办公室下设的患者安全处（patient safety division）；国防部患者安全教育与研究中心（center for education and research in patient safety,CERPS）,位于国家海军医学中心内,隶属于美军医科大学；国防部患者安全中心（patient safety center,PSC）,隶属于武装部队病理学研究所；医疗队协作计划（healthcare team coordination program,HCTCP）,隶属于 TRICARE 管理中心。

美军十分重视患者安全,在 2001 年的《国防授权法案》中明确指出,军事卫生系统（MHS）应为 TRICARE 保障对象提供安全的医疗保障。国防部患者安全计划的实施旨在通过营造诚信、透明的就医氛围,实现为患者提供安全、可靠的治疗目标。

（3）预防欺诈与滥用协调办公室

预防欺诈与滥用（fraud & abuse）协调办公室负责管理协调 TRICARE 系统内的医疗欺诈与药物滥用问题。

（4）军队医疗保障办公室

军事卫生系统（MHS）与地方医疗机构的协调直接影响着保障对象对军队医疗保障的可及性和满意度，因此美军成立了军队医疗保障办公室（Military Medical Support Office，MMSO）来负责协调工作。其具体职责包括：地方医疗和牙科保健的预授权、授权支付地方医疗和牙科账单以及协调边远地区军人接受地方医疗服务等。

（5）患者隐私办公室

美军医疗保障已经实现了较高的信息化程度，其中保障对象均采用网上注册的方式加入医疗计划。虽然这提高了效率，但也带来信息安全的问题，尤其是患者隐私外泄的风险很高。为了保护患者隐私，患者隐私办公室（Privacy Office）负责监督 MHS 执行与隐私保护相关的美国联邦法律及国防部条令条例，并为 TMA 制定隐私保护相关的政策、计划和措施。此外，患者隐私办公室还负责评估和管理电子健康档案可能产生的风险和威胁，并妥善处理出现的患者隐私问题。它还负责就相关问题向美国国会、卫生与公众服务等部门作出解释。

患者隐私办公室设立的必要性及具体职责可以通过 2011 年的保障对象资料外泄事件进行很好的阐释。当时，TRICARE 系统内约 490 万名受益人的健康信息遭到泄露，可能影响 1992 年 1 月至 2011 年 9 月在圣安东尼奥地区军队医疗机构就医的所有保障对象。该事件的起因是 TRICARE 的合同商——科学应用国际公司（SAIC）在 2011 年 9 月 14 日发现其保存电子医疗记录的备份资料丢失。这些数据包括保障对象的社会安全号码、家庭住址、电话号码、个人健康数据（如临床记录、化验结果、开药处方）等，但不包括信用卡或银行账户信息等财务数据。患者隐私办公室立刻展开事件调查，调查结果显示，备份资料的丢失不是恶意行为，保障对象可能受到的影响也较为有限。同时，患者隐私办公室也迅速制定出应对计划，与 SAIC 公司一起确定个人信息可能泄露的保障对象名单，并电话通知，开通免费咨询电话，供怀疑个人信息泄露的保障对象咨询，并开展相关数据保护政策和程序的评估工作。

（6）总军士长（高级士兵顾问）

总军士长（senior enlisted advisor，SEA）任务是帮助解决影响部队士兵生命质量和战备状态的关键医学问题。美军的总军士长可以说是连接平时医疗保障与战时作战需求的桥梁，负责将战时的需求传递到平时医疗保障当中。

（7）药品管理中心

药品管理中心（pharmaceutical operations）负责全军平时药品保障管理与军队平时医疗保障的药品供应，其机构设置与运行机制将在全书第四部分详细探讨。

2. 客户沟通与服务质量管理

（1）沟通与客户服务办公室

沟通与客户服务办公室（communications and customer service, C & CS）负责 TRICARE 的信息交流、沟通、教育、销售与客户服务等。其下设：公共事务办公室（PAO）、客户交流部（CCB）、保障对象出版物办公室（BPO）、交流研究与资源部（CR & RB）、保障对象与创新交流部（B & CC）。沟通与客户服务办公室每年都会组织召开 TRICARE 客户服务与沟通大会，由 MHS 内的医疗服务与沟通人员参加，就 TRICARE 与国家医疗改革的关系、行为健康促进、医疗服务质量和可及性的提高以及如何负责任地管理卫生经费等问题开展主题报告和研讨。

（2）医疗项目分析评估委员会

美军十分重视对医疗保障项目效果及服务质量的评估。医疗项目分析评估委员会（healthcare effectiveness and assessment, HPA & E）是专门为 MHS 领导决策提供支持服务的评估与研究机构。每年 HPA & E 都会开展多项与医疗服务质量相关的客户满意度调查研究，旨在了解并改善 TRICARE 系统的服务质量。HPA & E 通过满意度调查发现，2009 财年 TRICARE 保障对象的整体满意度比 2007 财年有所提升，高于国家医疗保障服务评估报告（consumer assessment of healthcare providers and systems, CAHPS）中提出的标准。

（3）TRICARE 服务中心

TRICARE 服务中心（TRICARE service center）大部分设在军队医疗机构内，也有的设于其他军事设施或社区，还有一些是虚拟的 TRICARE 服务中心，设在网站上。这些服务中心配备了服务代表，向保障对象提供以下服务：解释 TRICARE 保障政策；接收 TRICARE Prime 注册表；接收初级保健管理者（primary care manager, PCM）选择和变更登记表；账单状态查询和账单解释；保障计划和资格信息查询；TRICARE 入网医疗机构和药房信息查询；报告欺诈行为。

3. 国防卫生服务系统

国防卫生服务系统（defense health service system, DHSS）办公室由国防医学后勤标准支持办公室（defense medical logistics standard support, DMLSS）、管理信息与决策支持办公室（enterprise information & decision support, EIDS）和资源信息技术项目办公室（resource information technology program office, RITPO）合并组成，主要涉及 3 个领域：临床支持、医学后勤和资源。

临床保障处（clinical support division）提供优化军队卫生系统临床程序的信息技术解决方案，包括临床数据分析、医学调度与任命、医疗提供者权利与认证、患者安全与电子医疗报告、营养管理方案、特殊管理制度等，该处与国防部助理部长（国防政策和计划）办公室［office of the assistant secretary of defense for health affairs，OASD（HA）］合作。

医学后勤处（medical logistics division）通过医学后勤自动化信息系统，向各军队医疗机构与战区提供模块化、标准化的医学后勤支持，包括库存控制、供应商管理、价格比较、资本核算、生物医学维护、关键装备目录与设施管理等。该处与国防部助理部长（财务与绩效管理）办公室［office of the assistant secretary of defense for financial management and comptroller，OASD（FM & C）］合作。

资源处（resources division）提供先进的信息技术系统以支持军事医学事业，包括人员准备、人员管理、学习管理、医学编码与收集、医疗成本管理、医疗服务管理工具、MHS 数据库、决策支持等。该处与国防部助理部长（健康事务与人力资源）办公室［office of the assistant secretary of defense for health affairs and human resources，OASD（HA & HR）］合作。

（三）实施划区联勤保障

美军将平时医疗保障覆盖的地域范围划分为 6 个地区（北区、南区、西区、欧洲与非洲区、拉丁美洲与加拿大区、太平洋区），统一使用陆、海、空和海岸警卫队的卫生资源，并以地方医疗服务网络为补充，形成军队医疗服务体系，三军仍各自保留一定规模的医疗保障机构，共同完成医疗保障任务。在同一个区域内，任何军种的医疗机构都可以为军人提供医疗服务。该体制的主要特点是：① 出现了联勤指挥机构，三军卫勤保障的协同得到明显改善；② 军队卫生资源大部分仍分配于三军，三军相对独立的卫勤保障体系基本不变；③ 军种卫生系统行政上受军种领导部门领导，业务上仍受全军卫生领导部门指导。

1. 划区内设置联勤指挥机构

TMA 的医疗保障行动办公室总部分别设在弗吉尼亚州的福尔斯彻奇和科罗拉多州的奥罗拉，在下面的 6 个地区中，每个地区中心都设有地区办公室（TRICARE regional office，TRO），它们作为联勤指挥机构，其地区中心职责包括：监督该地区医疗保障行动与卫生计划执行，管理地区的医疗合同商，为当地军队医疗机构主管提供支持，制订没有军队医疗机构的边远地区商业医疗保障计划，资助和改善地区医疗服务活动。通过设立划区内的联勤指挥机构，使划区内的三军医疗保障的协同作用得到明显改善。

TRICARE 的 6 个地区中心分别为：北区、南区、西区、欧洲与非洲区、拉丁美洲与加拿大区、太平洋区。其中，北区、南区、西区负责国内的医疗保障工作，这些区域的管理机构分别是国内各区的地区办公室（TRICARE regional office，TRO），海外地区的医疗保障工作分别由海外各区的地区办公室(TRICARE area office，TAO)管理。这些地区办公室向 TMA 副主任直接汇报工作。

（1）北区

保障地区包括康涅狄格州、特拉华州、哥伦比亚特区、伊利诺伊州、印第安纳州、肯塔基州、缅因州、马里兰州、马萨诸塞州、密歇根州、新罕布什尔州、新泽西州、纽约州、北卡罗来纳州、俄亥俄州、宾夕法尼亚州、罗德岛州、佛蒙特州、弗吉尼亚州、西弗吉尼亚州、威斯康星州，以及艾奥瓦州（岩岛兵工厂地区）、密苏里州（圣路易斯地区）和田纳西州（坎贝尔地区）。

（2）南区

保障地区包括亚拉巴马州、阿肯色州、佛罗里达州、佐治亚州、路易斯安那州、密西西比州、俄克拉何马州、南卡罗来纳州和田纳西州（不包括坎贝尔地区），以及得克萨斯州（不包括埃尔帕索地区）。

（3）西区

保障地区包括阿拉斯加州、亚利桑那州、加利福尼亚州、科罗拉多州、夏威夷州、爱达荷州、艾奥瓦州（不包括岩岛兵工厂地区）、堪萨斯州、明尼苏达州、密苏里州（仅除圣路易斯地区）、蒙大拿州、内布拉斯加州、内华达州、新墨西哥州、北达科他州、俄勒冈州、南达科他州和得克萨斯州（西南部，包括埃尔帕索），以及犹他州、华盛顿州和怀俄明州。

（4）欧洲与非洲区

保障地区包括欧洲、非洲和中东地区，由 TAO 欧洲与非洲区办公室(TAO - EA)管理，办公室位于德国的森巴赫空军基地。

（5）拉丁美洲与加拿大区

保障地区包括中南美洲、加勒比海地区、加拿大、波多黎各和维京群岛，由 TAO 拉丁美洲与加拿大区办公室(TAO - TLAC)管理，办公室位于佐治亚州的戈登堡基地。

（6）太平洋区

保障地区包括关岛、日本、韩国、其他亚洲国家、新西兰、印度次大陆和西太平洋偏远国家，由 TAO 太平洋办公室(TAO - P)管理，办公室位于日本的冲绳莱斯特军营。

以 TRICARE 太平洋地区办公室为例，日常工作人员包括：TRICARE 地区办公室主任，地区客户服务中心销售代表，受益人与客户服务联络官，牙科代表，临床业务医学主管和临床业务护士协调官等。

2. 三军医疗机构共同实施联勤保障

在同一个分区内，不仅美陆海空三军的卫生机构都参加联勤，而且退伍军人事务部的卫生机构也参加合作,所以美军的任何一个医疗机构都为现役军人提供医疗服务,而不管其属于何军种。在专科治疗方面的合作则要签订合同。合同有正式的,也有非正式的。合作的方式有下列几种:

(1)某医院为另一所医院提供必要的医务人员。例如,尤斯蒂斯堡的空军医院每周向莱堡的肯纳陆军医院提供1名足部医生和1名泌尿外科医生,分别工作1天。

(2)某医疗单位为其他医疗单位提供专科服务。例如,美陆军麦克唐纳地区医院和兰利空军基地医院签订了合同,空军基地医院为该地区的美军人员提供产科服务。

(3)一个或几个医疗单位联合建立某个专科勤务,为这些单位服务。例如,尤斯蒂斯堡和兰利空军基地医院建立了联合矫形外科勤务,并在昼夜值班和周末值班中互相支援。

(4)医疗机构间签订互助服务的合同。例如,驻北卡罗来纳州的查尔斯顿海军牙科诊所与驻南卡罗来纳州空军基地的牙科机构已建立了为患者互助服务的合同。

二、医疗服务体系的构成

随着近几年美军平时医疗保障对象及其医疗需求的不断增加,美军逐渐扩大其购买医疗服务的规模,同时其军队医疗机构则呈现出不断合并与精简的趋势,逐步实现了从以军队医疗机构保障为主、地方医疗机构保障为辅的模式向军队和地方医疗机构共同承担的模式转变。

(一)军队医疗服务体系构成

军队医疗机构是美军医疗保障系统的重要组成部分。它们优先为现役军人提供医疗保障。在保障能力允许的情况下,也可以为其他类型TRICARE保障对象提供医疗服务。截至2011年底,MHS共有59所医院(包括医学中心和社区医院),364个诊所,282所牙科诊所,以及288所兽医诊所。这些医疗机构分布在美国本土和海外军事部署区域。

1. 医学中心主要提供三级医疗服务

医学中心主要提供三级医疗服务(高级诊断和治疗服务),有时也可提供初级医疗保障和二级医疗服务。每个医学中心都设有大型临床医院,并提供预防医学、血液保障等其他服务。医学中心的临床医院比军队社区医院规模大,拥有较多先进设备和更专业的人员,可提供范围更大的专科治疗。同时,也开展医学继续教育,培养实习医生和住院医生。例如,马迪根陆军医学中心拥有 172 张病床,为属区内约 10 万余名保障对象提供服务,是西北太平洋地区的军队三级医疗转诊中心。该中心拥有工作人员 2 855 名,可提供初级保健和专科治疗服务。

2. 社区医院主要提供二级医疗服务

社区医院可提供较为复杂的、资源密集型的二级医疗服务,包括住院和外科治疗。社区医院通常配置 50～150 张病床,也可在本院门诊诊所和院外门诊部(如驻部队门诊部和在偏远地区设立的门诊部)提供初级医疗保健服务。例如,布雷默顿海军社区医院设有 70 张病床、1 200 名工作人员,为该地区的 6 万名保障对象服务,主要提供初级保健、普通外科、骨科、妇科、眼科、耳鼻喉科、皮肤科、心血管科、神经科和消化科诊疗。此外,还有一些军队社区医疗机构不提供住院医疗服务,称为军队健康中心(health center)。

3. 诊所主要提供初级保健服务

诊所一般为门诊机构,仅提供初级医疗保健和简单的专科治疗,如常规检查、化验和治疗,接受陆军医学中心或牙科医务局的监督与指导。诊所既可与其他医疗设施分开设立(如陆军健康诊所),也可作为某大型医疗设施的一部分(如某医院内的家庭医疗诊所或儿科诊所)。诊所通常不提供住院医疗服务。在军队中,诊所的服务对象通常是部队的士兵及其家属。

现役军人、军队退休人员及其家属(配偶及子女)在军队医疗机构就医时,按照特定的优先次序进行。即:军队医疗机构首先保障现役军人就医(包括医疗和牙科服务),其次,在医疗容量允许的情况下,优先保障现役军人家属就医,最后为退休人员及其家属提供医疗服务。美军强调给予现役军人家属在军队医疗机构就医的优先权,是为了保证执行军事任务的现役军人无须担心其家属的医疗保障问题,特别是那些因驻扎在海外或舰上而与家属两地分居的现役军人。而退休人员还可以选择退伍军人事务部的医疗机构就医,选择余地较大。

(二) 地方医疗服务体系构成

1. 通过管理式医疗合同商开发地方医疗服务

美军在本土设有 3 个 TRICARE 保障区,每个保障区各有一个签约的管理式医疗(managed care)合同商,可有效支援和补充军队医疗机构的服务。签约的地区合同商不仅需要开发、维护地方医疗服务机构网络并提供有关医疗服务,还必须提供包括医疗服务利用审核、病例管理、参保注册、转诊管理以及客户服务等在内的一系列专业服务。签约医疗合同商通过各种医疗提供方提供医疗服务。TRICARE 保障对象只有在获得授权的医疗提供方处就医,才能享受费用减免,否则医费费用全部由个人承担。医疗提供方一般包括私人医生、医院和辅助医疗机构（实验室和放射中心）和药房，达到 TRICARE 的认证要求后，才能获得授权。获授权的医疗提供方又可分为网络内的医疗提供方和网络外的医疗提供方。

2. 建立地方医疗服务网络

地区合同商会在本保障区内建立一个医疗网络体系，由与之签约的医疗提供方组成。凡是网络内的医疗提供方均可为保障对象服务，并开具相应的医疗账单（全部或部分医疗费用），保障对象仅需缴纳自费部分。现役军人的工作地或居住地距离军队医疗机构较远时，可以选择或被指定一个网络内的地方初级保健管理者。

网络外的医疗提供方未与地区医疗合同商签订协议，也称为非网络医疗提供方。未经地区医疗合同商授权，保障对象在任何网络外医疗提供方处就医的费用全部由个人承担，除非出现急诊情况或选择就地就医（point-of-service）注册选项。

（三）军队卫生人员构成

1. 卫生人员占军队人员总数比例相对较高

美军卫生人员占军队人员总数的比例为 9.6%（2010 年统计数字），与其他国家军队（4%～10%）相比较高，这与各国采取的军队医疗保障体制有关。以军队医疗机构为主提供军队医疗保障的国家，其卫生人员占军人总数的比例较高（如德国 2005 年的统计数字为 10%），反之则较低。

2. 军官占军队卫生人员的比例较低

美军卫生人员的构成特点是军官比例较低，士兵与士官比例及文职人员比例较高。美军各类卫生人员总数为 14.44 万人，其中现役军人 8.60 万人（军官 3.18 万人，士兵与士官 5.42 万人），军官与士官的数量比为 1∶1.69，显著低于其他几国军队；文职人员 5.84 万人，占军队卫生人员总数的 40.6%，显著高于其他国家军队。

3. 军队卫生人员专业分工细化

目前，美军卫生系统中卫生人员的专业构成主要包括 6 类军官专业和 10 类士兵专业，具有十分细化的专业分工。

美军卫生系统中从事卫生专业的军官可以是现役军官或预备役军官，根据职责不同，可划分为：① 军医，负责解决军人及其家属的所有健康问题。具有医学博士或骨科学博士学位，并且有一年以上的实际工作经验。② 牙医，负责军人及其家属的牙齿健康。具有口腔外科博士学位或口腔医学博士学位。③ 医疗辅助人员，参与军人及其家属辅助治疗工作，由职业治疗师、理疗师、营养医师和医助 4 类领域专家组成，具有相关专业学位和资质。④ 护理队军官，负责护士队伍领导工作或承担各类患者护理工作,具有永久注册护士资格。⑤ 医疗服务人员,参与军人及其家属辅助治疗工作或从事军事医学研究。由行为科学、卫生管理、实验室科学、眼科学、药学服务、足部医疗和预防医学 7 类领域专家组成。

美军卫生系统中从事卫生专业的卫生员由现役或预备役士兵和士官组成,根据职责不同,可划分:① 医疗设备卫生员,负责维修并维护所有医疗设备。② 手术室卫生员,手术中辅助医生和手术室护士从事手术准备工作。③ 牙科卫生员,协助牙医军官检查并治疗患者,应掌握预防牙科学、放射技术、牙科办公室工作流程、牙齿卫生保健方法等。④ 病患管理卫生员,负责登记、保管并递交患者各种治疗资料。⑤ 验光室卫生员,负责组配眼镜。⑥ 化验室卫生员,负责检测组织、血液和其他体液样本。⑦ 放射科卫生员,负责操作 X 线诊断与治疗设备。⑧ 药事卫生员,辅助药剂师工作,从事药物准备和分发,保管并记录药物供给情况。⑨ 预防医学卫生员,协助预防医学检查及实验室工作。⑩ 心理卫生员,在精神科医生、社会工作者、精神科护士或心理医生的指导下辅助治疗门诊或住院患者。

三、区域保障模式的形成与发展

（一）区域保障模式形成的动因

划区联勤保障模式是世界上大多数国家军队采取的保障模式,目的是提高保障效率,有效节约资源。美军在这方面也进行了较为深入的探索,在划区联勤保障的基础上,进一步尝试建立资源更加集中的区域一体化医疗保障模式,并取得了有益的经验。早在 2005 年,美军就在《机构关闭与调整计划》(*base realignment and closure*,BRAC)中明确提出,在实施分区保障的基础上,选择军队卫生资源和保障对象相对集中的地区,尝试建立能够统一管理陆海空三军卫生资源的区域一体化医疗保障模式,其目标是精简机构、提高效率、优化资源配置,降低基础设施建设成本,避免地区内医力力量的重复建设,加强不同军种医疗机构间的合作,从而降低整个国防部的医疗开支。近几年,随着 BRAC 计划的实施和推进,美军陆续完成了首批区域医疗保障系统的建设工作,重新整合了首都地区(national capital region,NCR)和圣安东尼奥地区的卫生资源,于 2011 年先后建成了首都地区联合卫生系统和圣安东尼奥军队卫生系统。

（二）区域医疗保障模式的运行与管理

1. 以军队保障对象密集地区为试点

美军在区域医疗保障模式改革的起步阶段,首先选择了军队卫生资源和保障对象相对集中的地区进行试点。如圣安东尼奥是美国第七大城市，该地区驻军最多（被称为军队之城），是军队医疗保障对象最多（23万）的城市。享有"陆军医学之家"之称的陆军布鲁克医学中心和空军最大的医学联队均坐落于圣安东尼奥，因此该地区成为美军进行医疗资源整合的首批试点地区之一。

2. 以优化资源和提高效率为目标

建立区域医疗保障模式的主要目标是：① 精简机构、提高效率、优化资源配置，以降低基础设施建设成本，避免地区内医疗力量的重复建设，加强不同军种医疗机构间的合作，从而降低国防部医疗开支；② 重新整合地区内的军队医疗服务，使地区内各军种的卫生机构紧密合作，保证医疗资源的合理利用，消除烦琐的就医程序，加强医学专业教育与训练，为地区内的保障对象提供更好的医疗服务。

3. 建立统一的区域医疗保障管理机构

新成立的区域卫生系统均设立了统一的军队医疗保障管理机构，主要负责监督各医疗机构的医疗服务，监督系统的集中预约和医疗安排。统一管理机构的其他职责包括：① 负责在地区内统一管理、分配医疗资源；② 制定执行 BRAC 的过渡计划；③ 为下属医疗机构编制预算；④ 促进该地区内军队医疗设施在医疗资源合理利用方面开展合作，共同控制医疗成本；⑤ 建立和维持与其他政府部门（如国防部、美国卫生与公共事务部、退伍军人事务部）、私人机构（如地方医疗机构）的合作与协调；⑥ 开发新的数据分析工具，用以支持决策程序和改善整个卫生系统的运行机制；⑦ 研究如何改进成本高、容量大的转诊服务，寻找有效的方法来使保障对象获得高质量的医疗服务（病例管理），并监测注册保障对象的健康状况（疾病管理）。

（三）区域保障模式的运行效果与经验分析

2012 年 3 月，美国国防部在向国会提交的一份报告中，高度评价了 MHS 区域医疗保障模式改革工作，指出首都地区系统和圣安东尼奥系统的建立，成功整合了所在地区的军队医疗设施与资源，堪称降低医疗成本、提高军队医疗服务效率和质量的典范，并建议在整个国防部范围内推行这种属地管理的军队医疗保障模式。预计该系统每年将为国防部节省约 1 亿美元的医疗成本。区域保障模式的改革试点主要取得了以下效果和经验。

1. 实现了以区域为整体提供医疗服务的模式转变

当保障对象需要医疗服务时，可将军队区域卫生系统，如圣安东尼奥系统，视为一个医疗服务整体，而无须具体考虑选择系统内的哪家诊所或医院。保障对象可通过统一的预约电话或网站进行预约，由集中预约管理中心（CAMO）负责地区内保障对象的预约工作，为其选择并安排适当的医疗团队（可由陆军、空军和地方的医务人员组成),从而保证保障对象能够在合理的时间内,获得合理、安全且高质量的医疗服务,简化过去繁杂的就诊程序。

2. 通过资源整合降低了区域购买成本

实施资源整合后,整个地区卫生系统的医疗购买力显著提高,因此增加了与供应商的议价能力,能够获得更高的折扣,从而进一步降低了成本。

3. 医院建设纳入循证的设计理念

首都地区系统内新成立的联合医学中心在建设中纳入了循证的设计理念,能够帮助患者减少压力,提供充足的阳光,提高私密性和改善睡眠及休息质量。

4. 开始关注医疗服务人员的需求

作为伊拉克和阿富汗战争伤员的主要收治地点,首都地区系统的首要任务是治疗从伊拉克和阿富汗战场归来的伤病员及其家属。伊拉克和阿富汗战争产生了比以往美国所参与的所有战争更多的伤病员,导致医疗服务人员不得不提供长期、综合的医疗服务,需要付出大量时间、精力和同情心。联合卫生部致力于保证所有医疗服务者能够获得需要的支持。在与美陆军外科研究所的合作中,联合卫生部建立了旨在关心医疗服务者的教育项目,帮助医疗服务者学会如何识别、管理和释放工作中的压力。

第三节　美军平时医疗保障费用及其控制

美军的平时医疗保障经费投入无论是在总额,还是占国防经费的比例上都远远高于其他国家军队。近年来,美军医疗费用支出仍在持续增长,但涨幅呈现下降趋势。

一、平时医疗保障费用来源与数量

(一)军队卫生费用总额持续增长

TRICARE系统的医疗保障工作主要通过国防部联合医学计划(united medical program,UMP)获得经费支持,其年度经费主要用于医疗服务、军事医疗设施建设、MHS人员费用等。

美军卫生费用投入随着医疗保障人数的不断增加而逐年增长(详见图6-5),从2009财年的470亿美元增长到2011财年的525亿美元,增长了13%。2012财年的预算经费为540亿美元,比2009财年增长19%,其中增长额的38%(7.5亿美元)来自直接服务成本的增长,37%来自购买服务成本的增长。扣除通货膨胀的影响后,2012 年的经费预算与 2011 年的预算(扣除通货膨胀相当于 536 亿美元)基本持平,比 2009 年的预算(扣除通货膨胀相当于 510 亿美元)增长 6%。

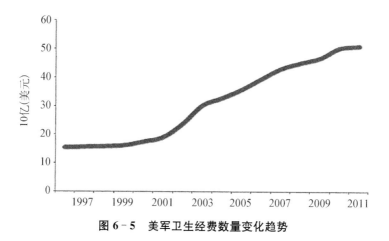

图 6-5 美军卫生经费数量变化趋势

2011 年,美军卫生费用支出为 524.5 亿美元,其中 177.6 亿美元用于军队医疗机构提供的卫生服务,148.0 亿美元用于购买地方医疗机构的卫生服务,110.1 亿美元用于退休人员及其家属的医疗服务,84.6 亿美元用于支付卫生人员薪水以及11.3 亿美元用于医疗设施建设。

(二)卫生费用占国防预算比例持续增加

美军卫生费用在国防预算中所占的比例从 2004 年的 7.2%增长到 2011 年的9.3%(图 6-6)。

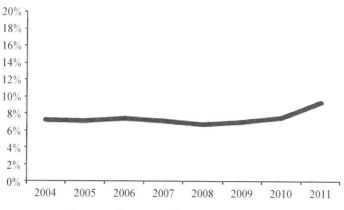

图 6-6 美军卫生经费占国防预算的比例

（三）人均医疗保障费用持续增长

MHS 每年为 TRICARE 基础型保障对象提供的医疗保障费用从 2000 年的 2 500 美元/人增长到 2011 年的 3 500 美元/人（图 6 - 7），增长了约 75%。其中约 2/3 为门诊医疗费用。

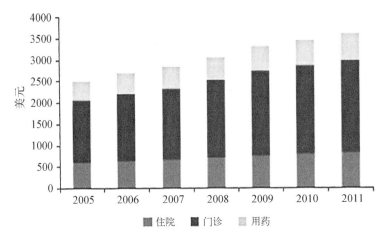

图 6 - 7　美军每年为 TRICARE 基础型保障对象提供的医疗保障费用

（四）卫生费用涨幅呈下降趋势

美军卫生费用的涨幅从 2004 年开始增长，至 2006 年达到增长顶点（10.3%）后，开始下降。自 2008 年至今一直维持在 4%～7%，2012 年则下降为 2.9%，显著低于美国国家卫生费用的增长幅度，且近 3 年呈现明显的下降趋势。

二、平时医疗保障费用增长的原因分析

（一）个人付费显著低于地方水平

现役军人家属、退休人员及其家属的个人付费金额根据年龄和所选医疗保险类型而有所不同。个人付费主要包括年度抵扣费、医疗服务和处方药的共付费用、注册费和保险费。

现役军人家属和退休人员家属除了可以选择军队提供的 TRICARE Prime、TRICARE Standard/Extra 医疗保险外，还可以选择雇主为其购买的医疗保险（OHI），从而放弃参加军队医疗保障计划。自 2001 年以来，私人保险公司的家庭医疗保险费呈持续增长，从 2001 年的人均 2 204 美元增长至 2011 年的人均 3 973

美元,增长了1 769美元(涨幅为80%)。而TRICARE基础型保障对象(现役军人家属)的年度注册费一直为每人230美元,直到2012年才增加至每人270美元,其余费用均由军队承担。2011年,加入TRICARE Prime/Standard/Extra的保障对象(除现役军人),每人全年支付的医疗费用比其所在地区参加地方医疗保险的同龄人平均约低4 000~4 500美元。军队医疗保障对象的自付费用多年没有增长,显著低于地方医疗保险付费水平,是军队医疗保障费用持续攀升的一个主要原因之一。

（二）急诊使用率较高

2006~2010年,军队医疗保障对象的急诊使用率持续增长,到2010年已增长近50%,是美国全国平均急诊使用率的2倍多。相比紧急医疗预约服务,急诊医疗将增加5倍的医疗费用,因此急诊使用率的持续增加,是导致美军医疗费用上涨的一个重要原因。美军提出,当所患疾病并不严重时,患者应尽量选择紧急医疗预约而非急诊治疗,鼓励患者选择更加合理的医疗保健方式将节约大量医疗经费。

（三）注册和使用人数持续增长

由于军队医疗保障计划的个人付费水平显著低于其他私人医疗保险,因此近几年选择加入军队医疗保障计划的保障对象数量呈持续增长趋势,这也是造成军队医疗保障费用上涨的另一个原因。

2001~2011年,约有23.8%的退休人员从私人医疗保险转至TRICARE提供的医疗保障。一方面是TRICARE的保险费相比私人保险更加优惠;另一方面,一些保障对象因经济萧条而丧失了参加私人医疗保险的资格。截至2011年底,共有73.2万退休人员及其家属选择TRICARE提供的医疗保险。

（四）新兴和先进医疗技术的出现

20世纪后期出现了大量新兴和先进的医疗技术,导致医疗卫生费用迅速上涨,这是西方发达国家所面临的共同问题,尤其是在美国,医疗技术的推广速度以及使用范围比其他国家更快、更加普遍。1995年对50名经济学家进行的一次调查显示:81%的经济学家认为过去30年,医疗卫生事业费用占GDP份额不断上升的首要原因是医疗技术的发展。保险方也认为,近年来,保费每年都在增长,其中40%是由于新技术的应用所增加的费用。

三、平时医疗保障费用控制方法与措施

随着美军医疗费用的快速上涨,负责任地管理卫生经费,控制费用增长成为

MHS不断追求的一大战略目标。MHS近几年在经费控制方面采取的重要方法与措施主要包括：实行预期支付制度、采用标准化的信息化医疗后勤保障系统、利用免疫筛查计划降低疫苗接种成本和积极推行药品费用控制措施等。

（一）实行预期支付制度

2009年5月，美军开始在军队医疗机构门诊实施预期支付制度（prospective payment system，PPS）。PPS是一种价格管理措施。它首先将患者按诊断结果进行分类，即所谓的与诊断有关的分组（diagnostic related groups，DRG），一共分成468类。然后规定每一类病人及所患疾病的治疗费率。最后，根据这些预先设定的付费标准对医院进行补偿。预期支付制度最大的特点就是引入了控制费用的激励机制。由于补偿率是一定的，如果医院能够改变治疗方法，或者减少患者的住院时间，提高治疗效率，降低治疗成本，它就能获得更多的利润；反之，如果医院的费用超过了预定的补偿率，它就会亏本。因此，预期支付制度激励、同时也迫使医院更多地考虑费用问题，从而达到提高效率、控制费用的目的。以往的费用管理制度对医院都是事后补偿，即医院用多少，国防部给多少。这样做，不仅无法约束医院节省费用，相反还将刺激医院过度使用医疗卫生资源，导致费用上涨。PPS改事后补偿为预先支付，有学者称其为美国卫生经济学的一场革命。

2010年预期支付系统在一所军队社区医院试运行的第一年就节省经费3 100万美元，预计到2017年，每年将节省1亿美元。2012年，预期支付系统的使用为国防部节省费用约8.4亿美元，预计2012～2017年，共计将节省医疗费用55亿美元。

（二）采用标准化的信息化医疗后勤保障系统

为进一步提高医疗后勤保障效率，降低成本，美国国防部正在执行国防部卫生物资标准化项目（Defense Medical Logistics Standard Support，DMLSS），该项目主要是通过使用统一的、标准化的移动计算机系统，对军队医疗活动中使用的药品、器材、装备和设施进行管理。

美陆海空军及海军陆战队后勤部门原有13种不同的医疗保障系统，系统之间信息共享较为困难。为此，美国国防部在DMLSS项目中统一采用了Intermec公司设计和建立的新型无线移动计算机系统。DMLSS系统已在美军110个医院或基地诊所安装运行，根据医院规模的大小，系统终端可由30～50台Intermec750移动计算机构成，该终端以Windows2000作为操作平台，并在平台上运行EDS和IBM公司共同研发的特定软件。

美军医院工作人员使用扫描器进行物资订购和管理，可将信息和设备状态传入 DMLSS 系统。通过扫描医疗用品或设备的条形码,即可获取编码信息,再通过转换器将信息通过无线射频传送到每个医院的主机,各医院即可实现实时共享访问。数据同时也传到项目管理办公室以及对应的供应商。在 24 小时内,所订购物资即可发送至所需的病房、诊所和药房,由接收人员再次扫描条形码,完成物资接收程序,库存管理人员即可在移动计算机屏幕上收到此信息,了解卫生物资的去向。整个卫生物资的订购与配送过程只需 3 小时就可完成。

卫生物资到达目标地点后的 6 小时(小型医院可能需要 2~3 天)内,库房管理人员可再次扫描每种卫生物资的条形码,从而获取库存记录。DMLSS 软件能够计算出理想的库存水平,并将当前库存水平与之比较,库存比较过程一般需要 3~4 小时。而在以往的库存管理中,通常需要每周清点货架上的卫生物资,这往往需要花费大量的人力、时间,占用大量空间。

DMLSS 系统使得订单收发时间由过去的 20 天减少到现在的不足 24 小时,供应商基本能够保证每天配送完成当天的订单,因此军队医疗机构可以减少 81% 的库存空间,仅药库每年的储存成本就能节省 3.89 亿美元。美国国防部 3 个主要的卫生物资仓库过去必须储存能够满足军队医疗机构 1 年续订需求的卫生物资量,而采用新的后勤保障信息系统后,这几个仓库只需储备少量应急物资,减少了 98% 的库存空间。

(三)利用免疫筛查计划降低疫苗接种成本

美陆军于 2005 年开始实施免疫筛查计划(Accession Screening and Immunization Program,ASIP),其目标是在降低疫苗接种总费用的同时,保证美军训练基地部队对甲型肝炎(HAV)、乙型肝炎(HBV)、麻疹、风疹和水痘病毒产生高度的免疫性。该计划主要在 5 个陆军基本战斗训练基地内实施,接种对象为征召入伍的新兵。根据 ASIP 项目指南的规定,基地新兵需接受针对上述 5 种疾病的血清学检测,如受试对象显示具有血清学免疫性,则无须接种疫苗,并将在陆军的电子疫苗接种跟踪系统中填写具有免疫性的免疫记录。如果受试对象显示无血清学免疫性,则在训练期间需要进行疫苗接种。受试者无须接受腮腺炎的血清学测试,因为对麻疹和风疹病毒具有免疫性的人群通常对腮腺炎病毒也具有较高的免疫性。而对麻疹或风疹病毒均无免疫性的受试对象则需要接种麻疹/腮腺炎/风疹(MMR)疫苗。

目前美军的疫苗接种方案(根据美国疾病预防控制中心和疫苗接种咨询委员会推荐方案制定)为:麻疹/腮腺炎/风疹(MMR)分 2 次接种(0,4 周);甲肝疫苗分 2 次接种(0,6 个月);乙肝疫苗分 3 次接种(0,1,6 个月接种);风疹疫苗分两次接种(0,4 周)。执行 ASIP 计划前,美军的常规疫苗接种计划为:不经免疫筛查直接为所有入伍新兵接种 MMR、HAV、HBV 疫苗;接种水痘疫苗前,要求新兵就是否接种过水痘疫苗或出过水痘等内容填写调查问卷,以确定是否需要接种。

一项为期 2 年(2007 年 10 月～2009 年 9 月)的成本-效益分析研究表明,与常规疫苗接种计划相比,若在一个基本战斗训练基地(新兵规模约为 2 万人/年)实施 ASIP 计划,每年可节省 41 万美元的新兵疫苗接种费用。美陆军每年应召入伍新兵约有 12 万,疫苗接种成本相当可观。与全体接种疫苗的方案相比,通过筛查新兵自身的免疫状况,减少不必要的疫苗接种,能够节省大量的医疗成本,同时还能减少因实施不必要的疫苗接种而导致的相关不良反应的发生。此项成本-效益研究结果,将推动美军继续广泛开展 ASIP 计划。

（四）积极推行药品费用控制措施

随着医疗费用的不断增长,美军 TRICARE 药品中心一直在不断寻求新方法以期在降低成本的同时,提高医疗保健与药物治疗的效果。目前美军所采用的药品经费控制措施已经初显成效。据美军药物经济中心的统计数据显示,美军药品经费增长率已经从 2002 年的 48％,下降到 2009 年的 6％,2010 年的药品费用则比 2009 年略有下降。

参 考 文 献

张奇林.论美国的医疗卫生费用控制[J].美国研究.2002(01)：70－79.

张奇林.美国医疗保障制度研究[M].北京：人民出版社,2005.

张雁灵,刘胡波,刁天喜.美国军队卫勤保障[M].北京：军事医学科学出版社,2010.

赵晓宇.美军平时医疗保障及其改革研究[D].中国人民解放军军事医学科学院,2013.

About CAP[Z/OL]. http://www.cap.mil/AboutCAP/AboutCAP.aspx, Accessed 2010－10－07.

About DoD Patient Safety Program [Z/OL]. http://www.health.mil/dodpatientsafety/ About Us.aspx, Accessed 2010－11－02.

About TMA[Z/OL]. http://www.tricare.mil/tma/AboutTMA.aspx, Accessed 2010－10－11.

Acquisition Management and Support (AM & S) Directorate[Z/OL]. http://www.tricare.mil/tma/AMS/default.aspx, Accessed 2012－12－10.

Careers & Jobs[Z/OL]. http://chaplian.goarmy.com/JobCatDetail.do?id＝9,

Accessed 2012 – 08 – 06.

De Lorenzo RA. San Antonio Military Medical Center Integration：A Case Study in Organizational Leadership Design[J]. Mil Med，2008，173(2)：203 – 209.

Defense Health Cost Assessment and Program Evaluation (DHCAPE)[Z/OL]. http：//www.tricare.mil/tma/dhcape/，Accessed 2011 – 12 – 13.

Jeff Tzeng，Christopher J，Hayley H. Cost-Minimization Analysis of the U.S. Army Accession Screening and Immunization Program[J]. Mil Med，2012，177(12)：1508 – 1512.

John Holman，Thomas Wickizer. Family Physician Resource Use for Inpatient Care：A Comparison between Military Medical Center and Community Hospital[J]. Military Medicine，2006，171(5)：365 – 369.

Mission Statement[Z/OL]. http：//www.tricare.mil/tma/MMSO/，Accessed 2011 –08 – 12.

Murray JS. Joint Task Force National Capital Region Medical：Integration of Education，Training，and Research[J]. Mil Med，2009，174(5)：448 – 454.

Prime Enrollment Fees[Z/OL]. http：//www.tricare.mil/Welcome/Enrollment/TP/Enrollment Fees.aspx，Accessed 2011 – 12 – 03.

Senior Enlisted Advisor's Mission[Z/OL]. http：//www.tricare.mil/tma/aboutTMA/sea/default.aspx，Accessed 2011 – 11 – 10.

The Evaluation of the TRICARE Program：Fiscal Year 2010 Report to Congress [Z/OL]. http：//www.tricare.mil/tma/downloads/TRICARE201002 _ 28 _ 10v7.pdf，Accessed 2010 – 01 – 20.

The Evaluation of the TRICARE Program：Fiscal Year 2011 Report to Congress [Z/OL]. http：//www.tricare.mil/tma/downloads/TRICARE2011 _ 02 _ 28 _ 11v8.pdf，Accessed 2011 – 03 – 20.

The Evaluation of the TRICARE Program：Fiscal Year 2012 Report to Congress [Z/OL]. http：//www.tricare.mil/tma/dhcape/program/downloads/TRICARE2012_ 02_28v5.pdf，Accessed 2012 – 04 – 28.

TMA Privacy and Civil Liberties Office[Z/OL]. http：//www.tricare.mil/tma/privacy/，Accessed 2012 – 02 – 12.

TRICARE For Life[Z/OL]. http：//www.military.com/benefits/tricare/retiree/tricare-for-life.html，Accessed 2012 – 12 – 02.

TRICARE North Region[Z/OL]. http：//www.tricare.mil/tma/AboutTMA.aspx，

Accessed 2011 - 12 - 07.

TRICARE Prime and TRICARE Prime Remote Handbook[Z/OL]. http://www. humana-mi litary. com/.../pdf/prime-remote-handbook. pdf，Accessed 2012 - 09 - 10.

TRICARE Reserve Select[Z/OL]. http://www. military. com/benefits/tricare/ guard-and-reserve/trica re-reserve-select-overview.html，Accessed 2012 - 11 - 12.

TRICARE Service Centers[Z/OL]. http://www. tricare. mil/tma/TSC. aspx，Accessed 2012 - 12 - 10.

TRICARE Standard Handbook 2012[Z/OL]. http://www. humana-military. com/library/pdf/standard-handbook.pdf，Accessed 2012 - 08 - 10.

第三篇

战时卫勤循证决策

第七章　美军战时卫勤保障转型

第一节　美军战时卫勤保障转型理论基础

一、美国军事转型

从根本上来讲,美国军事转型只是美国新军事变革过程中的一个阶段,是其高级阶段。实际上,自 20 世纪 70 年代越战结束后,美国军事变革先后经历了三个阶段的发展,分别是军事技术革命、军事事务革命和军事转型。

"军事转型"(Military Transformation,MT)这一概念最早出现于克林顿政府执政后期的文件中。1997 年 12 月,美国防部在《防务转型:21 世纪的美国国家安全》报告中指出:"为迎接新世纪的挑战,使美国拥有更强大的国防力量,必须实施军事转型。"这是美军首次提出"军事转型"的概念,引起了强烈反响。小布什政府上台后,将"军事转型"作为美军建设和变革的指导方针,加速推进并全面展开,完全用"军事转型"取代了"军事事务革命"。在这一过程中,"9·11"事件和其后的阿富汗战争、伊拉克战争共同构成了美国军事变革中新的转折点。

2001 年的"9·11"事件对美国和美军的冲击难以形容,完全改变了美军对国家安全各领域的看法,加速了美国全面军事转型的启动。2001 年 9 月 30 日,美国防部发布《四年防务审查报告》,将国防建设模式思路由"基于威胁"建设转变为"基于能力"建设,为全面军事转型确定了具体纲领和方向。

2001 年阿富汗战争和 2003 年伊拉克战争期间,美军在正规作战中迅速取胜,展示了 90 年代后期美国军事事务革命的阶段性成果,也验证了军事事务革命在大方向上的正确性。同时,这也促使美军下决心巩固和深化这些成果。伊拉克战争正规作战于 2003 年 5 月结束,但就在战争结束一个月之前,美国国防部已经颁布了《转型计划指南》,这一文件标志着美军军事转型工作的全面启动。2003 年 11 月,国防部部队转型办公室发布《军事转型战略途径》,随后各军种也相继发布本军种《转型路线图》,这些文件详细阐明了美国军事转型的指导方针和主要措施。

美军在这一时期的作战理论创新是提出并实践了"网络中心战"理论。"网络中心战"理论最早由美海军提出,2001年7月,国防部向国会提交了长达1 000页的《网络中心战》报告,对该理论的内涵、目的、意义、实现条件、战略、所需能力、实施计划和方案进行全面阐述。"网络中心战"理论主要是"通过战场各单元的网络化,把信息优势转化为作战行动优势,使各分散部署的部队共享战场态势感知,从而协调行动,发挥最大作战效能。""网络中心战"理论在阿富汗战场进行了首次尝试,并在伊拉克战场上得到全面验证。该理论的提出与实施,是美军军事转型的重要里程碑。在"网络中心战"理论指导下,美军建设在军队信息化方面得到全面推进。

二、美国军事后勤转型

军事后勤属于军事范畴,军事领域的变革不可能忽视军事后勤的改革。美军军事后勤改革同样经历了军事后勤革命和军事后勤转型两个阶段。然而根据资料显示,美国军事后勤革命开始于1996年《2010年联合构想》中"聚焦后勤"的提出,"军事后勤革命"概念正式提出则是1997年。从理论上讲,美国军事后勤改革应该是与军事改革同时进行的。然而实际上,军事后勤革命的概念提出却较军事革命晚了一些,这是因为在军事革命的初期,变革更多集中于作战领域。主要是作战武器装备、作战方式、作战理论的变革,而军事后勤领域虽然也有变化,但并不是革命性、根本性的改变。以海湾战争为例,信息战、电子战等新型作战方式给世人留下深刻印象,但军队保障方式仍然沿用着工业化时代的规模保障模式。

最先提出并使用"军事后勤革命"这一概念的是美国陆军。1997年10月,美国《陆军》杂志发表了一篇文章《迎接陆军后勤的挑战》,首次提出了"军事后勤革命""资产可见性""一体化战斗勤务保障"等新概念。1999年,美国《陆军后勤》杂志出版了关于"军事后勤革命"专刊,对这一概念进行了系统、全面解析。此次军事后勤革命,从正式提出开始就明确指出,"是运用高新技术特别是信息技术对传统后勤进行的彻底改造",同时制定了完整的目标、内容、规划、方法、步骤、措施等。

为适应军事转型的需要,美国国防部于2004年推出了《国防部后勤转型战略》,提出了"联合聚焦后勤能力""部队为中心的后勤企业""感知与反应后勤"三个核心理念,以指导美军后勤转型活动。自此,军事后勤转型正式取代了军事后勤革命,标志着美军后勤改革进入了一个新阶段。

美军诸多文件,包括《国防后勤局2006年转型路线图》,都并未对军事后勤转型概念进行明确定义,只有前副国防部部长助理(主管后勤与物资战备)罗杰·卡洛克在其发表的《后勤转型:今天、明天与加速》一文中对军事后勤转型概念进行了阐述:"随着我们的部队从'数量规模型'作战向其他方式转变时,为适应未来部队的需求,后勤系统必须以更低的成本转变成一个精干、灵敏的分发系统,这就是后勤转型。"

纵观军事革命和军事转型、军事后勤革命和军事后勤转型,虽然在时间上,"革命"与"转型"的出现有先有后,但二者实际上是一种相互联系、相互促进的继承和发展、延续和深化的关系。军事革命和军事后勤革命的成果为军事转型及军事后勤转型奠定了基础,军事转型和军事后勤转型又是军事革命与军事后勤革命的进一步发展与深化。

三、美军战时卫勤保障转型

（一）卫勤保障基本概念

20 世纪 70 年代,美军陆军《野战条令》中的"卫勤保障"用英文表述为 Medical Service,翻译为"卫生支援"。到 20 世纪 80 年代及以后,陆军发布的《野战条令》中则开始使用 Health Service Support,简称 HSS,可翻译为"卫勤支援"或"卫勤保障"。美军对"卫勤保障"的表述变化反映了其涵盖内容的变化,同时也显示了美军对"卫勤保障"的认识。随着美军军事变革的不断深入、医学模式的转变不断演进,卫勤保障涵盖内容由以伤病救治为主向伤病救治、健康保护和强健促进并重的方向发展。

美国国防部参联会发布的联合出版物（joint publication,JP）是美军在各项行动中所遵循的最基本指导原则。在美军联合出版物 JP1 - 02《国防部军事与相关术语字典》中,对 HSS 的定义是：为提高、改善、保护或恢复人员精神或身体健康而开展、提供或安排的所有服务。这些服务包括但不限于：卫勤资源管理（如人力、资金和设施）;预防和治疗性医疗措施;外伤、损伤或生病人员的后送;遴选医学状况良好的人员,处置医学状况不良的人员;血液管理;医疗供应;设备及其维护;战斗应激控制;以及医疗、牙科、兽医、实验室、验光配镜、营养治疗、医学情报等服务。

2006 版 JP4 - 02 号联合出版物《卫勤保障》对 HSS 的阐述如下："卫勤保障（HSS）是指维持人员的精神和生理健康,以增强其完成军事任务的作业效能。它涉及三个联合功能：维持、运动与机动、保护。卫勤保障能够促进、提高、保持或恢复军事系统中人员的健康。卫勤保障能力贯穿整个军事行动全程,包括部署前组织、训练、装备的能力,以及确保身体健康人员参与军事行动。这些卫勤保障能力适用于各种军事行动环境,从损伤与疾病发生现场到合适的医疗救治能力。"

2012 版 JP4 - 02 号联合出版物《卫勤保障》对 HSS 的阐述则有了不小的变化："联合卫勤保障行动是军队卫生系统的相互关联的功能组成部分,军队卫生系统整合了各军种和合作伙伴的医疗服务、能力和人员,与其他部门和国家一道,通过联合指挥与控制机制,提供无缝、统一的卫生服务。联合医疗能力(或卫生保障,Health Support)根据联合部队对维持或保护功能的需求进一步分为两类:卫勤保障强调维持,而部队健康保护强调保护。卫生保障能力包括卫勤保障和部队健康保护,贯穿所有军事行动的全程。这些能力适用于各种军事行动环境,从受伤/患病点到各级救治阶梯。"

从美军卫勤保障的概念来看,相对于我军,美军卫勤保障概念所涵盖的范围更为广泛,包括所有为提高、改善、保护或恢复部队人员精神或身体健康的服务活动,例如战斗应激控制、兽医、验光配镜、营养治疗及医学情报服务等方面。此外美军的卫勤保障概念更加接近全维卫勤,强调卫勤保障须贯穿所有军事行动的全程。

(二)战时卫勤保障基本概念

我军通常把军队卫生勤务分为平时卫生勤务与战时卫生勤务,但查阅《中国人民解放军军语》《卫勤百科全书》及《卫生勤务学词典》,均未查阅到对"战时卫勤保障"的术语解释,仅检索到对战时卫生勤务学的解释。《中国军事后勤百科全书·卫生勤务卷》对战时卫生勤务学的定义为:"研究战时军队卫生勤务规律与管理的学科,是卫生勤务学的组成部分。它探讨和揭示战时卫勤保障规律,为实施战时卫勤指挥提供理论依据,对提高作战卫勤保障具有重要作用。"

通过对比平时卫生勤务与战时卫生勤务工作内容,发现两者主要内容基本一致,都包括伤病员医疗后送保障、卫生防疫保障、军人保健等方面。两者的主要区别是在所处时间和环境上,因为军队在平时和战时的主要任务和所处环境截然不同,组织机制和工作特点差异巨大。战时卫勤保障与平时卫勤保障的主要区别包括:

卫生保障规律不同。这点主要体现在卫生减员发生、时效救治与分级救治等方面;

卫勤组织体制不同。战时卫勤保障组织体制必须适应于具体军事行动和战场环境,须合理部署和使用卫勤力量;

卫勤指挥与管理不同。战时卫勤保障涉及卫勤保障力量的部署与调动,大批伤病员流动的时机与方向,大量卫生运输工具的分配与使用,战救药材的分配与补给等多种因素。不仅有这些因素的影响,还有这些要素与军事行动和作战环境的关系。因此需要通过采取计划、组织、指导、控制和协调手段,达到最大保障效果。

卫勤保障措施不同。战时卫勤保障必须满足不同作战类型、作战样式和作战阶段的军事行动需求,须合理组织和发挥卫生资源作用。

美军同样没有专门的战时卫勤保障术语,战时卫勤保障的工作内容包含在战斗勤务支援中（combat service support，CSS）。美军联合出版物 JP1－02《国防部军事与相关术语字典》中对 CSS 的定义是：“为维持在各级别战争的战区内所有作战部队元素所必需的能力、功能、活动和任务。在国家和战区后勤系统内，它包括但不限于勤务部队提供的支援，确保航空和地面作战部队所需的供应补给、维修、运输、卫生等勤务，以支持这些部队完成自身战斗任务。战斗勤务支援包括在所有级别战争中为战区所有作战部队提供保障的活动。”这一定义明确了美军战时卫勤保障的主要任务——在所有级别战争中为战区所有作战部队提供卫生保障的活动。

2006 年 9 月，美军参联会发布了新版 JP3－0 号联合出版物《联合作战纲要》，首次在条令中用“持续保障”（sustainment）取代“战斗勤务支援”，将持续保障定义为“为维持和延长作战提供后勤和人事保障，直至任务完成”。2008 年 2 月，美国陆军根据《联合作战纲要》发布新版陆军野战条令 FM3－0《作战纲要》，宣布废止“战斗勤务保障”术语，并定义“持续保障”为：“为确保作战自由度、扩大战役范围、提高持久作战能力而提供保障和勤务的相互联系的任务和系统。”与“战斗勤务支援”相比，“持续保障”更强调的是一个综合保障过程，整个持续保障行动是联合的、相互依赖的，并且与作战计划是一体的、同步的。

“战斗勤务支援”和“持续保障”的定义中并未包含美军战时卫勤保障的具体内容。美军参谋长联席会议 JP4－02 号联合出版物《卫勤保障》是美军最高级别的卫勤保障指导性文件，适用于美军所有军事行动的卫勤保障。该条令正文部分包括联合作战卫勤保障原则与能力、作用与职责、部队健康保护、各类卫勤保障行动以及卫勤保障计划制定等。条令中将联合作战卫勤保障的具体内容分为卫勤保障和部队健康保护两部分，其中卫勤保障部分包括减员管理、伤病员后送和卫生物资保障，部队健康保护部分包括减员预防、预防医学、健康监督、战斗与作业应激控制、口腔预防保健、视力战备、实验室勤务以及兽医勤务。

美国陆军野战条令是陆军实施各类行动战术和程序的准则。陆军野战条令 2013 版 FM4－02《陆军卫生系统》（*Army Health System*）对战时卫勤保障涵盖的内容进行了很直接的描述。陆军卫生系统包括十项医学功能，分别是：医疗组织指挥、战伤救治（包括建制和区域卫勤保障）、住院治疗、医疗后送、牙科勤务、预防医学、战斗应激控制、兽医保障、卫生物资保障（包括血液保障）以及实验室保障。其中医疗组织指挥是卫生系统的核心功能，其他功能均围绕核心功能进行运行。

综合美军所有与战时卫勤保障相关的条令，可以得出结论：美军战时卫勤保障涵盖内容与我军战时卫勤保障内容基本相同，包括满足作战需求的医疗组织指挥、战伤救治（包括建制和区域卫勤保障）、住院治疗、医疗后送、牙科勤务、预防医学、战斗应激控制、兽医保障、卫生物资保障（包括血液保障）以及实验室保障等方面。但美军更强调作战过程中的部队健康保护,将牙科勤务、预防医学、战斗应激控制、兽医保障、实验室保障划分在部队健康保护范畴,突出了对军人的全面保护。此外随着"持续保障"的颁布,美军更强调战时卫勤保障是美军战场后勤保障综合保障过程的一部分,要求战时卫勤保障与后勤保障的其他部分相互联合、相互依赖,并且与作战计划保持同步一体。

(三) 转型的概念

"转型"一词在英文为"transformation",可释义为"质变""转变""改造"或"转变后的状态"。1997 年美国在发布的《四年防务审查报告》中,第一次使用了"转型美国部队"概念,对新世纪美军的军队建设任务进行了阐述。然而,"转型"概念并非是突然、孤立地提出的,这是美军对新军事革命认识逐渐深化的结果。在"转型"概念提出之前,美军先后提出了"新军事技术革命"和"新军事革命"来描述美军的各项改革措施。"转型"与"革命"是一对同义词,都有变化的含义,与"革命"相比,英文中"转型"的内涵更为广泛。此外,"革命"侧重于结果,而"转型"更侧重于过程。

美军的军事转型内容包括军队建设理论、组织编制、作战模式以及文化;转型是在军事领域的各个方面进行根本性变化,是一个持续的过程,目的是给美军谋求全面不对称优势的战斗力。

相对于美军军事转型,美军战时卫勤保障转型只是当中很小一部分。但美军战时卫勤保障转型同样服从于美军军事转型的根本目标,通过采取卫勤理论创新、卫勤编制体制调整、卫勤装备发展和卫勤人才培养等措施,对卫勤领域的各方面进行全面创新和重新塑造,以期建立适应新型战争形态的信息化卫勤。

美军战时卫勤保障转型,是美军为谋求"革命性优势"战略目标,以信息技术为支撑,以卫勤理论创新、卫勤体制编制调整、卫勤装备发展和卫勤人才培养为措施,对战时卫勤保障领域各方面进行变革,进而实现从"数量规模型"卫勤保障向信息化卫勤保障转变的持续过程。

第二节 美军卫勤转型环境与动因分析

一、美军卫勤保障转型的背景

(一) 美军卫勤保障转型的历史背景

美军卫勤保障转型酝酿与提出的时点,正处于世界安全形势和美国战略地位发生重大变化后,美军与之适应的新军事战略与作战理论逐渐形成的过程中。在这段时期有两件历史事件对其产生了重大影响:一件是冷战结束,另一件则是海湾战争。

1. 冷战结束

1990年10月东德与西德实现和平统一。紧随其后在1991年12月苏联解体,标志着冷战结束。自此北约和华约两大军事集团直接正面对抗的时代结束,世界战争爆发的条件也不复存在,在一段时间内世界战争打不起来。世界战略格局的这一重大变化,使美国获得了"前所未有的安全战略纵深",美国国家安全的主要威胁转变为局部战争和各类突发事件。为了适应战略格局变化,美军对其国家军事战略和军队的作战理论进行了重大调整。为了与新军事战略和作战理论相配套,美军借助快速发展的高新技术,加快了一系列军事转型步伐。

2. 海湾战争

1991年爆发的持续仅42天的海湾战争是一场划时代的战争,它标志着今后的战争模式从机械化战争正式向信息化战争迈进。美军在这场战争中凭借初具雏形的信息化作战体系,在对阵伊拉克机械化军队过程中采用了电子战、机动战、心理战、精确导弹战等战略战术,以及以电子战为先导的空中突击的作战方式,虽然还存在较多漏洞和不足,但美军依然占据绝对优势,最终取得完胜。这场战争直接否定了二战以来所形成的集团作战方式,向全世界展示了未来战争的发展方向,对美军作战思想、作战样式、部队组织结构产生了深远影响,推动了美军军事转型的发展。

（二）美军卫勤保障转型的现实环境

美军卫勤转型需要和平稳定的国家和军队环境,需要强大的经济支撑和科技支撑。进入20世纪90年代,美国现实环境已经完全具备了这三方面条件,这也是美军卫勤转型得以顺利实施的重要保证。

1. 和平稳定的发展环境

20世纪90年代,美国成为世界上政治、经济、军事和科技等方面的综合实力最强大的国家,全世界已经没有国家能够挑战美国的综合实力。这种条件下,只要美国自己不发动战争,美国外部环境和内部社会就不会发生大规模的战乱,这为美军赢得了军事转型的前提条件。没有了战争压力,美军便能够投入全部资源进行军事转型,完成信息化体系的改装和战斗力生成。此外,长时间范围内保持和平稳定的国内环境,也有利于美国经济建设和科技创新,对军事转型也起到了巨大的推动作用。

2. 美国经济飞速发展

经济是一切工作的生命线,也是军事转型的基础。美军在军事转型中用于军事技术开发、武器装备研发和更新的投入巨大,如果没有经济的飞速发展促进美国军费的不断增加,美军转型将不可持续。在 20 世纪 90 年代,海湾战争结束后,美国迎来十年黄金发展期,在经济全球化和信息技术的推动下,经济建设得到飞速发展,国民经济连续 100 个月增长,GDP 在这 10 年内翻了一番,在 2000 年达到 10 万亿美元。

美国经济的飞速发展促进了美国军费的不断增加。美国军费的相对规模是用军费负担(MB)来衡量的,也就是军费绝对规模占 GDP 的比例。美国法律规定,美国每年的军费预算必须保证是当年 GDP 总量的 3% 以上,并且伴随 GDP 的增加而不断增加,不以领导人变更和领导人意志的改变而改变。根据斯德哥尔摩国际和平研究所(SIPRI)数据,二战结束后,美国军费负担很少低于 4%,在美军转型的 20 年间,20 世纪 90 年代军费负担从 1988 年的 6.9% 下降到 2000 年的 3.7%,21 世纪开始后又从 2001 年的 3.8% 上升到 2010 年的 5.6%。同时美国军费绝对规模是逐年递增的,1993 年美国军费预算为 2 500 亿美元,2004 年度国防预算为 4 013 亿美元,2014 年美国军费达到 4 956 亿美元,20 年间美军军费绝对规模同样增加了一倍,这与美国 GDP 增长同步。

美军的军费总量非常巨大,其每年的军费开支相当于排名在美国之后二十个国家和地区军费开支的总和。数额虽然巨大,但军费使用却控制严格。即使在海湾战争结束后十多年,美军始终确保每年军费总额的 70% 用于军事技术开发、武器装备研发与更新等军事转型任务。因此,美国经济的飞速发展为美军军事转型奠定了坚实的物质基础。

3. 信息技术发展迅猛

20 世纪 90 年代,美国经济推动的主要产业是由计算机、软件和通信业组成的信息技术服务业。信息技术、计算机技术和网络技术的快速发展,在美国社会经济结构中占据主导地位,发挥了重要作用,不仅改变了美国的社会经济形态,同时也对军事和卫勤产生了巨大影响。例如,20 世纪 90 年代英特尔公司研制的新型微处理器,能够在 30 平方毫米的芯片上实现每秒执行 1 亿条指令的功能,它的使用能够加快信息的收集、加工、传输和处理,加快了信息系统和精确制导武器的研制;计算机运算速度的提升、体积的减小和价格的普及让计算机技术在军事上得到广泛应用,整个美军军事建设与运用的系统,均使用计算机作为联系枢纽和控制中心;快速发展的网络服务同样覆盖了军事建设的各个方面,让时间、空间和距离在军事运用中变得不那么重要,这对美军影响无法估量;美军在军事转型中充分利用了这些信息技术成果,整个转型在技术方面的支撑就表现在融合和集成信息技术、计算机技术和网络技术,将各种作战要素、作战单元和作战系统连接起来,形成基于信息系统的体系作战能力。

二、美军战时卫勤保障转型动因分析

(一)战争形态变化对战时卫勤保障提出了转型要求

社会文明方式决定战争样式。历史表明,每一次社会形态的变化都会引起战争形态的革命。自 20 世纪 80 年代以来,世界社会形态逐渐向信息化转变,必然要求军事形态随之发生改变,继而对卫勤形态提出新的要求。战争形态,"是指战争所具有的外在形式或其内在、本质、必然联系的外在表现"。战争形态的变化,最终必然引起卫勤系统组成要素及其结构、功能发生改变。

信息技术对军事的影响主要集中在以下几个方面:① 信息技术的发展在通信联系和传递信息方面突破了时间和空间上的限制,一方面提高了军事指挥控制速度和部队行动速度,另一方面使指挥员可以在更大空间内根据战争需求,极其精确地集中和分散兵力;② 运用信息技术改造传统机械化武器装备系统和作战指挥系统,提升了传统武器的精确打击能力,使传统武器装备具备了互联互通的功能和作用;③ 信息与网络技术的广泛运用使得信息可以直接传递,过去设置的多个中间环节和组织层次变得多余和无用,最高指挥官指令可以直达战场一线指挥员甚至基层战斗分队,前线情况也可直报最高指挥官,整个组织指挥系统结构呈现扁平化特征,精简了军队结构,提升了作战效率。

20 世纪 80 年代以来,美军主导的历次战争已经充分展现了战争形态的重大变化。这几次战争都具有独特的作战方式,揭开了信息化战争形态转型的大幕。以美军空袭利比亚战争(1978)为标志,现代空战成为独立的战争样式;随后,以海湾战争(1991)为标志,现代战争样式向"有选择地精确打击"样式转变。科索沃战争(1999)标志着信息战逐步成为现代战争核心,并逐步发展成为一种独立的战争样式。而 2001 年后的"阿富汗战争"和"伊拉克战争",则初步显示出信息化条件下以网络中心战为原则进行的联合作战样式。正是这些战争实践让美军感悟到,整个战争形态正在一步一步从机械化战争向信息化战争转变。

与机械化战争相比,信息化条件下的战场范围得到了大大扩展,前方后方的概念更加模糊,作战地域分散,形成了陆、海、空、天、信息全方位的一体化战场。信息技术渗透到战场的每个领域,精确制导武器成为基本打击手段和战场主导兵器,战场通信系统和作战指挥控制系统成为信息化战场的基本支柱。

战争形态的变化对美军战时卫勤保障提出了转型要求。主要表现在：信息在战时卫勤保障中的地位越来越高,卫勤组织编成、部署与卫生资源的计划和调配都需要信息和信息技术作为支撑;在卫勤结构方面,传统的军兵种条块分割型卫勤保障结构逐步被一体化的联合型卫勤保障结构所取代。恶劣的非线性战场一方面要求卫勤保障力量高度分散配置;另一方面,变化的战场形势要求卫勤保障力量的使用要集中高效。因此在卫勤指挥、管理和实施等方面必须广泛使用信息技术,实现卫勤保障效果与能力的整体跃升,建立紧密衔接的一体化卫勤保障体系。

（二）国家军事战略调整指明卫勤转型方向

国家军事战略是最高军事机构对军事斗争全局尤其是战争全局的筹划和指导。国家军事战略的变化调整必然引起军队建设的一系列变化。对于美军卫勤来说,为适应新军事战略所进行的变革基本上都带有全局性,因为通过局部改革很难满足新形势的要求。这也正是美军卫勤转型的重要外部牵引力原因所在。要研究美国国家军事战略调整对卫勤转型的影响,就有必要对美国的战略进行认真考察。在美国军方公布提交给参谋长联席会议主席的正式术语中,战略、军事战略和国家战略的定义分别为：

战略：协调地、整合地发展和运用国家实力手段,以实现战区、全国以及（或）多国目标的艺术和科学。

军事战略：运用一国武装力量,以确保国家政策目标通过使用武力或武力威胁而得以实现的艺术和科学。

国家战略：在和平和战时发展与运用一国外交、经济和信息力量以及其武装部队,以确保国家目标得以实现的艺术和科学。

美国的战略共分为三个层次,最高层是国家安全战略（national security strategy）,由美国总统签署,国家安全理事会发布,是国家最高级别的战略,涉及对国家面临威胁的判断以及如何确保国家安全的措施等;第二层是国防战略（national defense strategy）,由国防部部长签发,主要涉及如何针对美国所面临的威胁对国防力量建设提出具体要求;第三层是国家军事战略（national military strategy）,由参谋长联席会议签发,主要涉及美军建设和战备情况。这些战略分别体现在定期发布的《国家安全战略报告》《国防战略报告》《四年防务评估报告》《国土安全战略报告》《国家军事战略报告》中。

对于美国各层次战略来说,上层次的战略是制定下层次战略的依据,下层次的战略服从和服务于上层次的战略,是上层次战略的基础。在各层次战略之中,国家军事战略从全局上指导和制约军事领域的各种活动和各种关系。美军战时卫勤转型的实质就是在美国军事战略的不断调整指引下所作出的相对应的变化。

（三）军事转型对卫勤转型提出了新要求

根据美国国防部的认识和界定，美国军事转型主要包括军事技术发展、作战理论创新、组织体制改革和作战方式变化四个方面。在军事转型过程中，美军的军队结构、作战方式、作战理论都发生了巨大变化，因此要求卫勤保障通过转型来适应军事转型的需要。

1. 作战理论创新要求建立新型卫勤保障理念

新军事革命开始后，美军先后提出了"空地一体作战""联合作战""网络中心战"等新型作战理论。经过不断发展，美军基本确立了信息化作战、一体化联合作战、非接触线性作战和全维立体作战的现代作战思想。新型作战理论使作战方式、作战保障和战斗力要素发生相应变化，也对卫勤保障提出更多要求。卫勤保障要适应新型作战理论，首先要建立新型卫勤保障理念。

信息化作战中，信息的采集、传输和利用成为决定战争胜负的关键。整个战场的组织指挥都依靠信息和信息技术作为支撑，包括卫勤组织指挥，战场卫勤信息成为越来越重要的资源。过往只依靠个人经验和一般统计进行卫勤组织指挥的方式已经不能适应信息化作战的要求。信息化作战要求卫勤保障摒弃过去的技术资源保障观念，建立信息卫勤保障观念。树立信息利用和信息管理的思想，掌握信息使用的方法，提高卫勤保障的效率、效益和效能。

一体化联合作战要求各军种、各战区部队共同参与作战行动，要求美军战时卫勤保障从各军种分体保障向联合保障理念转变。要求树立整体卫勤保障理念，把卫勤保障纳入作战和后勤保障体系中，树立各军种一体化的保障理念，努力实现医疗后送、疾病预防、健康保护、卫生物资保障等功能融合、互相配合的整体卫勤保障能力。

远程精确打击和信息化手段的应用，非接触、非线性作战成为战争的主要方式。主要特点表现为战场环境随时变化，军队编成多样，作战灵活机动，要求实施动态的卫勤保障，树立动态卫勤保障理念，要在动态战场环境中，以及伤病员伤情不断变化的情况下，实施高效的卫勤保障。

全维度立体作战将战场空间从陆地扩展到天空、水上甚至太空，从传统的有形空间扩展到网络、心理等无形空间，形成了陆海空天多维一体的立体化战场。参战人员在新型复杂作业环境中作战，传统的预防疾病、治疗伤病的观念已经难以满足现代作战要求。卫勤保障必须紧密结合医疗、预防与强健，确立全维健康保护理念，实施全方位的卫勤保障。

2. 军队结构的调整要求卫勤结构与之相协调

军队组织编成变革是新军事变革的组织基础。美军认为,随着面对的威胁和敌人发生变化,军队结构也必须随之进行变革,冷战时期军队的大规模结构必须进行转型。

冷战结束后,美国经过十多年对军队结构进行调整,但军队规模偏大,结构不合理的状况并没有得到彻底解决。这其中存在多种原因,首先因为军队高层在结构调整认识上还有偏差;其次由于结构调整本身具有极大困难;最后,由于美军近年来频繁参与战事,作战需求与结构调整难以兼顾。"9·11"事件后,美军在各种转型文件中明确指出了军队结构未来的调整方向:为适应未来的作战需求,要对军队结构进行重构,分批建立数字化部队,通过分阶段调整以实现军队能力的"螺旋式发展"。小型化、多样化、轻型化、模块化、合成化、远程化成为美军军队结构调整的主要方向。

军队机构的变化要求卫勤机构进行相应的调整。首先,美军部队总规模的降低要求卫勤人员数量相应减少;其次,随着美军军队组成单位小型化、多样化和高度分散,这就要求卫勤保障提供小型医疗救护卫生单位,减少卫勤保障救治阶梯;模块化军队要求卫勤力量内部也进行模块化改造,建设模块化快速反应卫勤保障分队,对模块进行不同形式的组合,灵活搭配,有机结合,以满足不同作战行动的卫勤保障需要。

3. 作战样式改变要求建立灵活机动卫勤保障模式

"网络中心战"的提出和实施是美军军事转型的重要里程碑,"网络中心战"能力包括三方面,首先是一体化战场态势感知能力,要求具备随时获取敌我情报和战场信息的能力;其次是实施战场信息传输能力;最后是一体化指挥控制能力,要求在统一指挥下实现集中指挥、分散作战与相互支援。以"网络中心战"为代表的新型作战样式强调纵深打击,战场地域分散,作战进程不连续,作战行动快速多变。这些变化使得战场产生的伤员分散,伤员的数量和强度以及产生的时间和地点都不确定。传统按前线阵地部署救治力量,伤员由前方向后方流动的保障模式已不能够满足新型作战样式要求。

随着作战样式的改变,要求建立相应的灵活机动的卫勤保障模式。一方面要求建立小型化、模块化卫勤力量。各级卫勤力量要求具备应急支援保障能力,以及能够应对不同需求的灵活多变的组织形式,做到因地制宜地灵活组织保障;另一方面必须借助新型信息技术,按照需求主导原则,实时将卫勤保障信息传输给恰当的卫勤力量,对各种卫勤保障力量进行结构优化和系统集成,从而形成体系保障能力,以实现高度协调和精确高效的卫勤保障。

(四)科学技术进步为卫勤转型提供了支撑

恩格斯曾指出:"一旦技术上的进步可以用于军事目的并且已经用于军事目

的,它们便立刻几乎强制地引起作战方式的改变甚至变革,违反指挥官的意志。"对于美军卫勤转型来说,科学技术是美军卫勤转型的重要支撑,它决定着卫勤转型的质量和发展速度。美国科学技术的迅速发展对美军卫勤转型产生了决定性影响,起到了直接推动作用。科学技术的发展对卫勤转型影响有两方面:一方面对卫勤保障提出了新的课题,另一方面为卫勤保障提供了科学技术支持。

科学技术发展对卫勤保障的最大影响在于武器装备的更新换代对卫勤保障的影响。科学技术的发展对卫勤保障提出新的课题和更高的要求,促进了卫勤转型。科学技术的发展导致新型武器损伤涌现,武器装备的致伤机理、致伤模式和类型也更为复杂,增加了卫勤保障难度。

以信息技术为代表的高新技术在 20 世纪 80 年代后迅速发展,对社会政治、经济、军事、文化和生活等方面产生了巨大的冲击,推动社会由工业时代进入信息时代,改变了社会运动轨迹。科学技术发展不仅丰富了美军卫勤保障手段、提高了卫勤救治的水平,还推动了美军卫勤保障理念、卫勤保障体制和组织指挥体系向前发展。

组织指挥方面,信息、通信及网络技术的广泛应用为构建网络化卫勤指挥控制系统提供了技术保障。在过去的战争中,由于通信手段落后,指挥控制不得不以"层层报告、逐级传达"的方式进行,这不仅费时费力,而且可靠性不足。随着光纤通信、卫星通信与移动通信的发展,使得卫勤信息的获取、传输、加工、储存以及网络化卫勤组织指挥得以拥有可靠的技术支撑。

卫生物资保障方面,在伊拉克战争中,美军卫勤依托"全球作战支援系统"对卫勤保障活动进行了较为有效的指挥控制,为物资请领、采购、需求预测提供了快捷的渠道。此外,光储卡、无线电射频标签、无线电射频读写仪、条形码、传感器、战术传输终端等信息产品的普遍应用,也使得美军卫生物资保障实现了全程可视化;计算机模拟和仿真技术的发展为美军卫勤保障提供了智能化需求预测系统,具备高水平环境模拟能力和过程模拟能力的美军在很大程度上缓解了美军卫勤领域内的"需求迷雾"难题。

第三节　美军战时卫勤保障转型进程研究

一、萌芽阶段(1992—1996)

美军战时卫勤保障转型的萌芽阶段是从海湾战争结束后到 1996 年《2010 年联合构想》提出。通过对海湾战争的反思,美军内部逐渐达成共识:要适应 21 世纪的战争,必须进行转变。在这一阶段,美军在卫勤领域调整的动作并不大,而是把主要精力都放在信息技术的开发和应用上。美军战时卫勤保障转型正是在以新技术应用为主导的军事事务革命中孕育成长起来的。

（一）海湾战争推动新军事革命

海湾战争是一场承上启下的战争,它开启了信息化战争的大门,指明了未来战争的发展方向。在海湾战争中,美军以初具雏形的信息化作战体系,在对阵伊拉克旧作战体系时,占据了全方位的绝对优势。海湾战争极大地冲击了传统军事理念,促进了传统军事观念更新,使新的作战观念不断产生。1993年,美国战略和国际问题研究中心以海湾战争经验教训为依据撰写了第一部研究新军事革命的理论专著《军事技术革命》。

海湾战争证明,美军在"军事技术革命"中的改革是成功的,这坚定了美军继续推进"军事事务革命"的信念。

（二）逐步启动军事组织体制变革

在对海湾战争经验教训的总结中,美军认识到自己的军事组织体制仍旧是机械化时代的产物,已不适应信息时代的要求,应该"努力建设力量均衡的军队"。因此在这一阶段,美军根据未来作战的要求,对军事组织体制逐步进行了改革。完善了联合作战指挥体制;大幅裁减了军队人员,优化了部队结构;逐步建立起数字化新型部队等。

训练与条令司令部手册《21世纪部队师作战》对新型部队战斗保障做了以下阐述:"未来战场具有战斗空间广阔的特点,传统意义上的前线被流动的、分散的部队部署所代替,不存在绝对的前方和后方。要完成未来作战环境下的战斗勤务支援任务,就必须改变当前战略、战役和战术层次的后勤,要将其转变为一个无缝的整体。整个战斗勤务支援系统要成为一个模块化、灵活部署的系统,要为非线性战场做好准备。"

（三）提出医疗重建计划

随着对海湾战争经验教训总结的深入,针对海湾战争中医疗救护方面暴露出来的医院的战术机动能力和持续作业能力不足、医疗机构的通信设备不足、医疗后送无法与作战行动同步、指挥控制不及时等问题,美国陆军军医署于1993年10月提出了"医疗机构重建计划",主要目的是对战时医疗救护体制进行重新设计,对陆军的军、师级以上救治阶梯中的医疗机构进行结构性调整,解决当前存在的救治机构庞大,缺乏应急作战条件下的机动灵活性,卫勤指挥和控制不够流畅,缺乏适应作战前沿救护特点和要求的专业小分队等问题。该计划于1996年得到陆军副参谋长批准,1999年10月伴随《陆军构想》的公布而逐渐实施。

（四）联合作战卫勤保障正式形成

美军参谋长联席会议于1995年4月26日发布了首部联合作战卫勤保障条令《联合作战行动卫勤保障原则》(*Doctrine for Health Services Support in Joint Operations*),该条令的颁布标志着美军联合作战卫勤保障理论的正式形成。该条令全文共71页,分为前言、摘要、正文、附录四部分。其中正文部分共4章,分别是卫勤保障系统、联合作战卫勤保障计划制定、各类军事行动中的卫勤保障、非战争军事行动中的卫勤保障。该条令对联合作战卫勤保障任务进行了明确阐述:"尽量减少部队单位的战伤与疾病,提高部队的战斗力与士气"。条令首次提出卫勤保障的六项原则:一致性、接近性、灵活性、机动性、连续性和协调性;并首次界定了陆海空三军与海军陆战队在战场上的五级救治阶梯。

二、理论与思想准备阶段(1997—2002)

经过近5年的酝酿讨论,1996年美军参谋长联席会议发布了《2010联合构想》,这是美军进行转型的指导性文件。1997年末,参联会后勤部(J4部门)为适应《2010联合构想》颁布了《关于2010联合构想中的聚焦后勤-联合后勤路线图》。该文件详细阐述了"聚焦后勤"概念,提出了实现聚焦后勤的六项原则:联合战区后勤指挥与控制、联合部署与快速配送、信息融合、多国后勤、联合卫勤保障和灵活的基础设施,这成为美军后勤转型初期的纲领性文件。2001年,参联会又发布了《2020联合构想》,与《2010联合构想》相比,《2020联合构想》的基本思想并未发生改变,只是对美军所面临的挑战进行了更加明确的分析,对联合作战的概念和原则进行更明确的阐述。该构想对《2010联合构想》所提出的聚焦后勤六原则进行了补充,使其变为了一个真正意义上的联合作战概念,进一步发展和深化了"制敌机动、精确作战、聚焦后勤、全维防护"的军事构想,并将"聚焦后勤"由《2010联合构想》中的第四位升至第三位,强调了在信息技术推动下,通过各种装备的可视化实现精确后勤。此外,2000年12月,国防部发表了《国防部转型计划》,文中对后勤转型的目标进行了阐述。

《2010联合构想》和《2020联合构想》是指导美军进行转型的姐妹篇。在两个构想中,提出了美军夺取"全谱优势"的目标。"全谱优势"的含义包括三方面,即必须在所有的军事行动中占据优势,必须在所有的战场空间占据优势,必须在全球范围内占据优势。两个构想同时提出 4 个新的作战概念：主宰机动、精确打击、聚焦后勤和全维防护。其中《2010 联合构想》指出，"指挥与控制能力的提高、情报工作的改善以及新技术的应用"将形成新的作战原则，这一新原则就是"制敌机动、精确打击、全维防护与聚焦后勤。""聚焦后勤"原则从此成为美军军事后勤转型和战时卫勤保障转型的指导方向。

（一）"聚焦后勤"指导下的卫勤转型

《2010 联合构想》中将"聚焦后勤"定义为："将信息、后勤和运输技术融合，对危机做出快速响应，即能跟踪和调遣各种资产，直接向战略、战役和战术各级输送恰当的后勤力量和持续保障力量，从而使未来的部队更加机动、多能，且能向世界任何地方投送后勤力量。"《2020 联合构想》在继续沿用聚焦后勤原则的同时，对其重新做出了解释："指在各种军事行动过程中，在正确的地点和时间为作战部队提供正确的人员、装备和物资的能力。"

"聚焦后勤"的核心思想是实施精确保障，即通过自动化物资补给网络系统实时跟踪和掌握各类物资的流动以及作战部队的需求状况，准确将物资发放到各级军队单位，以及时满足现代作战需要。"聚焦后勤"概念提出的联合作战后勤保障六项原则，包括联合战区后勤指挥与控制、联合部署与快速配送、信息融合、多国后勤、联合卫勤保障和灵活的基础设施。其中联合卫勤保障相较以前主要有以下几个方面的改变：

1. 提出全方位医疗保障的卫勤保障战略

在《2010 联合构想》中，新型军队卫生系统被定位为联合卫生系统、面向 21 世纪的基准医疗救治系统。新系统高度重视战备和保健，并负责向全体军队人员提供有组织的医疗服务。新型军队卫生系统采取联合方式应对医疗工作革命性变革所带来的挑战，在保障军事作战行动的医疗需求的同时向全体官兵提供高质量的保健服务。

美军战时卫勤保障转型要求制定一个以美国军事战略为依据的联合卫勤保障战略。在这一阶段，美国的军事战略由"应对全球性冲突"转变为"同时打赢两场大规模局部战争"，进而演变为以"海外存在"和"力量投送"为基础的新的战略方针，支撑该战略方针的是三个战略支柱："平时接触""威慑和防止冲突""战而胜之"。表现为既重视平时交流，又强调保持军事威慑来防止冲突，同时也要为军事威慑失败后进行战争并获胜作好准备。

美军过去的联合卫生勤务保障方针是在战区实施确定性救治，谋求最大限度地让伤病员返回岗位；而"聚焦后勤"将其修改为在战区实施必要救治，加强空运医疗后送,在美国本土实施确定性救治的方针。这一模式的转变要求重新制定联合卫勤保障战略,要求采取联合协调、综合规划和相互支援的医疗行动,最大限度地增强各军种卫生部门之间的协作效应。给予国家军事战略三个支柱相应的卫勤支援,具体来说就是:"一支健康与合格的部队"支援"平时接触";预防"疾病与非战斗伤害"支援"威慑和防止冲突";"伤病员的救治与管理"支援"战而胜之"。

落实了组成联合卫勤保障战略的三个支柱,能够保证:① 在作战需要时提供一支健康、合格、有医疗准备的部队;② 应对部署军队遭受的卫生威胁;③ 向战斗伤病员提供必要的救治与管理。完成这三项内容能够大幅减少对战略运力的需求,有力支撑强调"前沿存在"和"力量投送"的国家军事战略。

2. 聚焦伤病员救治和管理

"聚焦后勤"中联合卫勤保障部分的内容较之前最大的变化是伤病员的救治和管理,要求部署小型、机动、有力的医疗分队到战区提供必要的救治。要求在协调与合成条件下联合使用及部署卫生资源,形成能在军事行动所有阶段保障任何医疗需求的联合卫生系统。该系统必须具有灵活性,且适应能力强,能够适应包括大规模战区战争、非战争军事行动在内的多种作战任务要求。联合卫勤保障伤病员救治管理的主要组成要素包括紧急救护、前方复苏手术、战区住院和途中救治。

3. 卫生预计方法的使用

"聚焦后勤"要求提高卫生资源的反应快速性、可见性和可获取性以改善卫勤保障能力,采用卫生预计对战区卫生资源进行预先评估。联合作战计划与实施系统中的医疗计划模块是进行卫生预计的工具。该模块向计划制定人员提供了一种更准确查明医疗资源需求量的方法。它运行于美军全球指挥与控制系统中信息系统的覆盖之下,能够将医疗需求和医疗能力的预计相结合。该模块程序能够灵活审查和分析战役的多个行动方案,给出每个行动方案医疗保障的可能性。通过各军种对作战减员率的估计和作战指挥官拟定的具体想定,更准确地预计医疗需求。在作战之前进行卫生预计有助于缩减战区的卫生力量部署。国防部层面也通过采用卫生预计方法制定战役层面医疗需求计划和标准(包括床位数、医疗后送人数、卫生物资再补给量和血浆需求量等)。

4. 联合使用战区后方医院

联合使用战区后方医院,有利于消除战区后方医院床位的冗余。过去各军种都依据各自伤病员数量和床位需求量峰值,在战区部署自己的战区医院,并设置相应数量床位。然而4个军兵种伤病员数量的高峰期不会同时到来,如果联合使用医院,只需要单独评估战区联合床位数量及其需求量峰值,这有助于减少战区医院数量。

（二）"部队健康保护"改变战时卫勤保障模式

美军于1997年提出了"部队健康保护"（FHP）构想，这是《2010联合构想》的卫生勤务子构想。美军卫勤转型的内容主要就体现于FHP构想。传统的美军战时卫勤保障模式是以战伤救治为核心，以美国本土和海外作战基地为基础，以医院为中心，以陆海空三军和海军陆战队为保障对象，以世界水平为救治标准。这是二战结束后美军最成功的卫勤保障模式，但此种保障模式已经不能适应21世纪新型美军的卫勤保障需求，与"制敌机动、精确作战、聚焦后勤、全维防护"的总体国防理念不相符。FHP构想突出强健促进、伤病预防、战伤救治三者并重，将军人视作最重要的武器系统，并对其实施全寿命、全方位卫勤保障。FHP构想从根本上改变了卫勤保障与军人之间的关系。

为实践《2010联合构想》，美军已投入使用先进伤病员后送平台、伤病员管理和调度系统，加强后送卫生人员的临床和操作训练，改进相关卫生装备，提高了后送途中救治能力。

三、全面展开阶段（2002年至今）

"9·11"事件以及随后的阿富汗战争、伊拉克战争共同构成了美国军事转型的转折点。美军在阿富汗战争和伊拉克战争的正规作战中迅速取胜，显示了美军前期军事转型的成果，同时也促使美军坚定决心巩固成果，继续推进军事转型。美国在"9·11"事件后随即调整国家安全战略和军事战略，将"基于威胁"的建军模式转变为"基于能力"模式。在此大背景下，美军战时卫勤保障转型也全面展开。

（一）《聚焦后勤战略计划》和《国防部后勤转型战略》的颁布

2002年8月，依据《2020联合构想》，参联会后勤部（J-4）发布了《聚焦后勤战略计划》，重新定义"聚焦后勤"这一概念为："在所有样式军事行动中，在正确的地点和正确的时间，以正确的数量向未来联合部队提供正确的人员、装备和物资保障，来正确地进行后勤工作。"2004年12月，国防部颁布《国防部后勤转型战略》，明确提出了美军后勤转型的三个核心理念："联合聚焦后勤能力、以部队为中心的后勤企业、感知与反应后勤"，为后勤转型指明了前进方向。这两个文件的颁布标志着美军军事后勤转型的全面展开。

"联合聚焦后勤能力"是指美军实施兵力投送和持续保障所必需的联合后勤保障能力，分别是："联合部署与快速配送能力、灵活保障能力、作战工程能力、多国联合后勤能力、部队健康保护能力、信息融合能力与联合战区后勤管理能力"。这7

项能力要求具备如下特征："全面一体化、远征化、网络化、分散化、自适应、决策优势、有效性、可靠性、能提供。"其中，部队健康保护基本能力和特征包括：对所有军事行动健康威胁的防护；适当、标准化的联合卫生系统，可提供完全战场救治以及在后送确定性救治机构途中的强化护理；改进军事行动中的部队健康监控和监督。

（二）军队卫生系统转型

2006年2月，美国防部发布了《四年防务审查报告》，要求军队卫生系统进行转型。军队卫生系统转型的目标是"建立一个联合、灵活和有效的医疗保障体制，以适应军事医学不断变化的要求和最大限度地利用信息资源"。确定了军队卫生系统三大战略使命："伤病救治和人道主义救援；强健促进，为部队健康提供全面保护；促进个人、家庭和群体的身心健康。"

在伤病救治和人道主义救援方面：① 建成联合行动卫生系统；② 增强部队、退伍军人事务部和地方医院医疗服务能力；③ 促进伤病员康复与功能恢复；④ 加强合作关系；⑤ 强调强大军事医学能力的战略威慑作用。

在强健促进和健康保护方面：① 重视预防和应激训练；② 鼓励参与健康评估和健康维护；③ 优化官兵个人能力。

在促进官兵个人及其家庭身心健康方面：① 鼓励健康行为观念；② 提高卫生保健质量；③ 提供个体化和便利化部队医疗服务；④ 满足保障对象需求；⑤ 提供优质培训。

军队卫生系统转型发展最终愿景：① 提供最优质的医疗保障；② 建成联合卫勤部队；③ 成为领导者；④ 搭建和平桥梁；⑤ 疾病预防和健康促进的领导者。

（三）持续保障概念的提出

随着转型的逐渐深入，美国陆军后勤理论基本概念发生了重大调整，逐步采用"持续保障"（Sustainment）取代原来的"战斗勤务支援"的概念。2006年9月，美军参联会颁布新版JP3-0联合出版物《联合作战纲要》，提出了6项新的联合作战职能：指挥与控制、情报、火力、转移与调遣、防护、持续保障。这是美军首次在条令中使用"持续保障"专业术语，并将其定义为"为维持和延长作战提供后勤和人事保障，直至任务完成"。不同于"战斗勤务支援"，"持续保障"更强调的是一个综合保障过程，整个持续保障行动是联合的、相互依赖的，并且与作战计划是一体的、同步的。

2008年7月18日，美军颁布了新版联合后勤出版物JP4-0《联合后勤》，将其名称由原来的"联合作战后勤保障"改为"联合后勤"。新版联合后勤指出，为了实现"持续保障"的目标,联合后勤的范围应该覆盖战争的战略、战役和战术层次。其中战略层次包括国家投送和持续军事力量的能力,这种能力可以使军事行动得到长期维持。战役层次包括战略与战术能力、程序与需求交汇地方,是联合后勤根本所在。战术层次包括各军种自行组织的后勤保障,但联合后勤的成果必须在战术层次体现。

2008 年 2 月,美国陆军根据《联合作战纲要》颁布新版陆军野战条令 FM3-0《作战纲要》,同样将"持续保障"列为六项战斗职能之一,FM3-0 条令中宣布废止"战斗勤务保障"术语,并定义"持续保障"为:"为确保作战自由度、扩大战役范围、提高持久作战能力提供保障和勤务的相互联系的任务和系统"。

2009 年 4 月 30 日美陆军发布了新的野战手册 FM4-0《持续保障》,此条令替代了 2003 年 8 月版的 FM4-0《战斗勤务支援》,成为陆军后勤保障的顶层条令。美军认为 FM4-0 是陆军保障条令的里程碑,旨在为全频谱行动中的美军提供保障指南。该条令将"持续保障"列为六项战斗职能之一(指挥与控制、情报、火力、转移与调遣、防护、持续保障),并通过条令规定了人员、供给和装备保障。FM4-0《持续保障》的内容涵盖了物资、战场勤务、人力资源、卫生、宗教和法律支援等陆军行动涉及的各个方面。在 2008 年美陆军发布的 FM3-0《作战纲要》中,强调了后勤保障在战斗中的重要性,并在条令中将保障列为战斗职能。之后发布的 FM4-0 将 FM3-0 中保障的内容拓展到保障武装力量。与 FM3-0 保持一致,陆军辞典中原有的"战斗部队""战斗支援"和"战斗勤务支援"词条不再使用。《持续保障》涵盖了以前《战斗勤务支援》中提及的功能、任务和组织体制。

"持续保障"对战时卫勤保障最大的影响是:卫勤保障地位大幅提高,将卫勤保障列为与后勤、人事勤务并列的三项主要职能之一。持续保障共分 15 项职能,并将这 15 项职能归结为 3 项主要职能:后勤、人事勤务和卫勤保障。其中,后勤职能包括维修、运输、补给、野战勤务、分发、作战合同支援以及常规工程支援;人事勤务包括人力资源支援、财务管理、法律支援、宗教支援和乐队保障;卫勤保障则包括伤员救护、医疗后送和医疗后勤三方面。持续保障的所有职能都是通过任务式指挥实现战略和战役支援的同步。主要依靠战区保障司令部、远征保障司令部、持续保障旅、陆军野战支援旅、财务管理中心、部署保障医疗司令部和人事管理中心来实现。持续保障的卫勤保障职能由部署保障医疗司令部执行。该部门提供或安排所有的医疗服务,旨在促进、改进、保持和恢复陆军或其他军种、机构和组织人员的身体和精神健康。卫勤保障主要职能包括三项职能:伤员救护、医疗后勤和医疗后送。其中,伤员救护包括建制和战区医疗保障、住院治疗、牙科保障、行为健康/精神病治疗、检验服务和核生化伤员治疗等方面;医疗后勤则包括卫生物资补给的计划与实施、医疗设施的维修、血液存储与配送、医疗废弃物管理处置、医疗气体的生产与配送等。

美国陆军《持续保障》条令中还提出了卫勤保障的四项主要任务：① 通过运用合理的预防性医疗、安全与卫生促进系统降低疾病的发病率和非战斗性减员；② 通过培训和早期干预减少作战行动中因战争压力造成的伤亡；③ 提供必要的医疗救治，加强医疗后送过程中护理，通过模块化系统（通过联合战场创伤系统），实现伤员实时电子健康记录，及时将伤员后送；④ 未来的卫勤保障要建立更加小型和有效的医疗机构，以满足恶劣战场环境的分散需求。并且需要具备机动性、灵活性、可增强特点的卫勤力量，用以满足前线紧急任务。

参 考 文 献

董鸿宾.美国军事基本情况［M］.北京：军事科学出版社,2013.

酒济川,姚红霞.美国陆军战区后勤保障的最新发展［J］.外国军事学术,2011 年第 5 期.

军事科学院世界军事研究部.美国军事基本情况［M］.北京：军事科学出版社,2004.

军事科学院世界军事研究部.世界军事革命史（下卷）［M］.北京：军事科学出版社,2012.

军事科学院外国军事研究部编译.美军 21 世纪构想［M］.北京：军事科学出版社,1998.

李耐和,李盛仁,李欣欣,等.信息时代美军的转型计划［M］.北京：国防工业出版社,2011.

刘诚,陈婷.聚焦美军——从越战到伊战的军事变革［M］.北京：解放军出版社,2005.

刘术,吴曙霞,蒋铭敏,等.外军卫勤研究系列讲座(38)现代战争卫勤特点与外军战救勤务发展趋势［J］.人民军医,2011(02)：102－103.

卢小高,李湘黔.1929～2011 年美军费变化趋势及启示［J］.外军经济,2013 年第 3 期.

美国国防部指令.DOD Directive 5001.01《国防部及其组成部分的职能》,2010.

任国军.美军联合作战情报支援研究［M］.北京：军事科学出版社,2010.

孙铁良,丁步东,王兴宏.美军转型研究［R］.北京：空军指挥学院科研部,2005.

孙振武,王大伟,巩平.美陆军模块化部队建设及其对我军的启示［J］.解放军理工大学学报,2013 年第 2 期.

王军红.外军军队健康管理发展借鉴研究[D].中国人民解放军军事医学科学院，2012.

王谦,张雁灵.现代战争卫勤保障[M].北京：人民军医出版社,2013.

徐克洲.外军对作战后勤保障认识的新发展[J].外国军事学术,2013 年第 5 期.

杨艺.美国陆军模块化部队深度透视[J].现代军事,2009 年第 9 期.

姚红星.美国陆军部队信息化建设探要[M].北京：国防大学出版社,2011.

岳松堂,华菊仙,张更宇.美国未来陆军[M].北京：解放军出版社,2006.

詹姆斯·邓尼根(美).美军自越战之后到海湾战争的改革[M].北京：军事科学出版社,1996.

张传本.中国特色卫勤转型的环境研究[D].中国人民解放军军事医学科学院,2009.

赵晓宇.美军平时医疗保障及其改革研究[D].中国人民解放军军事医学科学院，2013.

周璞芬,王通信.美国军事后勤革命[M].北京：解放军出版社,2007.

Department of Defense. Sustaining U. S. Global Leadership：Priorites For 21ST Century Defense[Z]. January 2012.

Headquarters Department of The Army. FMI3－0. 1 The Modular Force[Z]. January 2008.

Headquarters Department Of The Army. FM 4－02. 12. Health Service Support in Corps and Echelons Above Corps[Z]. 2 February 2004.

Headquarters，Department Of The Army. FM4－02. Army Health System[Z]. August 2013.

Headquarters，Department Of The Army. FM4－02. 12 Army Health System Command and Control Organization[Z]. 26 may 2010.

Joint Publication 1－02，Department of Defense Dictionary of Military and Associated Terms[Z]. 12 April 2001.

U.S.Joint Staff. Joint Publication 4－0. Joint Logistics[Z]. 18 July 2008.

U.S.Joint Staff. Joint Publication 4－02. Health Service Support[Z]. 26 July 2012.

US Department of Defense Logistics Transformation Strategy-Achieving Knowledge-Enabled Logistics[Z]. 10 December 2004.

第八章 美军战时卫勤保障

第一节 美军战时卫勤保障组织指挥体制

一、国防部卫勤领导体制及其调整

美军卫勤力量的行政管理与作战指挥实行军令军政分离的双轨制,即日常行政管理和作战指挥分离。作战部队的卫勤力量平时隶属于各军种卫生部门管理,战时则统一由联合作战司令部指挥控制。美国国防部卫勤领导机构是美军卫勤最高领导机关,与美军战时卫勤保障息息相关。

（一）国防部卫勤领导机构及职责

美国国防部是美国联邦政府一级执行部,是总统领导与指挥全国武装力量的最高军事机关。根据授权,美国国防部主要职责是通过三个军种部对全军实行行政管理,通过参谋长联席会议对全军实施作战指挥。当前国防部系统由国防部长办公厅、参谋长联席会议,陆海空三大军种部、9 个作战司令部（中央司令部、欧洲司令部、北方司令部、太平洋司令部、南方司令部、非洲司令部、特种作战司令部、战略司令部、运输司令部）、18 个机关局（包括国防高级研究计划局、国防情报局、国防卫生局等）,以及 9 个直属业务处（包括国防部现场活动处、国防技术信息中心、国防传媒处、国防部人力资源处等）。其中,国防部部长、副部长、三军军种部部长都由文职人员担任。

国防部卫生体系主要对全军卫生工作进行业务指导,同时负责美军的平时医疗保健工作。具体工作包括制定国防卫生计划（Defense Health Program,DHP）与国防部联合医学计划（UMP）,同时领导和管理军队卫生系统（Military Health System,MHS）。其中领导与管理军队卫生系统是最主要的工作,包括管理国防部与医学有关的项目、人员、设施等资源,向执行军事行动的美国部队提供卫勤保障,以及通过 TRICARE Healthcare Program 向美国部队成员及家属提供医疗保健服务等。美军卫生组织体制由国防部本部系统、三军军种部系统和作战指挥系统组成。

负责卫生事务的助理国防部长（Assistant Secretary of Defense, ASD）是美军卫生工作的最高领导。在负责人员与战备的国防部副部长（Under Secretary of Defense, USD）直接领导下，作为国防部卫生政策、计划与活动的首席参谋顾问，负责卫勤保障政策以及以下工作：在 DHP 范围内优先配置与职业健康项目与资源；监督与评估卫勤保障政策及实施指令的执行效果；必要时提出修订卫勤保障政策与指令的建议；监督卫勤保障行动的实施，并确保质量控制项目的开展。

负责卫生事务的助理国防部长（ASD）只有权对国防部所属的机构和卫生人员进行管理指导，无权直接指挥各军种部和各联合作战司令部卫生人员，也不能改变三军军种部指挥链结构。负责卫生事务的助理国防部长（ASD）对三军军种部的指示必须通过三军军种部部长发布，对战区司令的指示必须通过参联会主席发布。

（二）组建国防卫生局

国防部直属卫生机关国防卫生局（defence health agency, DHA）于 2013 年 10 月 1 日正式组建，承接了原国防部直属业务处 TRICARE 管理中心的职能，此次调整拉开了美军卫生系统历史上规模最大的一次组织结构调整的序幕。

1. 国防卫生局成立背景与动因

2001 年起，美军卫生系统开始进行结构调整，在缩减国防预算的同时进一步提升卫勤保障能力和水平。国防部认为，必须通过持续的资源整合提高执行能力，快速有效运转军队卫生系统并控制医疗成本。在此背景下，2011 年 7 月 14 日，国防部成立了一个特别工作组，对目前军队卫生系统的管理进行审视和分析，重点是对军队卫生系统的结构进行整体评估，对军队医疗市场管理和首都地区的医疗服务管理进行分析，并提出军队卫生系统改革的建议。

2. 国防卫生局组织机构与职能

国防卫生局主要职能是接替原 TRICARE 管理中心职能，此外还负责完成军队卫生系统（MHS）内医疗服务资源更大范围的共享。现阶段的重点任务是推进 MHS 10 大高成本卫生资源的服务共享，即 TRICARE 医疗计划、医疗设施规划、医疗信息技术、卫生物资、药学服务、医学教育与训练、医学研究与开发、公共卫生、资源管理和合同管理。

国防卫生局直接受负责卫生事务的助理国防部长领导，由一名中将担任局长，国防卫生局共分为 6 个业务部，分别是：① 医疗事务部，负责战备、药学、公共卫生、医疗计划制定、临床支持和伤员康复；② 研究开发部，负责医学科研工作；③ 医疗信息技术部，负责技术创新、客户管理、信息基础设施建设和信息安全、信息支持和方法支持等；④ 教育训练部，负责医学教育训练；⑤ 商业保障部，负责医疗设施规划、卫生物资保障、医疗预算制定和资源管理、采购管理与支持、合同商开发与合作；⑥ 首都地区卫生部，负责华尔特里德医学中心、贝尔福特地区医院等地区医疗机构管理。

二、三军军种部卫勤组织体系

三军军种部包括陆军部、空军部和海军部，由国防部长直属领导。军种部长对所属机关和部队拥有行政管理权，但没有直接作战指挥权。平时负责所属部队的人事管理、训练教育、军事科研、武器装备、后勤保障、作战动员计划制定以及各类条令条例制定等；战时负责向各联合司令部提供作战部队。

美陆军、海军、空军部长的具体卫生职责包括：依照负责卫生事务的助理国防部长确立的需求，落实政策，执行指令并汇报进展；规划资源、制定条令、建立组织、开展训练和物资准备、提高领导力、加强教育、合理安排人员和设施，以确保卫勤保障政策的实施；建立有效的质量保证与质量控制系统以确保保障计划与卫勤保障政策相一致；对卫勤保障计划进行评估并提出改进建议；监督军人的生理、精神、心理健康状态，明确并遏止影响军人健康与安全的威胁、危险和应激因素，并确保应对防护措施的可及性与有效利用；提供合适的卫生支援、训练、装备和供应补给；根据战场的形势，发布健康威胁信息、提供应对措施。

以陆军部为例，陆军部本部业务部门和陆军参谋部为陆军执行机构。陆军参谋部下设卫生总监（surgeon general）一职。陆军卫生总监负责向陆军参谋长及其他行政主官提供专业上的指导和建议，也可对部队卫生单位进行业务指导，但不能对其直接指挥。陆军卫生部部长则负责指挥和管理陆军的固定医疗机构及其他设施。通常是一人兼任两职，这样进行人员设置可以有效保证陆军医疗卫生政策的制定和执行。

（一）陆军部卫勤组织体系

陆军卫生工作的任务是为美陆军部队提供平时与战时的医疗保障和后勤管理，主要由陆军卫生部（United States Army Medical Command，MEDCOM）和部队卫生单位（field medical units）来执行。其中陆军部队卫生单位隶属于陆军的各作战部队单位，主要任务是直接向各作战部队提供卫勤保障，由于任务职能与作战部队一致，因此陆军部队卫生单位受战区陆军司令部（ASCC）的管理和指挥。

陆军卫生部是陆军部长设立的直接报告单位，其职能是负责平时和战时向陆军所有现役军人、退休人员、家属和指定国防部机构人员提供医疗保健，运营固定医疗机构，实施医学研究、器材研发和采办，开展陆军医务人员的专业教育和训练，为陆军野战医疗单位制定条令、准则并提供器材。本部设在得克萨斯州萨姆休斯敦堡。设中将司令并兼任美国陆军军医主任。

陆军医疗司令部下辖 5 个直属司令部（医学研究与物资部、牙医司令部、公共卫生司令部、伤员康复司令部、卫生部门中心与学校）、5 个地区卫生部（欧洲地区卫生部、太平洋地区卫生部、北部地区卫生部、南部地区卫生部、西部地区卫生部），地区卫生司令部下辖医院负责战区内的住院治疗。

地区卫生司令部负责对其管辖地区内的军队医疗机构、卫生训练机构进行监督和管理。各地区卫生司令部司令一般由所在地区的陆军医学中心主任兼任。上述 5 个地区卫生司令部下辖 8 个医学中心、16 所医院和多个诊所。

（二）海军部卫勤组织体系

海军部下设海军医务局，由海军医务局（Bureau of Medicine and Surgery，BUMED）以及卫生总监办公室负责海军卫生工作。海军医务局与卫生总监办公室本质上为一个领导机构，海军医务局局长兼任海军卫生总监。

2005 年 8 月，为更好地指导岸基海军医学部门，使其保持战备状态，提高服务质量。海军医学部门进行了相应调整，成立了 4 个 3 级（Echelon3）司令部，分别是海军东区卫生司令部、海军西区卫生司令部、海军首都地区卫生司令部、海军医学支援司令部。2012 年 9 月，海军医学支援司令部被撤销，成立海军医学教育训练司令部。

此外，还下辖海军与海军陆战队公共卫生中心、海军医学后勤司令部、海军医学研究中心、海军医学信息系统保障局等多个 4 级司令部。

美军目前的海军医院共计 25 所。其中，国家海军医学中心位于马里兰州贝塞斯达，另外在弗吉尼亚州朴次茅斯和加利福尼亚州圣迭戈还有两所海军医学中心。

（三）空军部卫勤组织体系

美国空军卫勤保障系统是一个统一的、综合的保健救治系统。空军卫生总监是空军卫勤工作的最高领导，其主要职责是向空军部长和国防部卫生事务助理国防部长提供参谋性建议，负责空军卫勤保障。空军各大司令部均设有医务处，具体负责本部的卫勤保障工作。空军基地一般设有医疗大队，负责本基地部队的卫勤保障。

美空军将所属医疗机构分为三级，第一级医疗机构为基层医院和诊所，由所在部队管理；第二级医疗机构是床位较少的地区医院；第三级医疗机构是地区医疗中心和空军医学中心。医学中心实际上是设备先进、科室齐全、医术较高的大型综合医院。

三、卫勤指挥体制

美军的指挥体制由国家军事指挥系统和联合作战司令部指挥系统两级构成。

通常总统与国防部长的命令是由参联会通过国家军事指挥系统下达给联合作战司令部司令,再由联合作战司令部负责指挥下属作战部队。总统、国防部长以及联合作战司令部拥有作战部队的直接指挥权,参联会只作为连接作战部队联合作战司令部和最高指挥当局的桥梁,并没有对作战部队的指挥权。美军战时卫勤指挥体制包括参联会卫勤指挥机构和联合作战司令部卫勤指挥体制。此次美军战时卫勤保障转型的重点放在战区内卫勤组织指挥体制调整,并未涉及参联会卫勤指挥机构。

（一）美军参谋长联席会议的卫勤指挥机构

美军参谋长联席会议是由美国各军事力量主要军种首长组成的联合机构,主要职能是对各军种进行协调和联合作战指挥,成员包括参联会主席、副主席、陆军参谋长、空军参谋长、海军作战部长和海军陆战队司令。参谋长联席会议主席是法定的美军最高军官和美国总统最重要的军事顾问,参联会主席不直接指挥管理部队,而是通过各联合作战司令部指挥美军的行动。

联合参谋部是参谋长联席会议的主要办事机构,下设人力与人事(J-1)、情报(J-2)、作战(J-3)、后勤(J-4)、战略计划与政策(J-5)、指挥、控制、通信与计算机系统部(J-6)、作战计划与联合力量发展(J-7)、部队结构资源与评估(J-8)8个业务部门。其中J-4后勤部下设卫勤保障处。

参谋长联席会议中负责卫生事务的最高官员是联合参谋部军医主任(Joint Staff Surgeon),他是参谋长联席会议主席的首席医学顾问,为参谋长联席会议主席、联合参谋部、各联合作战司令部指挥官提供有关作战医学、部队健康保护、卫生战备等方面的建议。负责协调三军作战部队战时卫勤力量的使用,但卫勤力量的具体指挥控制权归其所在联合作战司令部下辖的军种司令部军事主官所有。

联合参谋部军医主任负责联合参谋部后勤部下属卫勤保障处,并通过参联会主席负责:① 评估部署部队的健康保护状态,并纳入所有的部队计划功能中;② 评估部署部队的卫勤保障和部队健康保护态势;③ 审查联合作战司令部司令的联合作战计划、部署命令等所有与卫勤保障和部队健康保护有关的文件;④ 监督军事行动中的卫勤保障和部队健康保护实际情况;⑤ 领导制定联合作战卫勤保障条令。

（二）联合作战司令部卫勤组织体制

1. 联合作战司令部

美军目前设有 9 个联合作战司令部,分别为:中央司令部、欧洲司令部、北方司令部、太平洋司令部、南方司令部、非洲司令部、特种作战司令部、战略司令部和运输司令部。美军在各联合作战司令部内设有专门的军医主任,负责各司令部内所有与医疗卫生有关的事务,军衔一般为上校或少将。

美国联合部队的编组形式主要分为作战司令部(Combatant Command)、下属联合司令部(Subordinate Unified Command)、联合特遣部队(Joint Task Force, JTF)三级。其中下属联合司令部,是由国防部长通过参联会主席授权,按照联合司令部的设立标准建立的地理区域性或职能性下属联合司令部,兵力多为几万至几十万人,如驻韩美军司令部、驻日美军司令部就是隶属太平洋总部的下属联合司令部。第三级为联合特遣队,是指国防部长、作战司令部指挥官、下属联合司令部指挥官根据需要组建的地理区域性或职能性联合特遣队,兵力从几千人到十几万人不等。联合作战司令部司令承担以下卫生职责:① 对所辖部队拥有完全的卫勤保障和部队健康保护责任;② 负责制定所辖部队卫勤保障和部队健康保护政策、计划等。

2. 联合部队军医主任

每个联合作战司令部、下属联合司令部和联合特遣队都必须任命一名联合部队军医主任(Joint Force Surgeon,JFS),作为联合作战司令部参谋部的成员之一,直接向联合作战司令部司令报告。联合部队军医主任的职责包括:① 协调卫勤保障与部队健康保护事务;② 部署期间卫生监测工作;③ 根据需要协调作战司令部、军种、国防部机构、非政府组织、东道国、盟军之间的联合计划;④ 推动标准化和提升协同能力;⑤ 制定卫勤保障计划及军事行动方案(COA)分析中的卫勤保障部分;⑥ 通过设立联合伤病员调度中心(JPMRC)以协调伤病员运送;⑦ 对所辖部队提供后援支持;⑧ 提供卫勤保障与关于部队健康保护行动与计划的建议。

联合作战系统内所有的军医主任都是参谋身份,对联合部队的卫生力量没有直接指挥权,只负责指挥联合部队军医办公室及其下属职能机构。军医主任最主要的职责是向联合部队司令官提出有关卫勤保障的建议,制定卫勤保障和健康保护计划,并参与作战计划的制定和审查。

3. 联合部队军医主任办公室

各级联合部队都组建了联合部队军医主任办公室,配备有相应的参谋人员,联合部队军医主任办公室最主要的职责是,制定联合军事行动区卫勤保障与部队健康保护计划,同时确认部队的医疗请求、援助请求、支援请求,并通过相应的职能机构协调和处理这些任务的要求和支援。办公室相应参谋人员由各军种抽调组成。例如,太平洋司令部军医主任办公室编制设为 8 人:陆军 1 人、海军 2 人、空军 3

人、文职 2 人。这一编制水平是平时的常设状态,而在执行作战任务时,军医主任办公室将根据任务临时扩编。

4. 联合部队军医主任办公室下属职能机构

联合部队军医主任可以设立参谋机构,负责为联合部队内部机构提供医疗联络关系并协调联合医疗事务。这些职能机构主要包括:联合伤病员调度中心、地区联合血液计划办公室、联合医疗行动中心、联合医疗工作组、联合规划组、J‑4 医疗联络单元、军民联合行动中心、高级梯队小组、人道主义救援调查队,并非每级联合部队都配备所有的职能机构,通常是根据作战需求和部队规模的大小配备相应的职能机构,但在任何情况下,最低限度都必须配备联合伤病员调度中心和地区联合血液计划办公室。

第二节 美军战时卫勤保障力量

一、美军卫勤力量的规模与构成

(一)美军卫勤指挥管理体制

美军在作战和行政管理上实行军令、军政分离的双轨制组织指挥体系,分为作战指挥系统和军事管理系统。无论是战时还是平时,作战指挥和军事管理都是分别进行的:作战指挥是通过总统—国防部—各联合作战司令部—各联合军种司令部—联合特遣队指挥机构这条线进行。军事管理则是通过总统—国防部—陆海空军种部—作战部队管理机关这条线来开展。作战指挥系统平时负责制订作战计划,实施作战指导,但不负责军事管理事务。军事管理事务由陆海空三军军种部及国防部相关业务部门负责,包括行政管理、部队编组、武器装备、军事训练和后勤供应等工作。但是在部队接受任务(任务包括作战、演习、维和、民事支援等)后,任务部队立即与作战司令部建立起指挥与被指挥关系,此时该部队的管理权由各军种部移交给作战司令部,作战指挥权与管理权合二为一。美军认为这种作战、行政管理分离的指挥机制有利于发挥管理效能。

美军卫勤指挥管理体制采取统分结合的管理方式,其军队卫生力量最高长官是负责卫生事务的助理国防部长,属文职人员。美军各军种均设有负责卫生工作的最高军事长官:陆、海、空三军分别设卫生总监,授中将军衔;海军陆战队设医学官,授少将军衔。2013 年 10 月 1 日,美军组建国防卫生局,负责实现各军种医疗服务资源在更大范围的共享,为推进一体化卫勤保障改革铺路。

对于卫勤指挥来说,战时各级指挥官通过下属参谋机构组织实施作战和卫勤指挥,对作战和卫勤保障活动担负完全指挥与控制职责。军种部作为作战部队的直接上级部门,对所属部队不拥有作战指挥权。各级卫勤参谋机构不直接下属卫勤力量,其职责是掌握各类医疗信息,并向作战指挥官提出相关的医疗建议。通过这样的职能划分,卫勤指挥被纳入联合指挥官的直接掌控之中,有效解决了战时和平时的卫勤指挥问题。另外在操作层面,由于有完备的法律体系、条令体系,权责的移交有了明确而权威的界定,使得指挥权与管理权分离不会造成部队隶属关系的混乱。作战(卫勤)指挥机构、军种部、卫勤保障单位在战时和平时职能的单一性,为平稳而快速的平战转换创造了有利条件。

（二）美军卫勤力量规模与构成

根据美军陆海空军种部官方网站数据,截止到 2014 年 3 月,美军各类卫生人员 15.36 万人(不含预备役卫生人员),其中现役军人 8.60 万人(军官 3.18 万人,士兵与士官 5.42 万人),文职人员 6.76 万人,军队现役卫生人员占美军现役军人总数的 5.9%(8.60 万/146 万),文职卫生人员占国防文职人员总数的 9.0%(6.76 万/75 万),卫生人员总数占国防系统人员总数的 7.0%(15.36 万/221 万)。美军现役卫生人员包括:军医约 11 800 名,护士约 9 300 名,牙医约 3 300 名,各类卫生士官约 54 200 名,医疗服务人员 7 500 名。截止到 2013 财年,美军现有医院及医学中心 56 家,医疗诊所 361 家,牙科诊所 249 家,兽医诊所 254 家,保障对象 9 662 157 人。

1. 陆军卫勤力量

美陆军主要作战单位为旅级战斗队,标准旅级战斗队编制卫生连,通常每个卫生连编制约 50～60 人,美军现役作战部队约拥有 50 支卫生连,共编制 2 500～3 000 人。此外,美陆军现编 4 个卫生旅和 2 个医疗部署保障司令部,医疗部署保障司令部是战时作战区域的卫勤保障指挥机构,卫生旅或卫生司令部的编制差异较大,一般约 2 000～3 000 人,共计 1.5 万人左右。固定医疗机构方面,陆军共 8 家医学中心约 2.7 万人,16 家地区医院,此外还有约 800 家医疗诊所和口腔诊所。

2. 海军卫勤力量

美国海军部队卫勤力量包括建制卫勤力量和远征卫勤力量。建制卫勤力量主要是舰艇上的卫生科室及海军陆战队各作战营编制的卫生排。远征卫勤力量主要包括 2 艘医院船、9 支舰队手术队(隶属大西洋舰队和太平洋舰队,配置到大型两栖攻击舰)、模块化远征医疗机构(舰队医院职能)、前沿复苏手术系统(编制 8 人,用来加强创伤排或营救护所),以及海军陆战队的 4 个卫生营和 4 个牙科营等。固定医疗机构方面,美国海军现有 3 家医疗中心和 22 家海军医院。美国海军舰上医疗部门人力需求比例为每 1 200 人一名医生、每 150 人一名卫生员。

3. 空军卫勤力量

空军部队卫勤力量目前编为 2 支医疗联队、83 支医疗大队、数百支各类医疗中队,这些卫勤力量平时编为 5 家医学中心、9 家基地医院和 67 个未列入医学中心或基地医院的医疗大队。

(三)美军卫勤力量平战转换

1. 陆军部队卫勤力量以随机抽组形式组建

陆军作战部队卫生编制并非实编。根据美陆军野战手册 FM4－02.12 规定,陆军作战部队的卫勤力量平时多为预编形式,只编配卫生员和卫生兵(约占 50%～60%),主要任务是为部队提供最基本的医疗服务、组织训练演练和装备的维护保养。医生、护士等专业医务人员只在战备训练与执行作战任务时抽组,平时编制在医疗机构内归陆军卫生部管理并组织专业培训,确保维持专业技术技能。陆军战时部队的医务人员通过固定医疗机构的专业补充系统随机抽组,抽组后固定医疗机构内的空缺岗位由预备役人员补充。

2. 海军战时卫勤力量以固定抽组形式组建

与陆军一样,海军部队卫勤力量平时为预编形式,仅保留卫生士官与卫生兵(约占 50%),专业医务人员编制在海军医院、医学中心等固定医疗机构,归海军医务局领导管理,战时则通过卫勤增强计划定向补充到作战部队。但与陆军不同的是,海军卫勤力量抽组采用固定抽组模式,即各部队卫勤单位均是从指定的医疗机构抽组医务人员。具体而言,"仁慈号"医院船的医务人员主要从贝塞斯达海军医学中心抽组,"舒适号"医院船的医务人员则主要从圣迭戈海军医学中心抽组,每 6 个海军医院的医务人员抽组为一所舰队医院(共 4 所舰队医院)。如果海军医院缺少某些专科医生,则从海军医学中心抽调相应人员配属到舰队医院中。

3. 空军战时卫勤力量平战一体编组模式

空军部队的卫勤单位与固定医疗机构是同一个部门,平时承担部队医疗保障任务,战时承担作战部队卫勤保障任务,其平时行政管理与战时指挥均由所隶属空军联队负责。空军卫生总监对固定医疗机构仅有业务指导职责而没有指挥权。例如,空 12 军第 355 联队的第 355 医疗大队平时作为戴维斯-蒙森空军基地诊所,战时即直接组建为第 355 空运医院。但在实践中,空军更多的是采取模块化组建方法,即部队卫勤力量通常是由多所医疗机构所抽调人员组建而成。

4. 建制和区域支援卫勤力量战时按救治阶梯配置

按照美军《联合作战卫勤保障》条令规定,其医疗救治阶梯分为4级,Ⅰ级为战(现)场急救,Ⅱ级为初级复苏治疗(相当于我军的紧急救治),Ⅲ级为复苏治疗(相当于我军的早期治疗),Ⅳ级为确定性治疗(相当于我军的专科治疗)。Ⅰ级救治阶梯通常由建制卫勤力量承担,Ⅱ级通常由建制卫勤力量和区域支援卫勤力量联合承担,Ⅲ级救治阶梯通常由区域支援卫勤力量承担,Ⅳ级救治阶梯一般由固定医疗机构承担。Ⅱ级救治阶梯通常配置陆军前沿外科手术队、陆军区域支援卫生连、海军舰队手术队、海军前沿复苏手术系统等卫勤力量。Ⅲ级救治阶梯通常配置陆军战斗支援医院、海军舰队医院、海军伤员收治舰、空军空运医院等卫勤力量。海军医院船虽然是战区支援卫勤力量,但也作为Ⅳ级医疗救治机构,承担与固定医疗机构相同的职责。

二、美军陆军模块化改造对战时卫勤组织指挥体制影响

根据2001年发表的美国陆军《目标部队》白皮书,美国开始使用"行动单位"(Unit of Action)和"使用单位"(Unit of Employment)来划分陆军部队。其中"行动单位"是指编成相对固定,具备独立作战能力的模块化实编建制旅。"使用单位"则是指师及师以上指挥机构。"使用单位"取代了原来联合部队中的陆军军种司令部和军(师)司令部,将以前分散在各个司令部中的指挥控制权统一到一个司令部行使。执行任务时与抽组行动单位共同编成为作战集团,作为联合特遣部队司令部、联合部队司令部对作战进行指挥。"使用单位"分为"使用单位X"和"使用单位Y","使用单位X"主要对应师级和军级两级,实施战术级或者更低级别的战斗指挥;而"使用单位Y"主要对应集团军司令部及以上职责。此次陆军编制体制改革完成后,将由"使用单位Y""使用单位X""行动单位"组成的新型的三级组织指挥体制取代原来的旅、师、军、集团军四级体制。

新型作战指挥体制对卫勤转型的重要影响是,需要简化卫勤保障环节,进一步提高卫勤保障效率,要做到这一点就必须在新型模块化部队转型发展基础上构建新型的卫勤保障体制。对卫勤保障力量也要进行模块化改造,以适应模块化部队在战场作战中的编组模式,进一步提高卫勤保障能力。因此对于转型后模块化部队的卫勤保障来说,实质上分成两个层次:一是战略、战役层面的卫勤保障;二是战术层面的卫勤保障,也就是在作战过程中的直接卫勤保障。其中战术层面卫勤保障对应旅战斗队内部卫勤保障,可以称作"建制内卫勤保障"。而战略、战役层面对应战区级、军师级卫勤保障,随着作战需要,卫勤力量组成不断变化,由于战略、战役层面卫勤保障均属于战场内保障活动,因此又可以称作"区域内卫勤保障"。

三、战时卫勤保障模块分队编制

（一）医疗救治模块分队

1. 前沿外科手术队

（1）职能任务：前沿外科手术队的任务是为旅作战部队或旅以上救治阶梯提供可快速部署的紧急初步前沿外科手术。具体任务包括：伤病员分类、术前复苏、初步手术和术后护理。能够在 72 小时内最多对 30 名伤员实施基本手术，并提供术后护理以及伤情稳定，使伤员能够通过医疗后送送达到下一个医疗救治阶梯。前沿外科手术队可制订行动计划，并根据任务进行编组，与其配属或混编的Ⅱ级医疗救治机构直接协调。前沿外科手术队大部分的行政和后勤需求依赖于其配属的卫生连或医院。

（2）人员编组：前沿外科手术队由 20 人组成，包括 3 名普外科医生、1 名骨科医生、2 名注册麻醉护士、3 名护士（手术室、ICU 和急诊各 1 名）、1 名卫勤管理人员、4 名手术技师、1 名军士（通常是有执照的临床护士）、5 名卫生员。前沿外科手术队抵达战场后 2 小时可开展工作。其中，高级创伤生命支持小组负责伤病员接收、稳定和分类，如判断伤员的伤情是否为胸部伤、四肢损伤、休克、出血或呼吸道损伤。外科手术队可以分成两个小组，1 组在手术室，另 1 组在伤病员分拣室，可以同时开展不同的手术。主要是生命和肢体挽救干预措施以及感染预防。可开展的救治包括实施挽救生命的复苏手术（包括普外科、骨科和有限的神经外科手术）。前沿外科手术队的 ICU 共有 8 张床，包括 4 张术后重症监护床。

（3）配属关系与使用：前沿外科手术队和空降兵前沿外科手术队配属至部署支援卫生部门或卫生旅，且可进一步配属至战斗支援医院。根据行动部署，前沿外科手术队可进一步配属至卫生连。前沿外科手术队的配置标准为：每个部署的重型作战旅配置 1 支；每个部署的斯特瑞克作战旅配置 1 支；每个部署的步兵作战旅配置 1 支；少数情况下每两个部署的步兵作战旅部队配置 1 支。空降兵前沿外科手术队的配置标准为：每个部署的空降步兵作战旅配置 1 支；每支空降特种作战部队配置 1 支，最多配 3 支；少数情况下每两支部署的空降步兵作战旅配置 1 支。

（4）机动性能：前沿外科手术队能够使用其配备的车辆单次运输其全部的工作人员、设备和补给，在后勤保障方面依赖于作战地域中的相应单位。① 在伤员后送方面依赖于指挥部和分队指挥部、多功能卫生营和常规保障航空营；② 在医疗设备维修、血液制品配发和第八类物资补给方面依赖于多功能卫生营或旅级作战部队医疗补给部门。如果在作战地域中没有前沿外科手术队所依赖的常规保障基础,卫勤计划人员需要考虑人员和设备扩编,包括:通信支援、发电、车辆维护、食品保障、伤员管理、伤员留治、器械消毒、卫生物资再补给、医疗设备维修等。

(5) 医疗救治能力:前沿外科手术队能在 72 小时内可为 30 名重症伤员提供持续的术后救治,同时为 8 名伤员提供后送前的术后紧急护理。① 分类和术前复苏能力。前沿外科手术队接收或发现伤员后,对其进行伤情评估,以确定损伤程度及所需实施的手术操作。根据需要,在手术之前给予伤员紧急治疗,由护理人员对伤员进行手术准备。② 初步手术能力。完成分类和手术准备之后,对伤员实施所需的手术,使其能够被运送至下一个救治阶梯,从而接受更专业的手术。③ 术后护理能力。由于伤员均有危及生命的损伤且可能需要进一步的医疗干预,因此每名伤员在术后均需要紧急护理。伤员病情一旦稳定,立即准备医疗后送。在与卫生连混编的情况下,伤员收治班可对术后外科伤员进行有限收容。④ X 线检查。前沿外科手术队没有建制的 X 线检查能力,X 线检查保障由所保障的医疗救治机构提供。⑤ 实验室检验。前沿外科手术队的临床实验室检验能力仅限于对至关重要的手术操作,超出前沿外科手术队建制能力的实验室检验由支援卫生连提供。⑥ 血液保障。在前沿外科手术队救治中采用 O 型血的急诊输血,储血能力达 50 个单位的 O 型压缩红细胞。

(6) 装备配备:前沿外科手术队的装备有:① 手术所需的氧气、血液和麻醉剂等;② 无胶卷数字影像系统;③ 野战牙科治疗和手术系统;④ 重量轻的小型制氧器;⑤ 血液消毒器。该外科队没有配备 X 线诊断设备、检验设备和其他医疗保障装备,只携带在 72 小时内确保能够施行 30 次急救手术的医疗器材,后勤保障则依靠其他单位。

2. 战斗支援医院

美军战斗支援医院属于Ⅲ级救治阶梯的医疗机构,是卫生旅的重要组成部分。其任务是向战场内各类伤员提供住院和门诊服务。一所战斗支援医院能够满足作战区所有重症监护病房/中间监护病房的床位要求。为了保障护理病房床位的最低要求,必须要添加初级救治医疗分队。

(1) 配属关系和能力:战斗支援医院通常配属卫生旅,但也可能直接配属联合特遣部队。战斗支援医院最多能收容 248 名各类住院伤员,配备 6 张手术台,一昼夜可完成 96 小时的外科手术。手术能力主要包括普外科、骨科、胸外科、泌尿外科、妇科、口腔和颌面科手术。其他能力包括:指挥下属分队和配属单位进行救治;对包括平民和战俘在内的伤员进行急救;提供住院和门诊方面的咨询服务;提供药学、精神病学、公共健康护理、临床实验室、血库、放射、理疗和营养保健方面的服务;医疗行政和后勤服务;提供牙科护理;向前沿外科手术队提供卫生物资支援,根据上级指示或行动计划重新组建前沿外科手术队。为最大限度地发挥战斗支援医院的作用,整个医院应当统一部署。但是由于其机动性和运输条件的限制,必要时可以模块/救治阶梯为单位部署。

（2）医院组成与人员编制:战斗支援医院采用模块化设计,由总部和两个医院连组成（两个医院连的床位分别是 84 张和 164 张）,共计 248 张床位。1 所战斗支援医院的总编制人数为 488 人。其中,军官 156 人,准尉 2 人,士兵 330 人。总部 56 人。其中,军官 11 人,准尉 2 人,士兵 43 人;A 型医院连（84 张床位）181 人。其中,军官 61 人,士兵 120 人;B 型医院连（164 张床位）251 人。其中军官 84 人,士兵 167 人。

（3）A 型医院连（84 张床位）:A 型医院连最多能够接收 84 名伤员住院治疗,其中 2 个重症监护病房最多 24 人和 3 个过渡监护病房最多 60 人。医院连有 2 张手术台,每昼夜可做 36 小时外科手术。A 型医院连能够对伤员进行接收、分类、手术,提供紧急治疗,并对其他救治机构转来的患者提供咨询和门诊服务。A 型医院连还有药房、放射科和临床实验室,可以进行基本的微生物检查和血液储存。医院连能够为所有住院伤员提供行政、伤病员管理、后勤、营养保健等各方面的服务。

A 型医院连包括:① 连指挥部。负责下达连一级任务,安排值勤、武器控制、一般供给支援和强制性培训;② 伤员管理科。负责伤员的接收和处置、病历管理、伤员贵重物品管理、编制伤员统计报表、确保隐私政策和程序的制定和实施。还负责协调伤员后送并向上一级指挥部汇报;③ 营养护理科。负责提供营养服务,为伤员和工作人员备餐和配餐,进行医院伙食勤务规划,开展医学营养治疗,对营养健康和战场健康促进计划提出建议;④ 供应服务科。负责医院连和其他直属单位的各种后勤支援,包括普通物资和医疗物资、医疗设备维护、血液管理、水分发、垃圾处理、伤员治疗区域的环境控制、电力和车辆维修、燃油分发、设备记录和维修配件管理等;⑤ 手术前分类、紧急救治科。负责对入院伤员进行接收、分类,评估伤员健康状况,提供紧急救治,并将其送至医院的相应区域。担架组负责伤员在医院内的运送。紧急救治人员从自动化临床记录中读取或输入信息,获取医疗和其他所需的信息;⑥ 专科门诊。专科门诊综合了门诊治疗科、骨科、精神科、预防医学监测和设施支援。专科门诊会根据情况需求对住院和门诊病人进行现场和远程会诊,评估并治疗传染性疾病、内科疾病、皮肤病、妇科病以及其他损伤或疾病,对住院病人进行精神状况评估;⑦ 手术室/物资供应科。主要监管手术室和物资供应,负责安排护理人员,准备并维护手术室和物资供应,满足手术和护理标准。该科与麻醉科共同为伤员实施初次手术或者为那些在其他救治机构接受过初次手术的伤员实施进一步手术。该科有 2 张手术台,每昼夜可做 36 小时的外科手术,包括普通外科手术和整形外科手术。通过其他增援力量,如头颈外科分队等,可以进行胸外科、泌尿外科、妇产科和口腔颌面外科手术。未部署前线的前沿外科手术队,也可作为战斗支援医院的加强力量;⑧ 麻醉科。该科主要负责管理麻醉方案以及提供呼吸系统方面的支援,监督和管理手术伤员对麻醉剂的使用,提供适当的呼吸治疗监督措施,保障临床使用的医疗设备和电源正常运行,检查临床标准作业程序是否就绪,检查麻醉护士和手术室医生的熟练程度。该科工作人员要配合并协助紧急救治科进行创伤护理;⑨ 护理科。负责管理日常护理工作,包括调度并监督护理人员,编制并协调责任名册,制定紧急大规模伤亡护理计划等。负责计划、组织、执行以及指导护理实践活动;⑩ 重症监护病房。有 2 个 12 张床位的重症监护病房用来接收重伤员,重症监护病房处理内科或外科的成人或儿童伤员。重症监护病房也用作手术前稳定区和手术后麻醉恢复区。

战斗支援医院配有 3 个过渡监护病房,负责管理那些健康状况还需要观察或可能存在潜在生命威胁的伤病员,这些伤病员可能需要监测设备和呼吸机的支援,每个病房有 20 张床位。

(4)B 型医院连(164 张床位):164 床医院连最多能够接收 164 名伤员住院治疗,其中 2 个重症监护病房最多 24 人,7 个过渡监护病房最多 140 人。医院连的手术能力包括普外科、骨科、胸外科、泌尿科、妇科、口腔颌面科等,共有 4 张手术台,每昼夜可做 60 小时外科手术。当配有战斗支援医院加强组,如头颈外科队和前沿外科手术队时,该医院连的手术台和手术时间还可增加。

164 床医院连对伤员进行接收、分类、手术,提供紧急治疗,并为其他救治机构转来的伤员提供咨询和门诊服务。医院连配有一个临床实验室,可以进行有限的基本微生物检查和血液储存。医院连能够为所有住院伤员提供行政、病人管理、后勤、营养保健等各方面的服务。

与 84 床医院连类似,164 床医院连主要由以下部分构成:医院连指挥部、伤员管理科、营养护理科、供给服务科,手术前分类/紧急救治科、手术室物资供应科、麻醉科、专科门诊、牙科、护理科、重症监护病房、中间监护病房、配套勤务、宗教支持组。

(5)战斗支援医院模块化改革:美陆军已经开始对战斗支援医院进行模块化改革,目的是在提升战斗支援医院的装备和技术前提下,使战斗支援医院部署和运作更加简单和实用。改革的重点是改变原来单一的设计标准,将战斗支援医院设计为基本模块和能力增强模块,提高其灵活性并使其模块化功能更强大,可以根据任何需求定向组合战斗支援医院的规模。基本模块是 32 张床位,包括 2 张手术台和 2 张重症监护病床。基于基本模块,配备不同数量的医疗分队进行战斗支援医院能力增强,如配备外科分队模块和重症监护模块以增强外科手术能力,增加病床和中间护理单元来增强慢性疾病的治疗能力。新型战斗支援医院将会增加 CT 和微生物实验室功能,人员和设备规模将进一步减小。新型战斗支援医院的模块化设计依赖于可模块化组合的野战方舱支持,当前这一方舱技术正在开发过程中,预计将于 2015 年正式装备并投入使用。

3. 初级救治医疗分队

初级救治医疗分队是按照医疗调整计划设置的医疗力量。该分队为旅以上救治阶梯的住院治疗提供初级救治和恢复期住院治疗、护理和康复服务。还负责对生物战剂沾染伤员的收容和监测设备的管理,以及对急性传染病伤员和/或传染病接触者进行隔离和监测。

(1) 配属关系与标准:卫生旅负责指挥其配属的初级救治医疗分队,并确保旅医院以上救治阶梯所需要的初级救治床位的持续供应。初级救治医疗分队将被进一步配属给医院以提供支援,部队中每 1 000 名住院伤员配置 2.604 个初级救治分队。

(2) 编制体制:该分队由分队指挥部、职业/理疗部和 3 个初级救治病房组成。

① 分队指挥部:负责指挥和管理,制订计划、组织行动、根据任务编组,以及与所属医院直接协调。分队指挥部的工作人员提供维护、补给服务,以增强其所属医院的各个部门的能力;② 职业/理疗部。该部门为分队的住院伤员提供专业治疗和物理治疗。该部门的工作人员可加强其所属医院的各个部门的救治能力;③ 初级救治病房。三个初级救治病房负责对伤员进行护理监督和管理。护理管理旨在加速伤员恢复以返回岗位或确保伤情稳定,并为医疗后送做好准备。协助给伤员完成的服药和治疗,进行自我护理和出院后保健的教育指导,就伤员的康复与理疗人员进行协调,对伤员的常规和急诊治疗需求与所属医院进行协调,对可能感染进行监测。

(3) 救治能力:该分队能够提供 120 张床位的初级救治和恢复期治疗能力。

该分队的每个班可独立工作,提供 40 张初级救治床位。初级救治医疗分队为可返回岗位的伤员以及等待进一步医疗后送的伤员提供护理、理疗和专业治疗服务。具备加强其所属医院的紧急护理能力、营养护理能力和伤员管理能力;并能在部署和常规行动中为所有建制单位提供 3 天的补给。

(二) 卫生防疫模块分队

1. 战场卫生分队

战场卫生分队主要提供防疫指导和咨询,预防职业危害、肠道疾病、节肢动物疾病、水传播疾病及其他医学威胁,具体包括战场卫生和个人卫生、卫生工程、疾病监测、职业健康、健康促进、有限的昆虫学和病虫害管理以及地面杀虫剂喷洒。配置标准是每 28 000 名官兵配备一支。卫生分队通常部署在军级的战斗区域,也可部署到战斗区域的任何地方。当配属到军或军以上单位时,分队直接为部队提供支援直至任务完成;当配属到师级时,与卫生连合作完成任务;如果只提供一般支援,则暂时与受支援的卫生机构合作。

战场卫生分队可作为一个整体部署,也可分成指挥部和两个分队分开部署。卫生分队在部署前、部署中和部署后任务分别是:① 部署前:进行医学情报搜集;向部队官兵介绍医学威胁情况;向部队指挥官提出应对医学威胁措施的建议,内容包括医学筛查、免疫接种和防护装备等;协助部队指挥官安排接种疫苗、预处理、牙科治疗和其他医学处理;② 部署中:帮助指挥官选择并监测营地、食品存放、厕所和洗浴地点以及居住地和工作区;向指挥官提出如何减少疾病和非战斗损伤的建议;协助选择并监测水源;监督部队的噪声保护、视力保护执行;实施病虫害管理;提供战场卫生训练,包括极冷、极热、高纬度地区等特殊环境下以及有害物质危害等方面的卫生训练;③ 部署后:进行清除有害垃圾等战场恢复行动;继续监测和报告行动任务区;进行行动后经验教训总结;更换和维修医疗设备。

2. 战场昆虫分队

战场昆虫分队主要实施病虫害管理措施,采用空中喷雾设备和地面喷雾设备降低节肢动物及其他健康威胁对作战部队的危害。战场昆虫分队通常部署于病虫害多发地区,如果直接支援特定部队,通常会直接配属给被支援部队,配置标准是每 66 000 人配备 1 支或每个师配备 1 个。

战场昆虫分队配属到师级进行空中喷洒,通常部署师机场附近,以便通过机场实时了解天气和战术状况,并且可减少来往机场的时间,有助于提高行动效率;师任务区内战场昆虫分队行动需与卫生连预防医学分队协调;如果配属到军或军以上机构,分队通常会临时配属给其他医疗机构。

战场昆虫分队既能进行单一部署,也可分为指挥部和两个分队部署。战场昆虫分队在部署前、部署中和部署后的任务如下:① 部署前,搜集医学威胁情报,并向部队官兵进行动员;向指挥官提出应对威胁措施的建议,包括医学筛查、免疫接种和防护装备等;协助安排接种疫苗、预处理、牙科治疗等医学处理;② 部署中,开展昆虫监测及病虫害管理,并进行空中杀虫剂喷洒;开展作战区内节肢动物对杀虫剂耐药性的试验;检查并监督食品卫生、饮用水和战场卫生;③ 部署后,清除有害垃圾;总结行动经验教训;更换和维修医疗设备;继续官兵免疫接种。

（三）战斗应激控制模块分队

1. 战斗应激控制分队

战斗应激控制分队用于干预和控制作战地带内部队的战斗与作业应激，以及预防战斗应激。战斗应激控制分队隶属于卫生旅或多功能卫生营，分队成员也可配属给战斗应激控制卫生连、多功能卫生营、旅卫生连或战斗支援医院进行工作。

战斗应激控制分队编制 43 人，包括队部、预防科和强健科，预防科包括 4 个战斗应激控制预防小队，强健科包括 2 个战斗应激适应小队。具体包括：① 队部：编制 7 人，包括队长、野战医助、军士长、物资供应军士长、人力资源士官、车辆机械师、厨师。负责战斗与作业应激控制计划制定、协调与物资保障；② 预防科，编制 16 人，分成 4 个战斗应激控制预防小队，每小队设社会工作军官、临床心理士官、精神卫生士官和精神卫生技师各 1 名。主要进行伤员分类和创伤事件处置，用于稳定士兵情绪；③ 强健科，编制 20 人，分成 2 个战斗应激适应小队，每队设精神病医师、治疗师、护士各 1 名，治疗士官和精神卫生士官各 2 名，精神卫生技师 3 名，小队行动时还可派出一支 4 人的机动小组。通常，1 支小队支援卫生连，1 支小队为前线作战部队提供支援。主要用于处置创伤事件、伤员分类、稳定伤员情绪、进行行为健康干预、实施康复计划，并在必要时开设精神病病房。

2. 战斗应激控制卫生连

战斗应激控制卫生连隶属于战区卫生司令部，主要用于军级或军级以上部队的战斗与作业应激干预和治疗，主要配属到卫生旅，也可进一步配属多功能卫生营。通常每个战区配备 1 个。战斗应激控制卫生连可根据作战需要直接保障旅级战斗队，负责提供战斗与作业应激控制建议与计划，承担部队士兵的康复任务，并为前方紧急行动提供战斗与作业应激控制服务。

战斗应激控制卫生连由连部、预防排和强健排组成。编制 135 人，连部编制 15 人、预防排编制 80 人、强健排编制 40 人，预防排下设 8 支小队，强健排下设 4 支小队，每小队 10 人，根据具体任务进行人员随机编组。

（四）卫生物资模块分队

1. 卫生物资连

卫生物资连的任务是向战区内的旅级及旅级以上医疗机构提供医疗物资、医疗设备维修、验光配镜和伤员后送物项，不含血液支援能力。通常配属到多功能卫生营或更高级别的卫生指挥控制机构。卫生连的自我补给能力有限，配给标准是每天分发 11.1 吨第Ⅷ类物资。最多可为 22 000 人的部队提供配镜、医疗设备维修;接收、分类和发放 11.1 吨第Ⅷ类物资;最多储存 51 吨第Ⅷ类物资;提供战场医疗设备维修保障。

2. 血液支援分队

血液支援分队负责为旅级及旅级以上救治机构提供血液及血液制品的采集、加工、储存和分发服务。通常隶属于多功能卫生营,战区内每 100 000 名军人或联合作战行动中每 150 000 名现役军人配备一支血液支援分队。血液支援分队负责:向旅级及旅级以上的救治机构提供血液与血液制品;从远征血液转运中心处接收、储存和转运压缩红细胞;冷藏储存 4 080 单位的压缩红细胞;通过三个血液分发组向旅级及旅级以上救治机构分发压缩红细胞和其他血液制品;根据需要向卫生物资连部署前沿血液制品分发增强小组,该小组也可实施应急采血;每 24 小时采集432 单位全血,并可在间隔 24 小时后每 24 小时加工 432 单位的红细胞。

3. 卫生物资支援队

卫生物资支援队负责为全球范围内指定地点的陆军提供卫生物资保障能力,以满足战略需要和应急情况。主要负责将储备的物资运送到指定战区,包括为未预先配属的地区补充卫生物资,可同时保障不同区域。支援队成员包括 48 名由军人、文职人员和合同商组成的卫生物资保障人员,主要来自陆军医学物资局。

第三节　美军联合作战卫勤保障

一、美军联合作战卫勤保障内容

（一）联合作战卫勤保障的目标

2012 版《卫勤保障》指出,美军联合作战卫勤保障的基本目标:"维持部队的战斗力。通过应用阶梯救治和优化配置卫勤保障资源以实现这个目标。为了实现卫勤保障的快速、有效和统一响应,联合行动中的卫勤保障需要持续的计划、协调、同步化调整和训练。"

（二）美军联合作战卫勤保障原则

美军各级卫勤组织,在不同军事行动和非军事行动卫勤保障中,都始终遵循六大基本原则。这六大基本原则是美军自 1995 年发布第一部联合作战卫勤保障出版物以来一直遵循的指导方针,是美军多年战时卫勤保障规律的总结,应信息化战争卫勤保障的需求,具有很强的指导意义。联合作战卫勤保障的六大基本原则包括：一致性原则、接近性原则、灵活性原则、机动性原则、连续性原则和可控性原则。其中可控性原则是由协调性原则延伸发展形成的，并写入 2001 版联合作战卫勤保障条令。

1. 一致性原则

在战术计划层面，一致性原则对于有效实施卫勤保障是最基本的元素。卫勤指挥员必须能够直接接触战术指挥员，以制定全面的行动概念。卫勤计划制定人员必须在早期参与作战计划的制定，使卫勤保障计划与作战计划高度一致，确保在正确时间和正确地点给正确的人员提供正确的卫勤保障。

2. 接近性原则

接近性原则就是在正确的时间向伤病员提供卫勤保障，使患病率和死亡率保持在最低水平。医疗资源应配置在距离所支援作战部队合适的位置，要能够快速部署医疗资源以进行伤病员的搜救、稳定和后送，也不宜过近以避免影响军事行动。

3. 灵活性原则

灵活性指的是要灵活准备和调整医疗资源满足不断变化的战场需求。卫勤指挥官在制定行动计划时必须考虑灵活性，以应对医疗需求的变化。战场上的卫生资源与医疗保障需求之间始终存在着矛盾，因此，卫勤保障要保持足够的灵活性，要能够根据战术计划和行动的变化对卫生资源进行调整或部署。

4. 机动性原则

机动性是指部队人员和装备能够随运输能力运动的范围。医疗机构的机动性必须与其支援的作战部队保持同步，卫勤指挥部需要不断评估和预测作战部队的移动和重组，以根据不同环境需求提供有效卫勤保障。加强医疗机构机动性的一个重要途径是将收容的所有伤员后送。

5. 连续性原则

从受伤地到本土基地连续救治阶梯为伤病员提供连续的救治，每一级医疗机构都有相应的救治能力。在当前的伊拉克和阿富汗军事行动中，由于空运医疗后送能力的提高，以及发病率和死亡率的降低，伤员可直接从受伤地后送到救治机构。但在常规作战行动中，由于减员率较高，后送距离较远，伤员需要在每一级的救治阶梯接收救治，以保持生理状态并增加存活概率。卫勤指挥官必须根据自己掌握的信息，评估可用医疗资源，调整伤员流，提出后续治疗需求，确保所有伤病员接受最佳治疗。

6. 可控性原则

可控性原则是指卫勤指挥官对战场卫勤需求的快速响应，需要在有限的医疗资源下完成战术和战略计划。联合作战区域内，联合作战部队军医主任负责履行这个原则。

（三）联合作战卫勤保障能力

卫勤保障是向部队官兵提供预防、保护和治疗的能力。这些能力广泛而多样，必须适应人类健康需求的复杂性。卫勤保障能力既涉及官兵个体，也涉及家庭、组织和部队整体。2012 版联合作战卫勤保障条令继续强调通过部队转型实现卫勤保障能力转型，但与 2006 版《联合作战卫勤保障》相比，条令对卫勤保障的联合医疗能力进行了进一步精炼，突出了紧急救治能力、前沿复苏能力、战区住院能力、确定性治疗能力、途中救治能力，而不再强调政策和资源获取能力、预防和保护能力。在条令中，对联合作战卫勤保障各项能力进行详细阐明。

1. 紧急救治能力

紧急救治能力指为伤病员提供即时医疗救治与伤情稳定，为伤病员后送下级救治阶梯接受连续医疗救治做好准备。相比其他医疗救治服务，紧急救治能力特别强调时间要求，包括初级门诊医疗服务、紧急医疗服务、专科医疗服务及配套服务。

初级门诊医疗服务包括基本急救（自救或互救）和非医生救治。紧急医疗服务提供基本的院前创伤生命支持，包括辅助紧急救护、初级复苏和液体疗法、心脏生命支持。急救人员主要提供初级创伤救治。初级门诊（如救护所、诊所和建制医疗机构）也可提供配套服务。

紧急救治能力又称战术战伤救治。战术战伤救治指在战斗任务中的院前创伤生命支持。战场院前创伤生命支持主要由卫生员和战斗救生员提供，包括自救互救。战术战伤救治分为三个阶段：交火地带救治、战术战场救治和战术后送救治。

2. 前沿复苏能力

前沿复苏能力指尽可能接近伤病地点开展高级医疗急救，达到稳定伤病员、有效挽救生命和肢体目的。前沿复苏救治能力旨在提供必要救治以稳定伤病员，确保其能够被医疗后送，包括高级急救服务、手术后住院服务、专科手术服务以及配套服务。

高级急救服务是建立在急救人员能力基础之上，提供创伤生命支持、复苏救治、急救医师救治、初级烧伤处理、血液/液体疗法等；外科服务通常涵盖创伤、普外、胸科及骨科手术等领域。此外还需提供外科住院服务，包括外科手术护理、术后护理、重症护理和临时收容等。进行这些服务的基础是具备完备的药房、化验室和影像学设施。

3. 战区住院能力

战区住院能力利用模块化医院或医院船为战区内部队提供卫勤保障，战区住院能力可采用模块化或单一能力复合的方式部署。战区住院能力为伤病员提供必要救治,处理稳定后运送到战区外的确定性治疗机构或使其重返战斗岗位。包括初级门诊与住院治疗、高级医疗、手术及配套服务等。

战区住院能力会因战区基础设施、行动地域和行动节奏的不同而有所差异。然而,战区住院能力必须涵盖一些低级卫勤救治阶梯无法提供的医疗服务,包括:高级烧伤处理、验光和眼科、儿科、妇产科、牙科、预防医学、兽医勤务、内科、心脏科、重症监护病床与护理、血液库、病理科、传染病、医学营养疗法、心理健康、职业卫生、卫生物资及眼外科、颌面外科、神经外科等其他医疗专科服务。

4. 确定性治疗能力

确定性治疗能力是对伤病员病情进行最终诊断和治疗的能力,通常由本土的医疗机构提供,也可由本土以外的医疗机构提供。确定性治疗能力结果通常为康复、归队或退役,包括预防、治疗、急救、复原、恢复和康复等全方位的医疗服务,并延伸到现役及退伍军人的家庭。

由于确定性治疗能力通常位于战区以外,伤病员可以获得包括人员、物资、设施和信息等在内的最先进的医疗服务。确定性治疗不仅包括上述所有内容,还包括了低级救治能力中不具备的预防、恢复和康复能力。这些能力可增强与维持伤病员的作业能力。

5. 途中救治能力

后送途中救治能力的目的是为处于卫勤保障连续阶梯运送中的伤病员提供连续性救护,保证伤员能够及时接受临床救治。后送途中救治包括利用建制的伤病员运送工具,将伤病员从受伤或发病地点经过连续性医疗救治,运送到能满足救治需求的医疗机构的全过程。

后送途中救治能力包括 3 种形式。伤病员后送(CASEVAC)是指用舰船、陆上交通工具或飞机对伤病员进行非调度性运送。医疗后送(MEDEVAC)是指通过配备了人员与装备的专职医疗后送平台提供后送途中医疗救护,包括预先指定的战术飞机、船舶或其他临时配备了相应人员与装备的运输工具。空运医疗后送(AE)特指美国空军固定翼飞机运送受调度的伤病员,配备经过训练的空运医疗后送机组人员。前沿战场医疗力量的减少以及"后送与替换"理念,都给各军种的后送途中能力提出了更高的要求。

二、战时伤病救治

(一)战场医疗救治阶梯重构

美军战时卫勤保障的一个重要特点是采用分布式医疗资源和救治能力,实施阶梯医疗救治,即战场医疗救治阶梯(Roles of Medical Care)。转型之前美军医疗救治阶梯分为 5 级,第 1 级为战(现)场急救(First Responder),第 2 级为初级复苏治疗(Forward Resuscitative Surgery,等同于我军紧急救治),第 3 级为复苏治疗(Theater Hospitalization,等同于我军早期治疗),第 4 级为途中救治(En Route Care),第 5 级为战区外救治(Care Outside the Theater,等同于我军专科治疗)。

美军在总结海湾战争、科索沃战争和阿富汗战争的医疗救治经验后提出,陆军部队应减少医疗救治阶梯,缩短医疗救治及后送环节,建立"重两头、伸中间"的医疗后送模式,降低伤病员的伤死率。减少医疗救治阶梯的关键是提高医疗后送能力和后送途中救治能力。美军在伊拉克战争中实践了"重两头、伸中间"医疗后送模式,具体做法是:伤病员在接受战场急救和初级复苏治疗后,直接通过空运医疗后送到战区空军部署的基地,再通过"空中走廊"后送到驻德国、西班牙的美军医院或者美国本土进行确定性治疗。这一方式减少了救治环节,伤病员能够在最短时间完成紧急救治,最快后送到确定性救治机构,提高了伤病员救治质量,降低了伤病员伤死率和伤残率。

美军在 2006 年版联合出版物《卫勤保障》中并未明确界定"重两头、伸中间"医疗后送模式所导致的战场医疗救治阶梯的变化。在 2012 年版的联合作战卫勤保障条令中,美军提出了新的救治阶梯,将原来第四级途中救治与第五级战区外救治合并为一级,形成了新型的四级医疗救治阶梯。

1. 1 级救治阶梯

军人在 1 级救治阶梯(Role 1)接受最初的医疗保障(也称为部队医疗救治)。该阶梯包括:① 紧急救生措施;② 疾病和非战斗损伤预防治疗;③ 战斗与军事行动应激预防措施;④ 伤病员定位和获取(收集);⑤ 由专职的战斗卫生员、救治班提供的救治,或动物医疗保健专业人员对工作动物的救治。(主要重点是那些可使伤病员返回岗位或稳定后允许后送到下一救治阶梯的必要措施。这些措施包括保持呼吸道通畅、止血、防止休克、保护伤口、固定骨折及其他根据实际情况采取的应急措施)。

自救互救:所有军人都接受各种基本急救程序培训,包括化学伤病员救生任务援助。

战斗救生员:战斗救生员是由其所在部队指挥官挑选,除基本急救培训外,又进行急救培训的非医疗专业军人。通常,每个班或同级别单位有 1 人接受战斗救生员培训。战斗卫生员基本职责是战斗人员,额外职责是在专业医疗救治人员抵达前对伤病员提供加强急救。

医务人员:1 级救治阶梯提供初级医疗保健、专业急救、伤情分类、复苏和稳定,包括常规伤病员集合、管理轻伤人员、从受伤地收集伤病员以及将伤病员后送到后方地带。

2.2 级救治阶梯

2 级救治阶梯(Role 2)提供先进的创伤管理和紧急医疗救治,是 1 级阶梯中复苏救治的延续,它提供了更强的创伤患者复苏能力。2 级救治阶梯具备提供包装的红细胞(液体)、X 射线、检验、牙科保障、战斗与作业应激控制、预防医学、2 级兽医治疗以及复苏手术保障能力。此外 2 级救治阶梯具备有限的收容能力(但无住院能力)。2 级救治阶梯可分为 2 级轻型机动和 2 级增强型两种类型。其中,2 级轻型机动是轻型、高度机动性的医疗单位,任务是保障地面机动力量(通常为旅级部队)。2 级轻型机动救治机构能够开展先进的复苏手术及损伤控制手术,并可将术后伤病员后送到 3 级救治阶梯,或后送到 2 级增强型进行稳定手术;2 级增强型提供基本的二级医疗救治,包括基本手术、重症监护、住院保障。2 级增强型救治机构能够稳定术后伤病员并将其直接后送到 4 级救治阶梯,而无须再通过 3 级医疗设施后送。

3.3 级救治阶梯

3 级救治阶梯(Role 3)人员和装备能够为所有类别的伤病员提供救治,包括复苏、外伤手术、手术后治疗等。该阶梯是对 2 级救治阶梯的扩展,在战术态势允许的情况下,远距离运送中无法忍受伤痛或存活的伤病员应当被送往 3 级救治阶梯接受手术。3 级救治阶梯的具体职责包括:① 负责从下级救治阶梯后送伤病员到 3 级救治阶梯;② 在配备适当人员和装备的救治机构内向所有类别伤病员提供医疗救治;③ 向没有配备建制卫生力量的部队提供地区性卫勤保障。

4.4 级救治阶梯

4 级救治阶梯(Role 4)提供最高级别的医疗服务,它包括美军海外基地医院和本土医疗机构。此时需要动员扩充军队医院的能力,并纳入退伍军人事务部和国家灾害医疗系统(National Disaster Medical System)内的地方医院床位,以满足从责任区后送伤病员需求的增长。基地保障医院是医疗保健系统内可获取的最确定的医疗救治能力。

5.医疗救治阶梯重构综合分析

美军通过有效减少医疗救治及后送环节,建立起“重两头、伸中间”的医疗后送模式。建立该后送模式的主要原因有:

(1)适应“力量投送型”战略调整

随着美军军事力量运用方式由“前沿部署”型转变为“力量投送”型,美军海外后勤基地和卫勤力量已经大幅减少,自冷战结束以来,美军已经进行了三轮关闭基地的工作,关闭了多达 70 多个大型海外基地。在这种情况下,为了实现伤病员有效救治,必须对原有的医疗救治阶梯进行改造,减少救治环节,增强医疗后送力量,以实现"投送型"卫勤保障。

(2)作战部队医疗需求大幅度减少

为实现伤病员的快速后送和减少救治环节,除了要增强医疗后送力量外,减少作战部队的医疗需求也十分重要。在伊拉克战争前,美军提出了"零伤亡"战争理论。在伊拉克战争正规作战期间,通过加强作战部队建制卫勤力量、配备单兵防护设备、靠前配置医疗支援队伍等措施的实施,美军伤亡率大幅度降低。美军的参战人员高达 466 985 人,其中死亡人数只有 138 人,伤 1 698 人。这种降低伤亡率的措施使得减少救治环节和快速后送成为现实。

(3)突出战场医疗救治中空运医疗后送

美军发现,空运医疗后送能够最大限度缩短伤病员到达确定性救治机构的时间。为此,美军提出了"将正确的伤病员在正确的时间送至正确的地点接受正确的治疗"的"4 right"空运医疗后送理念。目前美军已经形成了后送工具种类齐全的完善空运医疗后送体系,包括空中医院、卫生飞机以及救护直升机。在空运医疗后送途中,美军配备了训练有素的空运医疗队和空运医疗小组,此外还配备运送重症伤病员的危重伤员后送小组,保证了空运医疗后送的存活率。美军近 10 年共空运后送 9 万余名伤病员,只有 4 名死亡,存活率超过 99%。

(4)"精确化卫勤"保障实施

"精确化卫勤"保障的理念起源于"聚焦后勤"理念以及"联合全资产可视性计划"的实施。目前,美军利用战场医疗信息系统,能够准确了解伤病员发生地以及最近的救治机构地点,也能够实时掌握伤病员的数量、伤情伤类以及伤员流动态发展情况。通过精确计算,能够预计医疗救治任务量以及需要投入的卫生资源数量及结构。精确卫勤的实施可以减少医疗资源筹措、卫勤力量部署准备时间、实现卫勤资源的集约高效利用,提高了战时卫勤保障效率,为救治阶梯的重构创造了物质基础。

三、伤病员医疗后送

美军军事后勤转型中的一个重要原则是"快速兵力投送"(Rapid Force Projection),含义是"依靠一个快速兵力投送系统在全球范围内快速部署兵力并维持其后勤保障"。"快速兵力投送"并不是一个单纯的加大运送力度的问题,美军前陆军后勤参谋长科伯恩说过:"快速兵力投送应具备在任何行动中自始至终运输保障物资的能力,需要采用新的运送技术和系统,为使军队基础设施轻型化而投资相关技术研究与开发,都是这个原则的组成部分。"美军伤病员医疗后送在转型期的发展历程中也采用了"快速兵力投送"的内容和原则,如形成了完善的伤病员分级立体后送体系,建立医疗后送集中指挥与协调机构,开发了医疗后送信息系统等。伤病员医疗后送由于运送对象不同,并非是单纯的运输活动,而具有一定特殊性。

（一）建立了完善的分级伤病员后送体系

伤病员医疗后送的主要任务是,根据需要将战区内的伤病员运送到战区内或战区外的野战或固定医疗机构接受治疗。伤病员的及时运送是战时卫勤保障中非常重要的组成部分,能够保证作战方案的顺利实施。美军伤病员医疗运送是一个综合系统,在战术、战役和战略层次均可开展,维系了伤病员在各级救治阶梯之间的联系。各军种编制内都编配有建制伤病员运送力量,保证伤病员能够从受伤地点或发病地点,经过战区内连续救治阶梯后送,到达满足伤病员救治需求的确定性医疗机构,但任务的完成需要各军种伤病员运送资源和程序的同步协调与集成。伤病员医疗后送可分为无调度后送和调度后送,包括伤病员后送(CASEVAC)、医疗后送(MEDEVAC)、空运医疗后送(AE)三种形式。多种不同后送形式相互补充,共同构成了一个联系紧密、配合完善的伤病员医疗后送体系。美军伤病员后送体系包括国防部指挥机构、各级伤病员调度中心以及各军种后送力量。

1. 美国运输司令部与北方司令部

美国运输司令部是国防部负责战区间和美国本土伤病员运送工作的唯一管理部门,负责批准所有的伤病员运送请求,并负责与相关运输机构协调以满足后送需求。美国北方司令部负责美国本土和世界范围内包括军事行动、自然灾害和反恐行动救援等的伤病员后送任务,此外还负责对返回美国本土的伤病员进行再分配。

2. 各级伤病员调度中心

美军为了更好地指挥和协调战时伤病员后送,建立了三级伤病员调度中心,分别是全球伤病员调度中心、战区伤病员调度中心和联合伤病员调度中心。

（1）全球伤病员调度中心:美国运输司令部负责管理全球伤病员调度中心,负责制定战区间伤病员后送和战区内伤病员后送调度计划。全球伤病员调度中心协调各军种保障资源和后送平台,向各军种下属部队传达后送计划,并令其执行后送任务。

（2）战区伤病员调度中心:由战区司令部负责(太平洋司令部和欧洲司令部常设战区伤病员调度中心),负责批准和管理本战区内的伤病员运送请求。战区伤病员调度中心与全球伤病员调度中心就战区间伤病员运送问题进行协调。

（3）联合伤病员调度中心：它是一个可机动部署的伤病员调度中心,受联合特遣部队司令指挥。通常情况下,联合伤病员调度中心与联合特遣部队的联合运送控制中心搭配设立,并保持协作关系。一方面它负责向执行运送任务的运输部门传达伤病员运送请求,另一方面与战区伤病员调度中心和全球伤病员调度中心密切协作,将有需要的伤病员运送至联合行动地区外。

伤病员调度中心处于联合作战层面,是联合作战指挥系统的一部分,负责管理、审批和协调各自管辖范围内的伤病员后送请求。各军种卫勤机构一般设有伤病员行政主管或医疗调度军官,负责与伤病员调度中心联系与协调伤病员运送申请事宜,并提交伤病员运送资料。伤病员调度中心负责批准伤病员运送请求,通过可用病床和医疗设施的可视化,调度伤病员到合适的医疗设施以得到确定性或持续性医疗救治,并决定采取何种适合的运送方式。伤病员调度中心制定后送计划后,将计划发给相关军种下属部队并令其执行伤病员运送任务。

3. 各军种后送力量

各军种负责组织、训练和装备各自的卫勤保障部队,以保证具备满足各自伤病员运送需求的能力。通过整合陆海空三军后送资源完成分类救治。各军种后送系统人员必须经过良好训练,预先准备好必需的人员、平台、装备和补给等后送资源,以确保伤病员得到连续、及时和高质量的救治。此外在后送条令与作战方案的执行、后送装备与运输工具的使用、伤病员运送各物资互通与协调等方面,各军种部队还必须进行密切协作,以确保伤病员联合医疗后送的顺利进行。

（二）伤病员医疗后送行动与流程

1. 伤病员医疗后送行动

在作战司令部司令官的负责范围内点对点地运送伤病员被称作战区内伤病员运送,而在作战司令部司令官负责范围内与负责范围外之间的伤病员运送就被称为战区间伤病员运送。

（1）战区内医疗后送行动

战区内医疗后送行动的特点是区域性的,由战区作战司令部司令官负责,通常由任务部队、配合部队或其他部队来执行。根据伤情需要,伤病员在受伤或疾病发生地点就地进入伤病员运送系统,并被转移到战区内具有相应救治能力的机构。如果战区内住院收治能力不足,则该伤病员将进入联合后送系统。战区内的伤病员后送工作由各军种部队和战区伤病员调度中心协调完成,协调使用各军种建制部队和战区内医疗后送工具。联合部队军医主任负责与各军种部队后送部门负责人进行协调,制定战区内的伤病员运送政策。

（2）战区间医疗后送行动

战区间医疗后送行动实际上是指全球性医疗后送行动。美国运输司令部为战区间伤病员后送制定了相应的政策和程序,明确了运输工具。目前的战区间伤病员后送主要是采取空运医疗后送,这是将伤病员撤离战区的最佳方式。在特殊环境下,也可采用其他运输方式。通常伤病员由战区医院进入战区间系统,再被运送至战区外可提供确定性治疗的医疗机构,最终被运送至美国本土。战区间伤病员后送要求各军种部队、战区伤病员调度中心、全球伤病员调度中心,以及运输部门之间相互协调合作。

2. **伤病员后送阶梯及联合救治能力**

（1）从受伤或发病地点到前沿复苏救治机构间的运送行动

通常情况下,（区域作战司令部）下级司令部负责将伤病员从受伤或生病地点运送至营救护所、再将伤病员从营救护所运送到前沿复苏救治机构（2级救治阶梯）。此阶段的伤病员后送工作可利用专用的、指派的或临时的地面及空中运输工具,通常需要采用担架、人工、地面及空中运输（固定翼飞机或旋转翼飞机）方式共同完成运送任务。陆军通常会采用专用的伤病员后送工具（如救护车或救护直升机）。

（2）从前沿复苏救治机构到战区住院收治机构间的运送行动

通常情况下,从前沿复苏救治机构向战区住院机构运送或将前沿复苏救治机构内伤病员运送至区域内由某军种部队负责。但同时也有部分后送需要进入联合伤病员运送系统,如海军陆战队由于没有建制战区住院机构,救治能力归海军负责,而海军未编配专门后送车辆,因此必须向联合伤病员运送系统提出请求,由其负责协调伤病员的后送。

（3）从战区住院收治机构到确定性治疗机构间的运送行动

根据战区留治原则,如果伤病员不能立即返回作战部队,那么战区收治医疗机构通常会请求将伤病员运送至下级医疗机构,进行确定性的救治。收治机构会按照规定的程序,提交伤病员运送请求。通常伤病员运送请求被提交给相应的联合伤病员调度中心,由其负责批准和管理运送请求,并与战区伤病员调度中心就运送请求进行协调,上报至全球伤病员调度中心。战区伤病员调度中心将与战区空中机动作战控制中心协作,确认可用的战区空运工具,上报至全球伤病员调度中心,由其批准战区间伤病员运送请求。

（4）从紧急救治机构到确定性治疗设施或美国本土的运送行动

在某些联合作战中,战区内未编配具备住院收治能力的医疗机构,这种情况不多见。伤情稳定的伤病员在接受紧急救治后立即进入联合伤病员运送系统,直接后送到另一个战区确定性治疗机构。这种情况由下级部队司令部的医疗调度军官向联合伤病员调度中心提交伤病员运送请求。

3. 伤病员医疗后送流程

伤病员医疗运送流程是：① 各部队救治机构的伤病员管理办公室或医疗管理办公室向相应的伤病员调度中心提交后送请求；② 伤病员调度中心经过评估，确定申请必要性、病情严重性、是否符合申请条件、运送优先顺序，以及选择运送方式。为保证伤病员在运送途中的可视化，所有申请均通过运输指挥调度与指挥控制后送系统提交；③ 伤病员调度中心应随时掌握辖区内各医疗机构的救治能力，与下属医疗机构进行协调，保证伤病员运送到具备病床和相应救治能力的救治机构；④ 联合伤病员调度中心批准伤病员的运送申请，制定可行的伤病员医疗后送方案，并确保运送途中的可视化；⑤ 各级作战部队伤病员行政主管或医疗调度军官负责与伤病员调度中心确定伤病员运送申请事宜，录入伤病员信息，提交运送申请，了解伤病员的数量和病床类型，确定医疗后送工具和途中必须设备，负责协调使用必要的设备和工具。

（三）伤病员分类程序

伤病员医疗后送分类决定着伤病员在运送系统中后送的时间，并对运输工具的选择产生很大影响。伤病员的病情和受伤现场情况决定了伤病员的运送优先级。医务人员或有经验的作战人员根据每名伤病员的状况向伤病员调度中心提出后送优先级建议。在各级救治过程中伤员伤情会发生变化，病情可能会有好转或恶化。伤病员后送请求一旦传递到伤病员调度中心，应立刻开始准备后送工具。伤员后送的优先级别包括以下几类：

1. Ⅰ级—紧急伤病员

需要立即后送来挽救生命、保住肢体或视力，避免因受伤或缺乏必要医疗条件而导致严重并发症的伤病员。这类伤员需要立即进行运送或采用其他适当的方式来满足其需求。此类伤员的标准后送时间是 60 分钟。在某些情况下，为了提高伤病员的生存率，需要越过某级救治阶梯，将伤病员直接运送到具有更高救治能力的医疗机构。这类情况前提条件是，伤病员伤情必需足够稳定，能够坚持到达下一级救治阶梯的飞行时间。

2. ⅠA级—外科紧急伤病员

需要实施前沿复苏救治措施、挽救四肢的措施以及稳定措施，以便在 1 小时内实施进一步的医疗后送。

3. Ⅱ级—优先级伤病员

需要迅速后送的伤病员（4 小时内进行后送或 24 小时内进行空运医疗后送），

以避免伤病情恶化至紧急情况,或避免疼痛和残疾的发生。此外,不适宜在当地治疗的伤病员也属于优先级伤病员。

4. Ⅲ级—常规伤病员

不需要立即实施医疗处理的伤病员,其伤病情相对稳定,应在 24 小时内进行医疗后送,或在 72 小时内进行空运医疗后送。

5. Ⅳ级—择期后送伤病员

适宜但不急需实施医疗后送的伤病员(此类伤病员不需要进行空运医疗后送)。

（四）伤病员医疗后送计划的制定

1. 战区留治原则的制定

战区留治原则规定伤病员在被进一步后送或归队前留在战区内接受治疗的最大天数,在规定天数内不能归队的伤病员将被转移到更高级别的救治机构接受进一步治疗。留治原则规定的时间将影响需要进行医疗后送的伤病员人数,同时还将影响战区医疗机构的救治能力,留治原则规定的天数越短,前沿医疗机构的救治压力越小,但同时意味着更为频繁的医疗后送。相反,留治时间越长,会增加救治机构的压力,同时减少对医疗后送的需求。

在作战计划执行前,战区留治原则由战区作战司令部司令制定。在执行过程中,战区作战司令部司令可根据实际需要调整战区留治原则。根据国防部政策和参谋长联席会议主席指南,伤员在作战区域内的留治天数通常是 7 天,在作战区域和补给区域内的留治时间总共为 15 天。但这并不代表伤病员在这段时间都必须停留在战区内。通常,以下情况的伤病员,如果不能在政策规定的天数内归队将会后送:① 当伤病员的医疗状况允许或当地形势趋于稳定;② 当医疗部门认为转运不会使伤病员病情恶化时(最低限度需保证伤病员能够呼吸、出血止住、休克得到处理、骨折得到固定);③ 已经协调好接收伤病员的适当救治机构和适当的伤病员的运送方式。

2. 保障需求估算

作战计划制定者利用医学分析工具,结合医疗机构设计数据、危险暴露人群、各军种规定伤亡率、战斗强度行动风险人群,生成需要医疗干预的联合伤病员信息流。其中伤亡率包括战伤减员率、疾病感染率、非战斗损伤率、战斗与作业应激反应率以及核化生放感染率。进一步分析后可估算出每天需要后送的人数、病床数量、血液制品需求量、医护人员数量和其他卫生物资必需品的数量,评估出整个战区的医疗保障能力及可持续保障能力。

3. 联合伤病员运送系统

联合伤病员运送系统主要用于满足美国本土或国内的伤病员运送请求。运输司令部是批准伤病员运送请求的职能部门,北方司令部保障司令部是民事支援行动中医疗后送的主管部门。如果在美国本土执行国家应急计划时,各军种部队将从现役和预备役部队调用伤病员运输工具。国防部下属部队应采取行动和措施,以促进国防部与民政机构在伤病员医疗后送方面相互援助和支持。

4. 伤病员后送行动计划

各军种下级部队担负着该军种伤病员运送的所有职责,包括:行动指导、情报、医疗指示、后勤和补给保障。从受伤到接受确定性治疗,伤病员的治疗和后送需要多层次的协调和沟通,同时也需要超越军种的界限。伤病员后送计划的制定必须能支持任何形式的作战行动。为保证医疗救治,联合部队司令官应综合协调利用各种后送资源。因此,各军种的下属部队应根据战术形势、伤病员处置具体情况制定恰当的后送计划,确保后送各方顺利协调,提供及时、有效的伤病员运送。计划的制定包括战区运送评估,运输方式确定,以及适当的医疗救治机构调度。

参 考 文 献

刁天喜,王磊,楼铁柱,等.2011 年度美军卫生勤务进展概述[J].军事医学,2012,1:
   15－19.

刁天喜.美陆军推进战斗支援医院模块化改革[J].军事医学动态,2012(23):11.

李丽娟,刁天喜.美军联合战场创伤系统的发展及应用[J].军事医学,2012,09:
   710－712.

李丽娟,刁天喜.美军联合作战血液保障体制与方式探讨[J].解放军医院管理杂志,
   2012,11:1098－1100.

李森.军队医院战时机动卫勤力量保障能力评价的研究[D].南方医科大学,2007.

约翰·科伯恩(美).坚持军事后勤革命,建设 21 世纪陆军[J].外军后勤信息,1999
   年第 1 期.

聂送来,李效东.世界军事发展年度报告[M].北京:军事科学出版社:2004.

秦超,彭海文,江雷.精确化卫勤保障浅析[J].解放军卫勤杂志,2012,04:98－100.

冉继华,路西春,邢颜超,等.美军输血勤务规则文件解析[J].人民军医,2008,6:
   340－341.

汪德耀.FM 8－21 战区后勤地带卫勤保障[M].北京:解放军出版社,1989.

王军,李广文,吕波涛,等.美军牙科大队情况简介(下)[J].人民军医,2012,8:712－713.

韦取名.构想—概念—条令[J].外国军事学术,2012 年第 6 期.

吴乐山,雷二庆.论军事医学的战略转型[J].军事医学,2011(01):1－5.

杨小东,周世伟."零伤亡"理论对现代战争卫勤保障的挑战[J].西南国防医药,2004,4：431-432.

张诚,陈活良,鱼敏.美军战场卫勤信息系统建设的特点及启示[J].华南国防医学杂志,2012,03：271-273.

张雁灵,刘胡波,刁天喜.美国军队卫勤保障[M].北京：军事医学科学出版社,2010.

Department of Defense Instruction Number 6490. 05. Maintenance of Psychological Health in Military Operations[Z]. 22 november 2011.

DODD 6200. 04. Force Health Protection (FHP). 10 September 2004.

Headquarters, Department of the Army. FM 4 - 02. 1. Army Medical Logistics [Z]. 8 December 2009.

Headquarters, Department of the Army. FM 4 - 02. 10. Theater Hospitalization [Z]. January 2005.

Headquarters, Department of the Army. FM 4 - 02. 17. Preventive Medicine Services[Z]. 28 August 2000.

Headquarters, Department of the Army. FM 4 - 02. 18. Veterinary Service Tactics, Techniques, And Procedures[Z]. 30 December 2004.

Headquarters, Department of the Army. FM 4 - 02. 19. Dental Service Support in A Theater of Operations[Z]. 3 January 2001.

Headquarters, Department of the Army. FM 4 - 02. 19. Dental service support operations[Z]. July 2009.

Headquarters, Department of the Army. FM 4 - 02.2. Medical Evacuation[Z].8 May 2007.

Headquarters, Department of the Army. FM 4 - 02. 25. Employment Of Forward Surgical Teams[Z]. March 2003.

Headquarters, Department of the Army. FM 4 - 02. 51. Combat and Operational Stress Control[Z]. July 2006.

Headquarters, Department of the Army. FM 4 - 25.12. Unit Field Sanitation Team[Z]. 25 January 2002

Joint Publication 4 - 02.1. Joint tactics, Techniques and Procedures for Health Service Logistics Support in Joint Operation[Z]. 6 October 1997.

第九章 美军战时卫勤信息化建设

第一节 美军战时卫勤信息化建设情况

一、美军战时信息化卫勤保障系统现状

（一）主要战时信息化卫勤保障系统

1. 伤员救护医疗信息系统

1997年初，美国总统咨询委员会在有关《海湾战争综合征》的专题报告中指出"每名军人都要有综合的、全寿命的医疗记录"。报告要求国防部建立新的部队健康保护计划以确保对每名士兵的医疗追踪。1997年11月，国会颁布立法，要求国防部建立医疗信息追踪系统。国防部在调研和评估的基础上，1999年初制定伤员救护医疗信息系统（以下简称MC4）研究计划：国防部MC4项目办公室与约翰·霍普金斯大学应用物理学研究室合作完成系统工程配备管理和状况测定；泰坦（Titan）公司负责系统集成和部署后系统维护支持。2005年，美陆军和安特（Anteon）国际公司签署一份价值1.17亿美元为期5年的军事合同，由安特公司负责MC4的项目管理和世界各地部署前后的准备工作和技术支持。

MC4是为战时开发的用来支持医疗信息管理的一个综合集成系统，能够为所有服役人员建立一个综合的、全寿命电子病案，并且能够加强作战指挥官对医学态势的认知。该系统包括三个核心软件系统：武装部队卫生纵向技术应用系统——移动（AHLTA-M，原称远程战场综合医疗信息系统，BMIST-J），武装部队卫生纵向技术应用系统——战区（AHLTA-T，原称战区综合卫生医疗系统，CHCSII-T）以及综合医疗系统新技术（CHCSNT）。该系统可为部队在部署区提供围产期保健、卫生防护、医疗命令和控制，医疗后送和医疗后勤等自动化服务。可以执行电子医疗记录、病人追踪、血液管理、医疗后勤支持和医学报告等任务，并在通信能力低下的情况下照常执行任务。例如，2007年，地中海海底两条电缆被截断，亚洲和中东之间的网络中断一周，部署在伊拉克、科威特和阿富汗的陆军医疗单位使用MC4脱机病案系统，在重新连接网络后，继续接收、传送医疗数据，为医务人员提供

连续的医疗保健,维护和记录重要的医疗数据,保持了医疗信息的连续性和完整性。

该系统为部署医务人员提供快速、准确的病人医疗史查询,方便其进行病人追踪、医疗报告和医疗后勤支持。该系统为战区指挥官提供医疗监测信息、战区范围内的趋势分析能力和医疗态势感知能力。而该系统最大的受益者是服役人员,他们可以通过该系统安全、随时查询全寿命的电子病案。

2. 战区综合医疗信息系统

为解决先前战争中纸制医疗信息记录不能及时传递,导致医务人员不能及时追踪病人信息、了解病人医疗过程等问题,并根据1997年美国总统咨询委员会"每名士兵都要有综合的、全寿命的医疗记录"的建议,1999年,联合需求监督委员会(JROC)批准国防部卫生事务助理办公室,与陆军、海军、空军、美军运输司令部、美军联合作战司令部、联合委员会等军内大单位联合开发"战区综合医疗信息系统(TMIP-J,以下简称 TMIP-J)",该项目每年的研发经费为 5 000 万美元。截至2007 财年,美军总共已经花费 120 亿美元用于对该系统的研发和部署。

TMIP-J 作为全球作战支持系统(GCSS)及全球指挥控制系统(GCCS)的医学模块,以《联合设想 2020》提出的"聚焦后勤"为理论框架,通过在战区水平上整合医疗系统来支持部署部队,是一个持续整合的系统,通过不断增加"模块"或"结构"来增强其功能,为部署医务人员提供各种医疗功能支持,包括电子医疗记录、卫勤指挥和控制、医疗后勤、血液管理、病人后送和追踪等。该系统在战区水平整合多种医疗系统支持部署部队,增强部队采集、处理、传播连续信息流的功能,不仅可以记录和存储电子医疗病案,同时还可以将病人的治疗信息实时从战场受伤地传送到中央临床数据仓库中,是一个可移动的、便携的软件系统集合。该系统实现了指挥官在后方实时进行医学监测和指挥控制前线救治力量的能力。除包括 MC4系统中的远程战场医疗信息系统及战区综合卫生医疗系统外,还包括国防部军事环境卫生战备系统——工业卫生(DOEHRS-IH)、战区医疗行动计划综合卫生保健系统(TC2)、战区医疗数据库(TMDS)、综合医疗工作站(JMeWS)、综合医疗分析工具(JMAT)、DMLSS 用户协助模块(DCAM)、病人后送项目追踪数据库(PMITS)、伤员运送指挥与控制医疗后送系统(TRAC2ES)、远征架构(EF)、SNAP 自动化医疗系统(SAMS)、联合病人追踪数据库(JPTA)等 13 个子系统。

（二）关键技术分析

美军在卫勤保障系统信息化建设过程中涉及的信息技术是多种多样的,主要包括:计算机技术、通信和网络技术、数据库和数据仓库技术和医学工作站技术等。

1. 计算机技术

以微电子技术为基础的计算机技术产生仅仅 50 年,其计算机硬件和软件技术迅速发展,并在卫勤信息化保障系统开发中得到广泛应用;计算机关键技术的突破和发展,使电子医疗记录的存储和传输、个人信息化设备等信息化设备得到成功应用。武装部队卫生纵向技术应用系统——移动(AHLTA-M)是集计算机技术、通信技术和存储技术于一体的便携式 IT 设备,应用这些技术,该系统可通过单兵医疗信息卡获取伤病员的基本信息,通过单兵医疗信息卡以及内部存储的各种数据库系统进行医学查询,并根据伤病员的情况做出最优治疗决策,同时通过无线通信设备,将数据无线传输到上级数据库系统。

2. 通信和网络

现代通信技术是以微电子技术和计算机技术为基础的,是现代信息技术应用之间的桥梁;而计算机网络技术自 1969 年诞生以来,经过 40 年的迅速发展,已经成为进行信息交流的主要渠道之一。目前美军在战场上主要应用的通信和网络技术主要有:蓝牙(Bluetooth)技术、无线局域网 802.11(Wi-Fi)技术和红外线数据传输(IrDA)技术,以及包括 ZigBee 技术、超宽频(UWB)技术、短距离通信(NFC)技术、WiMedia 和 GPS 等。这些技术中,蓝牙、无线局域网 802.11、红外线数据传输、ZigBee 技术已经在卫勤信息化保障系统中得到广泛地应用,大大提高了卫勤信息化保障系统的通信传输能力。

另外,美军除应用有线通信设施外,还经常使用 AdHoc 移动网络,该网络具有无中心节点、自组织、多跳路由、动态变化的网络拓扑结构、具有单项无线通信、有限的无线带宽等特点。它可以用于没有有线通信设施的地区或有线通信设备遭到破坏的情况下,例如,2007 年,地中海海底两条电缆被截断,导致亚洲和中东之间的网络中断了一周,部署在伊拉克、科威特和阿富汗的陆军医疗单位使用 AdHoc 网络,重新连接伤员救护医疗信息系统(MC4)脱机病案系统,接收、传送医疗数据,为伤病员提供连续的医疗保健,维护和记录重要的医疗数据,确保了医疗信息的连续性和完整性。

而战区综合医疗信息系统(TMIP-J)是一个便携的、可自由部署的医疗信息系统组合,通过远征架构(EF)网络技术,实现各子系统之间通信的联系,允许电子医疗记录和其他医学信息能够从战区传送到医学信息数据库,可在通信信号比较差或者中断的情况下使用。联合病人追踪数据库(JPTA)则使用虚拟专用网络使该数据库不再局限于战场使用,战场前线站点可访问美国本土站点的医疗数据库,以获取所需的医疗信息。

3. 数据库和数据仓库技术

计算机技术的迅速发展,使得计算机的应用不再局限于数据计算,而是开始用计算机管理数据,这促使了数据库技术的产生,而由于数据整理和分析的需要,促使一种建立在数据库技术基础上的数据仓库技术产生。数据仓库技术是一种信息集成技术,它从许多的信息源中获取数据,经过加工处理后,存储在数据仓库内部的数据表中,可以实现用户基于数据仓库的数据访问和分析,用于医疗协调管理和辅助决策分析。伤员救护医疗信息系统(MC4)和战区综合医疗信息系统(TMIP‐J)就是应用数据仓库技术最好的范例,这类系统不仅能基于数据库技术进行数据的存储和管理,同时能进行数据的整合和分析,以提供决策辅助。

（三）主要功能分析

美军利用计算机技术、通信和网络技术、数据库和数据仓库技术、医学工作站技术等信息技术,经过30多年的发展,在卫勤组织指挥、信息传递、医疗后送和药材供应等方面完全实现了信息化。

1. 卫勤组织指挥实时化

美军的野战医疗机构分别于1990、1991和1993年先后装备了战区卫勤管理信息系统。该系统是美国防部的基本标准系统,是美军战斗支援自动化中的卫勤部分。它可有效地支持野战医疗机构在紧急行动和战争期间对医疗信息的需要,辅助野战医疗机构运送、治疗和追踪伤病员。

2003年,部署“伊拉克战争”的各医疗阶梯的医疗单位开始装备伤员救护医疗信息系统(MC4)和战区综合医疗信息系统(TMIP‐J),并逐步在美国海、陆、空三军所有医疗机构部署。伤员救护医疗信息系统(MC4)是用于战时医疗信息管理的一个综合集成系统,为战区指挥官提供医疗监测信息、战区范围内的趋势分析能力和医疗态势感知能力,使其能够评估战场所需要的医疗供给力量。而战区综合医疗信息系统(TMIP‐J)作为全球作战支持系统(GCSS)及全球指挥和控制系统(GCCS)的医学模块,实现了指挥官在后方实时进行医学监测和指挥控制前线救治力量的能力。同时,其子系统如陆海空三军医学工作站(JMeWS)允许医务人员和指挥官通过网络访问医疗救治信息、监测数据和关键后勤信息(如血液供应、医院病床和装备利用情况等),并获取、处理、分析和显示医疗态势信息,支持“伊拉克战争”的指挥控制和医疗监测。同时,通过该工作站访问全球作战支持系统(GCSS)和全球指挥和控制系统(GCCS)信息,以加强指挥官对战场态势的了解和监测。综合医疗分析工具(JMAT)通过分析计算战区的医疗需求、态势发展以及危险性估计等,帮助综合医疗计划者和决策者在危急行动中做出审慎的行动计划。

2. 药材保障和血液管理可视化

1985年,美军着手开发“综合医疗系统(CHCS)”,目的是把所有的医院计算机系统联为一体。同时根据综合信息管理(CIM)计划,开发出了 4 个卫勤自动化信息管理系统,分别是:① 国防血液供应标准系统(DBSS),用于对血液的采集、加工和输血以及档案控制和管理报告提供保障,同时对血制品的净化与检验提供保障;② 国防医疗后勤标准保障系统(DMLSS),用于对药材、装备、设施的安全性、事故处理、采购、合同管理以及档案的控制和管理提供支持;③ 国防牙科标准系统(DDSS),用于对伤病员的注册、资源管理、病案追踪以及野战牙科勤务等提供支持;④ 陆军战区卫勤管理信息系统(TAMMIS),用于对战区卫勤管理提供保障。1997 年又先后开发了伤员救护医疗信息系统(MC4)和战区综合医疗信息系统(TMIP - J)以及联合医疗资产库(JMAR)等系统。这些系统的研发和装备能够借助网络技术,通过对医疗物资和装备等资产的可视化,按照"聚焦药材物资保障"的模式,及时处理与战区相关的血液制品管理信息、伤病员统计和报告信息、医疗调度指挥信息、卫材补给信息和卫生装备保养信息,为各级卫勤指挥和管理控制人员提供综合的战区信息,实现了医疗资产的全流程可视化采购、运输、存储和配送等,满足了战场医疗保障要求。战区医用血液制品管理信息系统则可处理与战区血液制品的采集、加工、保存、分发和输注等相关信息,战区以外的血液管理人员也可以共享系统的信息,系统可自动产生血液装货清单,提供血液的库存量信息,使血液采集加工信息自动化,血液装运、接收信息自动化,自动记录伤病员输注的血液制品的信息等。而 20 世纪 90 年代中后期建立的陆军战区卫勤管理信息系统用户援助模块,可使用户通过网络请领医疗补给品,查阅目录,检查所请领物资的发放情况,以及了解现有物资余额和可用的替换品等。

3. 医疗后送追踪网络化

美军采用伤员运送指挥与控制医疗后送系统(TRAC2ES),对伤病员的空运后送过程进行追踪和监测,根据需要进行信息化医疗资源调度,将运输、临床、后勤和伤病员后送有机地结合起来。此外,美军还联合使用病人后送项目追踪数据库实时追踪后送伤病员的医疗装备,以便指挥官管理和分配病人转移项目资源,避免伤病员后送过程中出现资源短缺和丢失的情况。同时,以网络为基础的联合病人追踪数据库(JPTA)则实现了对伤病员后送过程中医疗状况的实时追踪。

4. 信息采集、存储、传递和查询一体化

信息存储和采集装备,包括单兵医疗信息卡(PIC)、武装部队卫生纵向技术应用系统(AHLTA)的战区模块等信息存储设备,以及单兵生理状态监测器系统(WPSM)、手表式睡眠监测器、微功率脉冲雷达生命征兆监测器以及智能 T 恤等信息采集设备。这些装备和设备在美军的装备和部署中得到了广泛应用,解决了美军采集存储医疗信息的难题。

另外,美军卫勤信息化系统为每名军人提供综合的、可长期保存的电子医疗记录,并通过网络通信技术实时传递和更新医疗信息。医务人员可以快速浏览并预定实验室相关工作(如血液检验、X线等),并在网络顺畅的情况下,将数据传递给临床数据仓库中,及时更新,医务人员可以快速、准确查询伤病员的医疗记录,便利医务人员和指挥官进行追踪、医疗报告和医疗后勤支持。战区医疗数据库(TMDS)以网络为基础获取战区医疗数据,使医务人员和指挥官在伤病员从战区转移到军队医疗单位再转移到退伍军人事务部过程中对伤病员进行观察、追踪和护理,实现了战区医疗信息的全球可视化,同时允许退伍军人事务部通过双向卫生信息交换系统(BHIE)访问战区数据库中的信息,实现了战时卫勤信息采集、存储、传递和查询的一体化。

二、远程医疗野战化装备现状

远程医疗是远程医学的组成部分,其中包括远程放射学、远程外科学、远程护理、远程诊断和远程会诊等与医疗有关的活动。而远程医疗野战化则是美军最早提出的,是指在战场上为作战部队提供卫勤保障的远程医疗。具体来说是在整个作战过程中,通过运用通信技术、计算机技术和医学技术以及医疗设备,安全、有效地将战场上各个救治阶梯上的信息系统、医学数据库、通信系统、管理系统、医疗诊断和监视系统、伤病员治疗系统和后送平台连接起来,从而为伤病员提供优质医疗服务。

(一)主要远程医疗野战化装备

1. 单兵远程医疗装备
(1)单兵医疗信息卡
1991年海湾战争结束后,在总结战时卫勤保障工作时发现,医疗信息数据分散难以利用。为解决此问题,1997年,美国国会发布指令,要求远程医疗和高级技术研究中心开始研究一个为所有服役人员提供完整的、纵向的医疗记录的项目。2004年,通过小企业创新研究项目,共有4家公司投入40万美元研发了一个无线电子信息携带卡的原型。美国防部于2004年7月审核该设计原型后,2家公司又投入75万美元继续研发该项目。该信息卡是一种快速储存装置,能够储存8～128兆字节的数据,具有耐用、低耗能、硬件和操作系统独立等优点。其主接口是一种适配器,可兼容任何个人电脑储存卡。当医务人员不能实时与数据库连接时,可用该卡存储个人医疗数据。卡上的信息可以储存在基于电脑的伤病员病历档案上,也可储存在中央数据仓库的服务器上。该信息卡与武装部队卫生纵向技术应用系统——移动(AHLTA - M)和(或)武装部队卫生纵向技术应用系统——战区

(AHLTA-T)联合使用,可以提供士兵 20 年的医疗记录。通过它,可以获得军人的免疫记录、变态反应、部署前和部署后的医疗记录等。

目前,第一代产品已经上市,是单兵医疗信息卡(Personal Information Carrier, PIC),已经成功应用于 2004 年支持伊拉克战争的斯特瑞克旅。第二代产品无线电子信息携带卡(Wireless Electronic Information Carrier, WEIC)于 2005 年应用于该旅。该信息卡的应用满足了国防部和军队的双重需求,减少了医疗事故,增强了护理的连续性,提高了医疗的效率,解决了 10 年以来如何在战场上实时获取和存储医疗信息的问题。WEIC 与 PIC 的区别是,具有无线功能和 USB 接口,同时耗能更低,PIC 的耗能量是 WEIC 的 6 倍。

(2) 单兵生理状态监测器系统(WPSM)

1999 年,美陆军医学研究和材料司令部(MRMC)联合美军环境医学研究所、陆军华尔特里德研究所和陆军航空医学研究所,研制一种能够实时监测战场士兵生理状况的监测器。该监测器的主要功能是向指挥员提供有关参战士兵体力、作业效率、注意力和心理应激反应等身体状况数据。

该系统装备有先进的环境和生理传感器、计算机处理器、地理定位接收器和无线电,由士兵单元、卫生员单元和指挥官单元组成。士兵单元仅有电子手表大小的装置,戴在士兵的手腕上,可以帮助确定和记录战场上每个士兵的生理状况、生活状态和所处位置,并根据需要通过无线电将这些信息发送给卫生员单元和指挥官单元。指挥官单元是指位于后方的专家系统,由计算机处理系统和医学专家系统组成,可向卫生员单元传送命令。卫生员单元是由战地卫生员携带的小型计算机装置,它可接收从后方指挥官单元传送过来的信息,并可记录当前伤病员的状态、伤情以及卫生员所采取的紧急治疗措施等信息。

2. 远程医疗信息化设备

(1) 战术医疗协作系统(TacMedCS)

该系统是由美海军研制的,可实时了解伤员状态并确定伤员位置,从而使医疗人员可以更迅速地响应医疗需求,并为伤病员制定治疗计划。2003 年,美海军测试了“战术医疗协作系统”(TacMedCS),该系统综合应用了无线射频技术(RFID)和卫星通信技术,以跟踪野战条件下的伤病员状态和后送情况,并通过基于无线射频技术的腕带提高医疗人员的资源调配能力。该系统包括三个部分:植入集成电路芯片的耐磨塑料信息卡,装载有个人医疗信息;手掌大小的扫描器,用于电子阅读或将数据写入芯片;以及一台中央服务器。TacMedCS 系统开始测试时,受伤的士兵使用的是由自动精密工程公司(PDC 公司)提供的基于无线射频技术的腕带。该腕带内嵌符合 ISO15693 和 ISO18000-3 空气接口标准的德州仪器(TI)

13.56 MHz 的 RFID 芯片，其中留有 2 K 字节供用户使用。当士兵接受治疗时，医生就对其 ID、病情、过敏史及其他情况进行编码并输入到标签中，这些数据随后通过卫星传送到指挥中心。

美海军认为无线射频技术的应用有助于提高战场救护能力。该系统在伊拉克战争中被部署在第 3 舰队医院帮助医务人员追踪伤病员信息。

（2）数字信息与通信系统

该系统以多种不同平台和公开标准为基础，是一种利用现有的商业技术，兼容多种技术的模块系统，具备远程通信功能（如因特网和电话通信），可为地方当局提供有关卫勤保障现状的信息和远程医疗服务。2003 年该技术已经成熟，该系统具有体积小、重量轻、费用低的特点。原始设备研制于 1993 年，重量达 330 磅，体积 40 立方英尺，价值 15 万美元；第二代远程医疗通信系统研制于 1999 年，重量 112 磅，体积 6 立方英尺，价值 6.8 万美元；2004 年研制的设备重量仅为 44 磅，体积仅为 3 立方英尺，仅售 3.5 万美元。

（3）数字成像网络——图像存档与通信系统

该系统于 1991 年完成研制，但在 2005 年，美国防部研究发展局继续投入专项资金对该项目进行开发。该系统由若干块磷板、1 台 X 光机、1 台计算机化的照相扫描仪和 1 个查看图像的工作站等部件组成。它可将图像调整到最佳状态，发送给放射学家，供其诊断伤病员的伤情，并可将图像存档，从而提高伤员的救治质量。

3. 远程医疗后送装备

（1）M113A4 装甲医疗救护车

M113A4 装甲医疗救护车是 21 世纪战场上作为后送装甲营和机械步兵营伤员的车载工具。该装甲医疗救护车提供更强的采光和储存能力，配备有数字化通信界面和美国移动用户设备系统，并具有三网通信能力。医务人员可在途中为伤病员提供现代标准的医疗护理服务。

（2）M2A0 装甲医疗救护车

最初由支持旅级卫生连的医疗装备公司（BSMC）负责研制。该装备满足了战场进一步的医疗需求，包括：① 送氧系统；② 至少可供 4 个担架病人的空间；③ 至少可供 8 个病人自行活动的空间；④ 更好的医疗照明；⑤ 装载更多医疗设备。装甲车内配有防生、防化、环境控制系统、医疗专用电源、通风、抽吸和生命体征检测等装置，具有机动性、救生、远程医疗、快速救治战伤和运送伤员的功能。同样配备有数字化界面、远程视频和三网通信能力。

（3）M1133"斯特瑞克"装甲医疗救护车

2002 年秋，一种专为运送地面伤员而研制的新型装甲医疗救护车——M1133

"斯特瑞克"装甲医疗救护车样车出现。M1133"斯特瑞克"装甲医疗救护车为前线医疗人员提供了同作战部队一样的机动性和安全性,也就是说医疗人员可直接到达受伤地点救治伤员。与传统的 M133 救护车相比,"斯特瑞克"医疗救护车拥有更强大的通信能力和更大的空间,及更好的机动性,并提供更多的药材供应和设备。其速度可达 60 英里/小时,能更快地将伤员后送到后方医院进行救治,而且医务人员利用其通信设备可实时获取战场态势,这是以前做不到的。

(4) 新型智能担架(LSTAT)

该智能担架是一种轻便、配套的担架式伤员生命支持系统,重量不足 40 磅,只有 5 英尺厚。该担架包括生理监视单元、吸引器、除颤单元、液体管理单元、通风机、氧气分系统、自我携带的动力源和电子动力分系统、内部环境控制器分系统、便携式临床分析仪、显示和数据下载分系统和次级无线数据项目工作站等设备。伤病员的医疗数据记录在该装置上,可以通过数据链传输到医院或伤员救护中心。目前,第二代产品(NG - LSTAT)正在研制中,旨在将医学成像技术(如数字化 X 射线技术)、急救技术(如止血技术)、医学信息学技术、远程通信技术以及机器人技术整合在该装备上,使其发挥更大的效能。

(二)关键技术分析

美军在远程医疗野战化建设过程中涉及的信息技术是多种多样的,除包括计算机技术、通信和网络技术外,还涉及多媒体技术、虚拟现实与仿真技术、无线射频识别技术等。

1. 多媒体技术

多媒体技术是 20 世纪 80 年代中后期兴起的一项重要的信息化技术,它是将计算机技术、通信技术和大众传播技术相互融合在一起的统一的技术集合。多媒体信息包括声音、图像、文字等资料,通过多媒体系统传递的信息,更为生动、形象、直观。远程视频和远程教育系统的开发和应用都离不开多媒体技术的应用。

2. 虚拟现实与仿真技术

虚拟现实与仿真技术是一种高度逼真地模仿人视、听、动等行为的人机界面技术,其技术成分主要包括人工智能、计算机图形学、人机接口技术、传感器技术以及计算技术。美军的虚拟海军医院,就是利用虚拟现实与仿真技术实现医务人员的远程教育和医学资料查询,利用虚拟现实技术、计算机建模技术、仿真技术等建立了胸腔伤训练系统、胸腔穿刺工作站、远程手术指导等信息化系统,实现了人体环境、伤病员伤情和救护环境的计算机模拟和仿真,并通过网络,为医务人员提供模拟训练和继续教育。

3. 无线射频技术

无线射频技术（RFID）是一种非接触式自动识别系统，可以用于战场医疗器材的可视化采购、配送、管理等，同时也可以对伤病员进行动态的医疗追踪。战术医疗协调系统（TacMedCS），就是通过无线射频技术来捕捉和显示伤病员的实时信息，对伤病员进行动态管理。

（三）主要功能分析

1. 远程监视

远程监视就是应用先进的远程医疗野战化装备监视单兵的生理状态和确定其所在位置。美军研制的单兵生理监视器系统能通过士兵单元监视每个士兵的心血管系统、警觉与疲劳、脱水情况以及生理应激（如体温和免疫反应）等生理指标，并将这些信息发送给指挥部单元。指挥官可根据这些信息监视其部队的战斗状态：当士兵脱水严重时，可提醒他喝饮料；同一体位时间过长时，可提醒他变换体位；亦可提醒他适当休息以预防疲劳；限制工作量以预防中暑；适时地提醒他进食以满足营养需要等，从而最大限度地提高士兵的作战能力。指挥官亦可根据整个部队的身体状况，适时地进行调整和轮换。指挥员在发出攻击命令时，可根据单兵生理监视器系统所提供的信息准确地确定己方和友邻部队的位置，以免错发命令造成误伤。同时手表式睡眠监测器、微功率脉冲雷达生命征兆监测器等生命指征监视器，可以实时向指挥官提供有关参战士兵体力、作业效率、注意力和心理应激反应等身体状况，使作战指挥官更好地了解战场医疗态势，以实时指挥部队避免误伤，减少卫生人员和卫生物资进入战场和危险地带。

2. 远程指导

远程指导是指营救护所的军医通过实时通信，对战地卫生员进行指导，从而为远在前方的伤病员提供诊断、治疗和手术等医疗服务。远程指导要求战地卫生员装备重量轻、非手持式的视频无线电，以确保通话；装备体积小、重量轻的便携式摄像机，以传送数字化视频图像。战地卫生员使用这些技术就可以有效地得到营救护所的军医的指导，更精确地对伤病员进行诊断；为伤病员提供更好的治疗；更迅速地对伤病员进行分类。美军研制的可移动的医疗指导车辆，可在远程指导中充当中继站。

3. 远程会诊

远程会诊是指前方的卫生人员与上一级救治阶梯的卫生人员之间进行语音、视频和数据通信，获取信息或咨询，迅速有效地对伤员进行紧急救治。远程会诊使伤员在战场前方得到专家治疗，将减少战区的医疗专家的数量和需送到后方会诊的伤员的数量。在第一救治阶梯营救护所的医务人员使用新型智能担架和特殊医疗紧急后送装置等担架装备,及利用 M113A4 装甲医疗救护车、M2A0 装甲医疗救护车,以及供医务人员实时获取战场态势的 M1133"斯特瑞克"装甲医疗救护车等治疗车上所载的数字化语音、视频和数据通信手段,通过专用通信网络向前来支援的第二阶梯的医疗后送站的医务人员咨询。医疗后送站的医务人员又可用与其类似的语音、视频和数据系统通过卫星通信系统向野战医院或远方的医学中心的专科军医咨询,战场前方拍摄的 X 光照片和心电图可以向后方传递,使战地现场无须放射学家和心脏病学家驻守,诊断设备可传递静态图像和视频,可用来仔细地检查伤员的眼、耳、鼻、喉、皮肤和胃肠道系统等。

4. 远程手术

远程手术是指远程医疗专家借助全球远程通信网络通过机器人操作手术器械,为战地伤员施行手术。美军已研发的远程手术系统在一些模拟试验中取得了成功。模拟试验在一个医学中心手术工作站与远方的一个手术器械操作员之间进行。三维摄像机、立体声传输设备和从远方手术器械操作员那里传来的有触知的反馈,使施行手术的外科专家感觉自己就像在手术室里进行手术一样。野战数字化战地医疗系统(FDDMTF),结合了先进的数字技术和无线医疗技术,具有外科和住院治疗能力部署在作战前沿的医疗系统。该系统配备有各种远程医疗技术,包括虚拟计算机 X 线断层造影、磁共振成像、电子发射断层扫描和超声等技术,同时应用远程手术系统实现了战地医疗单元的实时手术。

三、伊拉克战争卫勤信息化保障实践

2003 年 3 月 20 日,美军发动伊拉克战争,是一场高度信息化的局部战争。美军凭借其近些年来在信息化建设方面取得的最新成果,形成对伊军的压倒性优势,自始至终保持着战争和战场的主导地位。其卫勤信息化技术的发展也在伊拉克战场大显身手,通过分布世界各地的军事基地、战场附近的海陆空中机动救护力量以及训练有素的远征医疗队,利用其制信息权,形成了以计算机网络化管理为基础的无形医疗救护系统网,依靠这张高效的救护网的运转,保证了战争中伤病员得到最及时、高效的治疗,体现了美军在伊拉克战争中提出的"零伤亡"战争理念。在这次战争中,根据美军野战医疗条令,设置了 5 级后送阶梯,第一级为战斗卫生员和野战救护所,负责实施紧急救治;第二级为机动野战医疗队,负责对伤病员进行周密检查,并根据伤情实施医疗和后送;第三级为美军在伊拉克南部和科威特境内建立的后方医院,以及海上部署的医院船,负责对危重伤病员进行手术治疗;第四级为美军设在德国和西班牙等欧洲国家的基地医院,负责接收从伊拉克后送的伤病员;

第五级为美本土的医疗机构,负责收治伤势严重、需要长期治疗和康复的伤病员。美军根据伤病员救治的需要,采取灵活机动的越级后送伤病员模式,应用信息化卫勤保障系统和野战化远程医疗系统,极大地提高了卫勤指挥效能和战场救护的能力,保证了卫生资源的有效调配使用,使伤病员得到了及时、高效的救治和迅速安全的后送,并在后送过程中保持了治疗的连续性。

其特点主要表现为:① 先进的通信方式保证伤病员以最短的时间向指挥官报告受伤情况,请求战地紧急救护;② 卫星定位系统保证医务人员及时、准确地到达伤员所在地进行快速救治;③ 单兵生理监测器系统保证伤病员在救护人员到达之前,将受伤状况用图像直接传给战场急救中心;④ 远程医疗野战化,保证伤病员在后送途中及后方医院得到及时、高效的连续救治;⑤ 卫勤信息化保障系统则实现了伤病员医疗信息的全球实时可视化,以及指挥官和医务人员对战场医疗态势的实时监测、指挥和控制。

（一）先进的通信技术确保伤病员后送阶梯畅通

美军认为,战时保持战场医疗救护通信的畅通无阻对于挽救伤病员生命至关重要。在吸取历次战争中因无法进行通信联系而造成的巨大损伤教训后,在伊拉克战争中,启用装备性能良好、具有长途和短途通信能力的高频无线电通信系统 FalcomTM Ⅱ AN/PRC‐138B(v)和 AN/VRC‐102B(v),用于战区各医疗救治阶梯之间的通信联系。该系统与近垂直入射(NVIS)天线系统一起使用,可以提高其远程通信能力,与美国本土医院及指挥单元进行通信联系,同时使用该通信系统可实现卫勤物资供应、伤病员医疗调度和后送过程中的通信联系。该通信系统通过其内置式 MIL‐STD‐188‐141 自动链路系统,允许医务人员通过声音和数据通信、文本式电子邮件方式,传输医学影像和病理图片,实现战场救护人员和后方医疗专家之间的远程会诊。如果战时出现局域网和广域网无法接入,这时该系统可通过内置 MIL‐STD‐188‐110A 串联音频调制解调器,在各医疗救治阶梯的医疗单位间传递电子邮件或医学图像。同时该系统还可以读取无线电子信息携带卡(WEIC)上的医疗信息,将其传输到附近的战区医院等医疗单位。

（二）战时信息化卫勤保障系统确保信息无间隙网络传递

美军在总结海湾战争的经验教训的基础上,加大投入力度,研发信息化卫勤保障系统,如伤员救护医疗信息系统(Medical Communications for Combat Casualty Care,MC4)和战区综合医疗信息系统(TMIP‐J)等,并在伊拉克战争上的实际应用,使美军基本实现了战时卫勤 C4ISR(即指挥、控制、通信、计算机、情报、侦查、监视)一体化。

战区的四个核心数据库系统：单兵医疗信息卡(PIC)、武装部队卫生纵向技术应用系统——移动版(AHLTA - M)、武装部队卫生纵向技术应用系统——战区版(AHLTA - T)以及联合病人追踪数据库(Joint Patient Tracking Application，JPTA)之间的互联、互通，实现了各级救治阶梯之间无缝隙的信息传递。

单兵医疗信息卡是一个已提前录入并存储军人个人医疗病案和行政医疗信息的数据卡，由单兵随身携带，在1级和2级救治阶梯中使用。当军人在驻地或战区接受治疗时，武装部队卫生纵向技术应用系统——移动版(AHLTA - M)可读取单兵医疗信息卡内的信息，了解军人医疗史并输入治疗数据，该系统在1级和2级救治阶梯中使用，并即时将救护信息实时存储在该系统中，在营救护所利用 HotSync 软件将武装部队卫生纵向技术应用系统——移动版(AHLTA - M)中所储存的数据下载到伤员救护医疗信息系统(MC4)的子系统武装部队卫生纵向技术应用系统——战区版(AHLTA - T)，该系统被应用于1、2、3级救治阶梯中，在条件允许的情况下，通过战地配备的局域网将数据传递给联合病人追踪数据库(JPTA)中，该数据库配备在作为4级救治阶梯的德国兰德图尔医疗中心，共享前线接受救治的军人的医疗数据，而战区所有的医疗信息通过网络同步传输直接传输到中央临床数据仓库中永久保存。伊拉克战争伊始，每天有60～70名甚至达100名伤病员被送往位于德国的兰德图尔医疗中心，建立联合病人追踪数据库(JPTA)后，不仅可以查询病人的基本情况，还能实时追踪正在飞往兰德图尔医疗中心的伤病员，以及该伤病员的伤情类型，使医院在伤病员还未到达时就已做好救治准备，这不仅大大缩短了伤病员的救治时间，而且提高了战区救护能力和水平。

战区伤员救护医疗信息系统(MC4)，为陆军军需官连接国防医疗后勤标准保障——装配管理系统(DMLSS - AM)及战区陆军医疗管理信息系统(TAMMIS)，实现了药品和血液供应的自动化，与病人账户和报告实时追踪系统(PARRTS)及联合病人追踪数据库(JPTA)相连接，实现了对伤病员的实时追踪；而伤员运送指挥与控制医疗后送系统(TRAC2ES)，则实现了战场医疗资源的自动化调度。

(三) 远程医疗野战化装备确保伤病员无间断医疗救治

单兵生理监视器系统、战术医疗协作系统等装备的应用实现了单兵生理状况的实时监测和信息采集存储，M113A4 装甲医疗救护车、M2A0 装甲医疗救护车、M1133"斯特瑞克"装甲医疗救护车以及各种智能担架等后送装备的应用，实现了战场环境下的及时机械后送和实时远程指导救治，数字化海军医院船、UH - 60Q 直升机、UH - 60L 直升机以及各种信息化医疗单元系统的装备实现了战场环境下远程医疗会诊和手术,极大地降低了战区阵亡率、伤死率和伤残率,提高了救治水平,实现了战区伤病员无缝、连续的医疗救治。

第二节　美军战时卫勤信息化建设发展趋势

美军针对伊拉克战争所暴露的一系列问题,在加大人才培养的同时,为减少未来战争中的伤亡,降低战区医务人员的风险,美国防部采取研制战地医生机器人等系列措施,创新发展卫勤信息化系统,加强平战结合和军地结合,研制未来战地医生机器人、医疗机器人后送车辆等远程医疗装备,实现野战化应用。

一、向平战结合、军地结合的一体化卫勤信息化发展

美军的卫勤信息化建设在经历了烟囱式发展阶段和综合集成发展阶段后,逐步向平战结合、军地结合的方向发展,更加注重实现系统和装备的军地链接,实现平战接轨的一体化卫勤信息化保障服务。

（一）加强武装部队卫生纵向技术应用系统建设,实现平战结合

1985 年美军着手开发"综合医疗系统（CHCS）",目的是把所有医院的计算机系统整合为一体。1997 年国防部开始使用综合医疗系统,该系统包括:药房模块、医疗管理模块、医嘱模块、电子诊疗模块、检验模块、放射诊断模块、流动性数据模块七个模块。

2002 年,国防部斥资 6 060 万美元委托 Integic 公司设计和部署增强版综合医疗系统（CHCS Ⅱ）,并在 2004 年 1 月在军队医疗单位应用。然而,临床医生抱怨 CHCS Ⅱ 处理数据速度太慢。

2005 年 11 月,在综合医疗系统Ⅱ（CHCS Ⅱ）的基础上,美军计划将国防部本身的 138 个站点的多个医疗信息系统包括综合医疗系统（CHCS）、临床信息系统（CIS）（该系统是一些机构用来管理入院病人的一个商业化健康信息系统）、空军许多医疗单位使用的集成临床数据库（ICDB）、战区医疗数据系统（TMDS）以及联合病人追踪数据库（JPTA）等多个医疗信息系统整合在一起,并在 2007 年初,成功开发了"武装部队卫生纵向技术应用系统（AHLTA）"。

该系统是一个储存了属于美军联合医疗保健系统保障范围的所有就医人员医疗信息的数据库,是中央临床数据仓库（CDR）的用户端应用平台。该系统的建立,为军队和国家医疗保健系统的事业开辟了一个新纪元。它将为分布在世界各地的

920 万美军就医人员提供医疗信息服务,通过战区模块,如武装部队卫生纵向技术应用系统——战区版(AHLTA - T)和武装部队卫生纵向技术应用系统——移动版(AHLTA - M)等,实时更新战时伤病员的医疗信息,并在战时通过这些战区模块,与平时一样访问并读取病人的医疗信息。

(二)加强军地系统融合、开发新平台,实现军地结合

1998 年,克林顿总统就提出退伍军人事务部(VA)和国防部应该为每名服役人员开发一项综合的全寿命的电子医疗记录,并成立了专门的 DOD/VA 联合执行办公室进行组织和指导。

2007 年 8 月,美国防部宣布,已经成功完成与退伍军人事务部的双向卫生信息交换系统(BHIE)接口的测试和装备,实现了包括药物处方、变态反应档案、实验室结果(包括外科病理报告、放射学报告)之间的信息共享。

2007 年 12 月,由美国防部和诺斯洛普格拉曼公司以及位于宾夕法尼亚州的考耐麦医学中心联合研发"军地互动数字化医院平台"的软件,创建了军地共享健康信息平台,使退伍军人事务部和国防部能共享地方的医疗信息,实现医疗信息的连续跟踪,完善武装部队卫生纵向技术应用系统(AHLTA),同时实现地方医疗机构或医务人员通过卫星网络与美军医疗机构(如华尔特里德陆军医疗中心)连接,读取伤病员的电子医疗信息。

2008 年 6 月 2 日,新成立的国防医疗信息管理办公室统一管理武装部队卫生纵向技术应用系统(AHLTA)与国防医疗信息管理系统,将武装部队卫生纵向技术应用系统-战区版(AHLTA - T)、武装部队卫生纵向技术应用系统——移动版(AHLTA - M)、美海军船用 SNAP 自动化医疗系统(SAMS)等分系统按其功能及用户需求统一管理,并与退伍军人事务部签订协议,制定信息共享的操作标准。

2008 年 7 月,美国防部卫生事务首席助理副部长斯蒂芬·琼斯(Stephen·Jones)声称,美军发展医疗信息化的最好的办法就是将国防部及退伍军人事务部的两套系统融合集成。通过协同创造,优化两个系统的功能,并推动全球医疗信息交流共享。实现"从战场到美国及驻世界各地美军医疗机构间的医疗信息无缝传输",为用户提供无缝隙、综合的医学信息,使用户共享军队医疗信息资源,实现对伤病员进行实时救治。

2009 年 4 月,美国总统奥巴马提出改善退伍军人医保计划,宣布将利用计算机处理退伍军人的医疗记录,建立一套统一的系统,旨在改善目前繁琐的流程,直接将医疗信息从军队转移至退伍军人事务部的医疗保健系统中。

同时,美军在开发武装部队卫生纵向技术应用系统(AHLTA)的过程中因国

防部长官作风,造成了经费极大浪费并加大了该系统推广的难度。

2005 年 11 月,国防部提出在 CHCSII 基础上构建 AHLTA,同时也有部分官员提出要在退伍军人事务部军人健康信息系统与技术架构(VistA)基础上研发适合军民两用的信息化系统。退伍军人事务部的信息化建设是美国联邦政府所属医疗机构中规模最大、历史最悠久的,已久经考验、被公认为是美国在医院信息化领域中最成功的应用之一。退伍军人健康信息系统与技术架构(VistA)是退伍军人事务部使用了 25 年、取得了显著成效的系统。目前 VistA 系统已经用于 1 300 多个各种类型的医疗机构,其中包括 173 所医院、800 多所社区性临床诊所、135 个护理之家和其他医疗场所,被公认为是美国最好的电子病历系统。

（三）加强现有系统功能建设,稳步推进一体化卫勤信息化保障

美军的卫勤信息化系统建设是一种渐进式发展、持续推进的模式,是在原有软硬件基础上,进一步拓展功能,将各种信息技术融合集成到一个统一的信息系统中。美军针对实战中出现的问题,开始有针对性地加强信息技术在卫勤信息化系统建设中的开发与应用,实现系统的模块集成和功能改进。针对伊拉克战争实践中出现的问题,加强单兵医疗信息卡的应用;加强武装部队卫生纵向技术应用系统——移动版(AHLTA-M)的蓝牙扩展,包括安全无线传输,提高医务人员使用 AHLTA-M 的能力。实现武装部队卫生纵向技术应用系统——战区版交替输入法表格的功能,标准化医疗信息输入的格式,方便用户使用。在联合病人追踪数据库(JPTA)中开发一种指挥官可以快速浏览的简要界面,使其能够迅速了解士兵目前所在的位置,以及正在接受的治疗,该简要界面应该包括若干数据字段,以满足不同单元的用户需求。另外利用虚拟专用网络,使战场前线站点可访问美国本土站点的医疗数据库,以获得所需的医疗信息(例如,一些普通的医疗信息和历史性放射学研究)。这些医疗数据直接存储在 JPTA 中,使战地医生和指挥官能够更加准确地追踪和查阅伤病员的医疗信息。

在战区综合医疗信息系统(TMIP-J)原有功能的基础上,将住院和出院病人医疗数据进行无缝隙连接。在综合医疗工作站(JMeWS)的基础上建立战区医疗态势感知系统(MSAT),提供部队卫生防疫和防护,疾病监测和态势分析,潜在核生化以及职业疾病的环境危害监测,后勤计划制定和行动,伤病员治疗、转移的实时监测,与非国防组织如其他联邦机构、非政府组织等实现医疗信息共享等高级决策支持。

在伤员救护医疗信息系统(MC4)原有基础上,增加牙科、诊疗、血液、视力验光和创伤登记等信息采集和存储功能。同时,进一步增强了与武装部队卫生纵向技

术应用系统(AHLTA)和退伍军人事务部电子病案"退伍军人医疗信息系统和技术架构"(VistA)系统的融合,加强平战时信息共享,实现信息资源价值的最大化。此外,还进一步完善了包括掌中电脑设备、无线和虚拟硬件等通信设备,增加了以计算机为基础的训练,发展了高级用户模块,并将该系统的训练纳入国内军事医学课程,这些改进措施将加大该系统在空军和海军范围内的应用。

二、进一步提高远程医疗野战化装备的信息化程度

远程医疗野战化系统的开发是实现卫勤信息化保障的重中之重。该系统是美军在战场上实时救治伤病员,实现"以人为本""零伤亡"等理念的基础。为了加强一体化卫勤信息化系统,美军进一步加强远程医疗野战化系统的信息化程度,并稳步推进未来作战系统中远程医疗野战装备的研发,此外,美军还出台了未来医疗机器人等研究计划。

（一）开发未来作战系统中单兵医疗信息化装备

美军的单兵医疗信息化装备经历了 30 多年的发展。主要研发了单兵医疗信息卡、单兵生理监视器、AHLTA - M 等信息采集和存储设备,解决了战场伤病员病例采集的信息化问题,并实现了对伤病员生理状况的实时监测,这些设备大大提高了战场伤病员救护水平。2003 年,美国防部批准美陆军提出的"未来作战系统"项目,该项目的一部分是"未来士兵系统"项目。未来士兵系统不仅加强了单兵作战武器的研发,同时注重加强士兵的防护能力,进一步突出"以人为本"。美军着手研发了智能型 T 恤、士兵视力示踪控制系统、手表式睡眠监测器等装备,而后美军又推出了单兵芯片医院的研制计划。

1. 智能型 T 恤

智能型 T 恤衫重量轻、可机洗,内置有多个硬币大小的传感器,能将士兵的生命指征传送至野战医院。T 恤衫的传导纤维可记录作战士兵呼吸时胸部的起伏情况,从而使医务人员了解伤病员是否有自主呼吸。该智能型 T 恤衫配有声音、温度和胸部运动等多种传感器。美国海军认为该 T 恤衫与电脑作用类似,相当于计算机主板。该智能型 T 恤可军民两用,2008 年装备部队。

2. 士兵视力示踪控制系统

自海湾战争以来,由于防护装备的使用和致伤因素的改变而导致防护部位的钝挫伤发生率增高。未来战争形式可能以城市战、近距离作战为主,参战人员更易受伤,产生更多不同的损伤类型。由于爆炸性武器容易导致无防护部位如面部的损伤,因此需要进一步加强对全身防护装备的研究。士兵视力示踪控制系统是一

种以眼科学为基础的神经生理监测工具,和眼镜一样架在鼻梁上,以检测士兵的眼疲劳和睡眠状态。

3. 手表式睡眠监测器

手表式睡眠监测器可以监测士兵的睡眠情况,预测士兵战斗力。作为未来士兵系统中单兵生理监测器系统的一部分,将给指挥官提供联机实时作战能力预测数据,进行有效的睡眠管理,保持作战效率。手表式睡眠检测器是戴在手腕上的数字式信号处理器,通过检测手腕的运动来记录睡眠和清醒状态,实时、定量检测单兵作战能力,然后把信息远程传递给指挥人员,为其决策提供参考。

（二）进一步建设未来远程医疗救护装备

美军在军事转型的大环境下,以"网络中心战"为指导思想,于 2003 年启动了由多种系统集成的高度信息化的未来作战系统（FCS）项目,在加强高科技坦克、遥控侦察机和计算机系统研发的同时,开发了具有高信息化程度和轻型特点的未来装甲医疗救护车、未来医用帐篷系统等野战远程医疗系统,进一步提高未来作战环境下战场卫勤保障能力。

1. 未来装甲医疗救护车

未来装甲医疗救护车属于未来作战系统中的有人驾驶地面车辆类别,是一种装备有各种远程医疗技术和医学器械的轻型装甲车,分为后送医疗救护车和实时救治医疗救护车两种型号,都具备实时远程会诊和远程心理辅导的能力,前者能够和战斗部队保持同步机动,将外伤专家尽快送达受伤地点,然后对伤员进行后送处理。后者则能够对伤员实施生命维持治疗并对其伤口进行紧急处理。这两种装甲医疗救护车都能与伤员救护医疗信息系统（MC4）和战区综合医疗信息系统（TMIP-J）连接,执行医疗程序。同时车内装备有电子光学/红外线、多功能雷达频率、自动导航系统以及激光报警等信息化设备,能够通过网络实时了解战场态势,及时对未来作战系统的旅级作战队伤员进行后送和救治,将成为未来战场的主要救护车。

2. 未来医用帐篷系统

美陆军军需办公室于 2004 年拨款 1 000 万美元,委托国际自动化医疗服务公司开发一种未来医用帐篷系统。该系统是一套轻便的移动医用帐篷,设备齐全,可供能快速反应的前沿野战医院使用。内含防化、防生 ISO 集装箱、集成电子设备、水箱、医疗包及 12 平方米的软帐篷（作为伤员救治室）。该系统能够取代可部署的医疗系统,缩短野战医院的部署时间,提高运输效率和前线救护能力,使医院能够就近救治伤亡。

未来医用帐篷系统内将会配备未来手术室（ORF）,该手术室是利用通信技术和伤病员救治领域的高新技术,如医学信息、远程手术、语音识别、伤病员安全和手术辅助系统等装备起来的手术室。通过美军正在研发和测试的战地医疗机器人("外科匣子")和 2008 年 4 月在伊拉克巴格达作战基地首次使用的 RP - 7 医疗机器人等,该手术室能够对伤病员进行实时手术救治和心理辅导。该手术室的部署将大大降低美军重伤病员的死亡率,提高救治效率,但这些技术成果在战场上应用还需要几年的时间。

(三)构建未来医疗机器人系统

为了减少医务人员因营救伤员而暴露在战场的风险,美国防部计划投资研发医疗机器人,利用远程通信技术,快速定位并救助伤病员。这些机器人有望在不久的将来应用于战场,将大大减少医务人员和伤病员的伤亡率。

1. 战地救护援助机器人(BEAR)

远程医学与先进技术研究中心在 2004 年委托维克那技术公司(VecnaTechnologiesInc.)研发战地救护援助机器人(BEAR),它是美军新一代"钢铁战士"的一部分,被简称为"机器熊",研发它的最初目的是能让机器人进入战区,找到伤员并安全将其带出。2006 年 9 月,第一个模型出台,2007 年美国会出资 110 万美元继续研发。2008 年 3 月,该机器人提交给未来作战系统的系统综合组,随后在同年 3 月、4 月和 5 月分别交付 5 台该机器人。该系统的研发和测试阶段持续到 2009 年 9 月,其支持经费为 2 亿美元。据了解,第一批"机器熊"的成本每只约为 10 万美元。该机器人高约 1.8 米,有结实的躯干和一对液压系统控制的胳膊,单手可以提起 135 公斤重物,配备有摄像机和扩音器。下身设计有如坦克车的车轮,可以在崎岖不平的路面滑行。试验显示,它可以抱着一个人形物体上下楼梯。

2. 医疗机器人后送车辆(REV)和医疗机器人撤退车辆(REX)

2004 年,美国自动精密工程公司(API 公司)获得远程医学与先进技术研究中心 100 万美元的小企业合作项目,开发了一套机器人后送系统,包括战术两栖地面支援系统或平台上的机器人后送车辆(REV)和与之能相互协作的机器人撤离车辆(REX)。机器人后送车辆(REV)采用"配对袋装"的形式,装备有两套新型智能担架(LSTAT),可以同时运送两名伤病员。机器人撤离车辆(REX)是一种体积小、较灵活的机器人,在战区内短距离内可以对伤病员的状况进行监测和搜寻,带有一个夹子操纵器,使其有足够的力气将伤病员抓起并将其拖放在智能担架上,将伤病员安全带出或将其带到机器人后送车辆(REV)进行后送。两种车辆之间通过无线射频进行通信,具有相同的 GPS 路标导航、射频技术、红外传感探测技术和彩色照相机等功能。机器人撤离车辆(REX)同时拥有一套病人监测传感器,包括彩色摄相机、长波红外线摄影机以及无线射频天线，监测来自战地医生或战斗人员配备在士兵身上的无线射频脉冲转发机发出的信号。该系统服役于战场，可减少美军战场救治医务人员的部署数量。

3. 未来战地医疗救护系统

在战场上，医疗应答时间是决定一个人死亡或存活的关键。美国的调查显示，2/3 的重伤士兵死亡都是在 30 分钟之内。截至 2005 年 10 月，伊拉克战争和阿富汗战争已造成 1 686 名美国士兵死亡，11 877 人受伤。巨大的伤亡人数使美国防部产生了研制战地医疗机器人的想法，并期望 2025 年在战争部署时可以减少 30％人员部署。

2000 年，美军开发出"达·芬奇外伤救治体系"，在此基础上，美军于 2005 年 10 月，开始筹建战地医疗救护系统。该系统计划分为四个步骤：第一步，迅速后送。称为"外伤豆荚"的机器人将伤亡人员快速送往战地医疗救护车。第二步，迅速给氧，并对病人进行全身扫描，自动处理扫描数据，发送数据。远程医生根据数据对伤员进行拣别分类和初步治疗。第三步，手术处理。医生利用远程操纵工具搭建平台，操纵战地医生机器人（"外科匣子"）对病人进行手术处理。第四步，转运后方。伤病员得到初步处理后，直升机直接将其送往后方医院。整个过程全部由基地医务人员远程操作，实现未来战场上医务人员的零部署。GPS 定位系统、数字地图信息技术以及高新远程医学技术得到进一步应用。

第三节　美军战时卫勤信息化建设的特点

一、适应军事战略调整，统筹规划

美军自 20 世纪 90 年代初开始制定信息化建设、信息战和一体化信息保障等相关的政策，发展相关理论。希望能够以明晰的理论为指导，有选择地把信息化建设理论与新技术纳入军事系统，开始自上而下地加强理论对军队信息化建设的指导，并不断创新和发展。这与海湾战争以前，纯粹依靠技术进步推动军事变革的做法有所不同。

（一）制定相关政策法规

美军信息化建设的标志性成果主要有美军参联会 1996 年的《2010 年联合构想》、2000 年的《2020 年联合构想》等联合出版物、国防部各财年的《国防报告》以及各军种与之相适应的军种构想。这些出版物为美军一体化信息保障和联合作战提出了指导原则,同时提出"制信息权"概念。美国防部 1998 财年的《国防报告》第一次正式提出了"军事转型"战略构想,把军事转型作为军队建设的主要任务。1998年 10 月 9 日美军颁发了 3 - 13 号联合出版物《联合信息战》,用以指导美军信息战理论的发展和部队的信息化建设,使部队做好打赢未来信息战的准备。2002 年 5月,美国防部颁发《防务计划指南》,提出了美国军事转型的计划和设想。接着,美国陆、海、空军和联合部队司令部根据《防务计划指南》的要求,分别提交了各自的《转型路线图》。2003 年美《国防报告》中,第一次以"网络中心战"为牵引,全面推动信息化、网络化建设,设想用 30 年时间,率先建成信息时代的信息化军队。并于1997 年出台了与《2010 年联合构想》相匹配的卫生勤务子构想——"部队健康全面保护"计划,同时为 21 世纪联合健康战略,保护部队人员健康,制订了与美国军事战略《联合设想 2020》相匹配的《联合医疗服务支援 2020 设想—全面健康》计划,成为发展和提供医疗服务,支援 21 世纪美军作战任务的概念性框架。进行"人员信息载体""战区医疗信息计划""环境、安全及职业健康"计划、"国防医疗后勤标准支援计划"研究。先后提出"医疗与士兵同在""以士兵为中心,以医疗为中心""为士兵而研究""以人为本""为未来而研究"等卫勤保障理念。

美军在执行相关政策的同时,还根据实际需要不断出台相关法规,完善卫勤信息化建设。如在 1996 年底,国会通过 105 - 85 公共法,要求国防部建立一种保存医疗记录的方式和监测系统,以及时发现和保护暴露在部署作战环境下的军人医疗健康。法律规定,每名部署服役人员都要有部署前、后的健康检查记录及部署过程中的医疗记录,这些信息要求录入在服役人员的个人医疗记录中,并最终存储在一个集中的数据库中。为此,美陆军医学研究和材料司令部于 1997 年开始承建远程战场综合医疗信息系统(BMIST - J)项目。另外,针对海湾战争之后出现的"海湾战争综合征",国会于 1997 年 11 月立法命令国防部建立医疗信息追踪系统,开展了伤员救护医疗信息系统(MC4)和战区综合医疗信息系统(TMIP - J)的开发研究。

从美军颁发的各种相关文件以及具体做法中可以看出,美军的信息化建设是适应军事战略调整,不断发展和完善相关政策法规进行的。主要特点有二:一是适应军事发展趋势、军队和战争形态发展变化,制胜思想由"摧毁(致死)"向"瘫痪(致伤、残)"转变,提出适应时势的创新性概念、理论、观点和卫勤信息化建设原则,以及计划开发的医疗技术和野战化卫生装备等。二是渐进式提出相关理论和政策,每隔几年修订一次相关条令条例。

(二)统一信息标准

到 20 世纪 70 年代后期,美军使用的计算机型号已多达 50 余种,程序、文书的规格也各不相同,不仅给系统兼容和信息传输造成严重的影响,由于重复研制也导致人力、物力和财力的巨大浪费。为此,美军开始强调标准化工作,信息系统的建设逐渐由"烟囱式"发展向综合集成方向演进。1981 年,美国防部 6015.5 指令要求联合使用美军医疗设施,任何医疗机构有义务为任何军种军人提供医疗服务。1982 年 6 月,美国防部发布指示,要求野战医疗装备进行标准化,全军只能采购国防部野战医疗装备标准化管理组指导下发展的,经美国防部卫生事务助理部长批准的装备,各专业组可研制成套设备。同年,美国防部统一三军程序编制方法学,推出标准化方法,至 1983 年底推广全美军使用。1984 年,美国防部卫生事务助理部长办公室宣布,全面负责规划国防卫生系统诸单位已建立起的、众多分散的自动化系统的整合工作,出台三军医学信息系统计划(TRIMIS),要求三军按统一规定整合各医疗单位的自动化信息系统,将 80 年代前后研制的"资源分析和计划系统(RAPS)""统一会计卡(UCA)""国防联合医疗受益人员报告系统(DEERS)""综合医疗系统(CHCS)""实时人员鉴定自动化系统(RAPIDS)"等自动化系统统一合成到"医学信息和数据应用系统(MIDAS)"及美陆军战区卫生管理信息系统(6 个子系统组成)中来。

2003 年发布的《美军军标改革最终报告》更是提出"未来战争要成功,靠标准"。

（三）调整卫勤信息化管理和研发机构

20 世纪 80 年代,随着计算机技术、多媒体技术以及网络技术的不断发展,美军开始探索远程医学在战场的开发和应用问题,并于 1991 年,由美陆军和空军卫生部抽组组成了远程医学研究办公室,进行远程医学研究。同年,美海军在开展了数个月的海上远程医学的可行性与必要性调研分析后,对海军保健研究中心进行机构重组,专门设立医学系统与运筹学研究部,并下设医学信息系统和运筹学研究室以负责海军卫勤信息化研究。随后在 1993 年,海军的相关机构被并入远程医学研究办公室进而成立"国防部远程医学和高技术研究中心",它主要由陆军管理。

1994～1996 年间,美国防部先后投资 26 亿美元用于远程医疗野战化建设,成立了"远程医疗规划办公室""远程医疗和先进技术研究中心""卫生信息系统办公室"和"卫生通信系统处""远程医疗工作组",负责解决、处理、监督和规划以服务军队战时卫勤和非战争军事行动为核心的远程医疗野战化问题。

1998 年,美国防部将"远程医学和高技术研究中心"更名为"美军医学高技术管理办公室",由美国防部负责卫生事务的助理部长任行政主管。该办公室主要致力于远程医疗及其他数字化高新技术在军事医学中的应用研究。自成立以来,该中心在美国防部的信息工程学、医学影像学、远程医学和模拟训练等研究项目中发挥了突出作用,提出了虚拟工具、生物材料和未来医院概念等创新思维模式。

1999年,为建立医疗信息追踪系统,美国防部分别成立了伤员救护医疗信息系统(MC4)办公室和战区综合医疗信息系统(TMIP‐J)办公室,进行卫勤信息化保障系统研究。

2004年4月,美陆军将原"医学信息系统和服务机构"更名为"陆军医学信息技术中心",该中心隶属于美陆军医学司令部,办公室设在得克萨斯州圣安东尼奥市,资助与军事有关的远程医疗重点研究项目。

2008年6月2日,美军临床信息技术项目办公室(CITPO)及战区综合医疗信息系统项目办公室(TMIP‐J)合并为国防医疗信息管理系统办公室(DHIMS)。该办公室计划今后每年投入3.5亿美元,为美军提供综合的医学信息技术,以无缝隙获取、管理和共享军队医疗健康信息以及世界一流的医疗信息管理技术,为战区提供最准确、及时的医疗信息服务。

二、科学合理的研发策略

美军的卫勤信息化建设能取得世界领先的地位,除自上而下的顶层指导和完善的管理机制外,主要得益于其科学合理的研发策略。

(一)"评估‐计划‐行动‐验证‐装备"研发模式

美军卫勤信息化系统经过多年平战时检验和发展,已形成了一套独特的研发循环链,研发模式是:调研评估‐顶层设计‐制定计划‐行动‐验证‐装备。例如,1997年,总统咨询委员会在海湾战争退伍军人综合征的专门报告中提出"每名陆军、海军和空军都要有个人综合的、全寿命的医疗记录",总统国会随后立法命令国防部建立医疗追踪系统。1999年,联合需求监督委员会(JROC)批准国防部卫生事务助理办公室、空军、陆军、海军、美军运输司令部、美军联合作战司令部、联合委员会等联合开发战区综合医疗信息系统(TMIP‐J)。2007年初,美陆军要求所有战地医院都配备该系统。

(二)"IT外包"的研发手段

IT外包是目前国内外许多领域开展信息化建设的普遍做法和惯用模式。在卫勤信息化系统建设方面,美军普遍采用了信息技术外包(简称IT外包)的做法和措施。将IT企业的技术、人才优势、比较成熟的商业技术或政府官方技术等用于军队卫勤信息系统建设。例如,伤员救护医疗信息系统(MC4)项目办公室与约翰·霍普金斯(Johns Hopkins)大学应用物理学研究室共同合作完成系统工程配备管理和状况测定,泰坦(Titan)公司负责系统集成和系统部署后的维护和支持,安特(Anteon)国际公司则负责系统管理和部署各地前后的准备和技术支持。综合医疗系统Ⅱ(CHCS Ⅱ)及其战区模块都由 Integic 公司(2005 年该公司已经被诺斯罗普-格鲁曼公司收购)研发。远程伤员定位与评价设备(RCLAD)由远程医学与先进技术研究中心、TimeDomain 公司及人类系统程序办公室共同研发。未来手术室(ORF)由 11 家公司联合开发,战地救护援助机器人(BEAR)由远程医学与先进技术研究中心提供种子基金委托维克那技术公司(VecnaTechnologiesInc.)研发,单兵医疗信息卡(PIC)通过小企业创新研究项目,由 4 家公司合作开发研制等。这种 IT 外包方式充分利用了相关资源、技术和设备优势,避免了军队自行开发、研制造成投入成本过高而技术力量难以达到的弊端。

(三)滚动式投入研发经费

在研究资金投入方面,美军用于卫勤信息化建设方面的研究经费逐年上升,每年美军军队卫生系统都会投入约 160 亿美元来发展远程医疗。如美海军于 1997 年开始承建、2000 年完成的虚拟海军医院项目共投入经费 68.2 万美元。1993～1998 年,海军每年用于远程医学的经费为 400 万美元。2000～2001 年海军在海上远程放射学系统设备的采购和安装上花费达 750 万美元,2003 年海军用于远程医学的日常开支为 800 万美元。2003～2006 年开展的海上救援系统研发总投资 7.1 亿美元,呈逐年上升的趋势。美军在单一软件的开发和研制上也不惜花费巨资,并在经过评估验证后滚动式投入资金。如 2004 年美军通过小企业创新研究项目,4 家公司共投入 40 万美元研发了无线电子信息携带卡的原型。国防部在 2004 年 7 月审核该设计原型后,两家公司又投入 75 万美元继续该项目的研发。战区综合医疗信息系统(TMIP‐J)每年的研发经费为 5 000 万美元。截至 2007 财年,总共花费了 120 亿美元实现了对该系统的研发和部署。联合病人追踪数据库 (JPTA)的研发经费为 32 万美元,每年投入 200 万美元的维护费。2002 年,综合医疗系统Ⅱ(CHCS Ⅱ)的研发经费是 6 060 万美元。之后,大约投入 6 770 万美元的 "监测"和"管理"费用,并升级为武装部队卫生纵向技术应用系统(AHLTA)。 2007～2008 年,投入建设与退伍军人事务部 VistA 系统的融合费用达 1 230 万美元。截至 2008 年 9 月,该系统已经花费美国防部 50 亿美元,并在未来几年内还将花费 150 亿美元。2007 年 12 月美国防部又投入启动资金 900 万美元研发军地互动数字化医院平台(MIDHT)。而远程伤员定位与评价设备(RCLAD)于 2003 年由远程医学与先进技术研究中心出资 350 万美元种子基金与 TimeDomain 公司及人类系统程序办公室共同研发。1999 年,新型智能担架(LSTAT)研发成功后,2003

年国防部追加年度资金 175 万美元继续开发第二代智能担架(NG－LSTAT)。未来医用帐篷系统则由美陆军军需办公室于 2004 年投入 1 000 万美元开发,2005 年追加 507～508 万美元,2006 年 650 万美元,2007 年 750 万美元,不断滚动。

三、模块化组合实现一体化卫勤信息保障

一体化信息保障,实质上是通过建立一体化信息保障系统和管理,在各种通信基础设施和相关技术支撑下,实现各军兵种、各专业系统信息机构的连接,创造一个高效可靠的公共操作环境,将信息搜集、智能处理和信息加工、分发服务和评估等信息系统由局部通联升格至无缝连接,实现一体化信息保障能力,为各级各类信息用户提供综合的信息保障,从而有效地发挥信息的效能。其目的是,确保来自任何系统、任何机构的信息能够在任何时候发送给在任何地点任何有需求而且有相应权限的军事用户,进而实现多层次信息作战能力,全方位综合防护能力,实现各军兵种之间的互联、互通、互操作,提高信息的质量和实时共享能力。

随着网络技术的迅猛发展,美军于 20 世纪 90 年代提出"系统集成战略",成立相应管理机构,强调应加强信息综合利用,改进相关业务流程,合并同类信息系统。通过系统集成,逐步建立起以全球作战保障系统、联合全球资产可视系统、全球运输网等为核心的保障指挥管理软件体系,使原各军种各部门"烟囱""孤岛"式信息系统连为一个整体,促进信息的共享,逐步实现一体化卫勤信息化保障。借助军事系统集成战略,美军对经过近 30 年研究的信息软件系统进行资源整合,不断改进和提高各模块系统功能,现已基本趋于成熟,不但用于平、战时卫勤组织与管理、伤病员后送和远程医疗,而且用于军队和地方卫生资源共享。如战区陆军医疗管理信息系统(TAMMIS)是美军国防医疗信息系统的标准系统,是 1984 年将战区陆军医用血液制品管理信息系统、战区陆军伤病员统计和报告信息系统、战区陆军医疗调度信息系统、战区陆军卫生补给信息系统、战区陆军卫生装备保养信息系统、战区陆军验光配镜管理信息系统、野战远程医疗信息系统等 6 个系统整合在一起形成的标准化系统。创伤救治信息管理系统(TCIMS)是 1997 年美军 13 家单位将美军自行研制的单兵生理监视器系统、战地卫生员便携计算机、野战医疗协调器、创伤救治协调器和创伤救治便携器等各子系统紧密联结起来的远程医疗野战化系统。伤员救护医疗信息系统(MC4)则是由 3 个系统融合的系统集成,而战区综合医疗信息系统(TMIP－J,包含 13 个子系统)则是自 1999 年起,不断将新研制的医疗信息系统集成、融合,逐渐形成功能强大的信息卫勤保障系统。美军卫勤信息化系统建设逐步实现了平战时卫勤指挥、控制、通信、计算机、监测的一体化,实现了"美军从战场到美国及驻世界各地医疗机构间的医疗信息无缝传输"。

四、实践检验，优化发展战时卫勤信息化

美国防部非常重视战伤分类统计，不断总结以往战争教训，并以史为鉴不断改进和加强美军卫勤信息化发展。在越南战争后，为提高战场医疗救护水平和效率，美军开展了"前沿医疗阶梯伤员医疗救护信息系统（MISFFEC）"和"战场伤员医疗救护信息系统（CCC/MIS）"研究。海湾战争结束后，针对"海湾战争综合征"的长期困扰，美国总统咨询委员会在关于"海湾战争综合征"的专门报告中指出"每名军人都要有个人综合的、全寿命的医疗记录"，并要求国防部建立新的部队健康保护计划以确保对每名士兵的医疗追踪。为此，1997 年 11 月美国会立法命令国防部建立医疗信息追踪系统。1999 年，美国防部开始研发战时伤员救护医疗信息系统（MC4）和战区综合医疗信息系统（TMIP‑J），并在伊拉克战争中的各救治阶梯的医疗机构中部署应用。同时，为解决海湾战争中医疗物资供应混乱的问题，美军建立了联合医疗资产库（JMAR），实现了医疗资产采购、运输、存储和配送的可视化。2004 年 4 月，美陆军医学信息技术中心研制的"部队部署前/部署后健康评估系统"对部署人员进行全程跟踪，实现了战场计算机通信系统之间的互联、互通、互操作。

美军在总结海湾战争经验教训的基础上，在伊拉克战争中基本实现了战时卫勤 C4ISR（即指挥、控制、通信、计算机、情报、侦察、监视）一体化，实现了战场计算机通信系统之间的互联、互通、互操作。可以说，美军的卫勤信息化建设与美军 C4ISR 系统建设所经历的三个阶段是一致的：第一阶段是从 20 世纪 70 年代诞生到 90 年代的海湾战争前后，为烟囱式发展阶段，这个阶段解决了一体化卫勤信息系统建设必须发展单一信息系统的问题；第二个阶段是从 20 世纪 90 年代开始到 20 世纪末结束，为综合集成阶段，这个阶段主要研究的是如何将烟囱式系统改造成综合集成的信息系统；第三个阶段是从 2000 年开始，为全球信息栅格发展阶段，这一阶段采用信息栅格的方式实现全球范围资源共享，大力度协调工作，各种部队能够彼此通信，共享卫勤信息，提高了实时/近实时的战场卫勤态势感知能力。全球信息栅格是一种美国防部级的信息技术体系结构，其最终目标是向作战人员和维护美国安全的机构提供保密、确信、有效、可互操作的信息服务。

参 考 文 献

白书忠，贾万年.伊拉克战争卫勤保障研究[M].人民军医出版社，2004，1：42‑44.
陈伯华，龚国川.美国海军海上远程医疗概况[J].海军医疗杂志，2001，22（4）：

381－383.

陈伯华,龚国川.美国海军海上远程医疗概况[J].海军医疗杂志,2001,22(4):381－383.

陈伯华,武士华,褚新奇.美陆军战时医疗机构重组计划[J].解放军卫勤杂志,2005,4:253.

方旭东,吴绪清,泰东,等.美海军近 5 年完成的医学研究项目及今后 2 年的目标[J].海军医学杂志,2005,26(4):383.

郭树森,邬小军,徐立,等.论军队卫勤信息化的内涵与外延[J].解放军医院管理杂志,2006,13(5):386.

李耀国,宋福志,等.美军信息化建设状况及启示[J].飞航导弹,2007(5):22.

王保存,等.从伊拉克战争看美军信息化建设的新发展[J].国防,2003(9):33.

张巍.信息技术在军队战时卫生勤务中的应用[D].中国人民解放军军事医学科学院,2000.

赵家鹜,徐一新,陈洁.远程医疗会诊集团化模式实施[J].中国医院管理.1998,18(7):411.

周保太.美军信息安全发展综述[J].国防,2006(4):64－66.

Bob Brewin. Clash Over Casualties[J]. Government Executive, 2007, 39(13):25.

Bob Brewin. Computing A Cure[J]. Government Executive, 2007, 39(9):41.

COL Claude Hines. U.S. Military Medical Information Management from the Battlefield to Home[R]. Government & Health Technologies Coference, 2008.

David W. Rattner, Adrian Park. Advanced Devices for the Operating Room of the Future[J]. Seminars in Laparoscopic Surgery, 2003, 10(2):85－89.

MHS Conference. From the Battlefield to Home-Making the Electronic Connection[R], 2007.

Gary R. Gilbert. US Army TATRC Robotic Casualty Extraction & Evacuation Portfolio[R]. American Telemedicine Association, 2004.

Karen Fleming-Michael. Future Medical Shelter Prototype Set Up at Fort Detrick[N]. Special to American Forces Press Service, June 16, 2004.

Ken Johnson, Frederick Pearce, Dwayne Westenskow, L Lazarre Ogden, Steven Farnsworth, Shane Peterson Julia White and Travis Slade. Clinical evaluation of the Life Support for Trauma and Transport (LSTAT) platform[J]. Critical Care 2002, 6(5):439－446.

Mark L Higdon. Implementing the Theater Medical Information Program During Operation Iraqi Freedom[J]. Army Logistician. Jan/Feb 2007，39(1)：39.

Jim Osborn. Conceptual Study of LSTAT Integration to Robotics and Other Advanced Medical Technologies[Z]. 31 July 2004.

Ray Steen. A Gateway to Medical Information for Deployed，military medical technology[Z]. 1 Dec，2008.

Sratton D，Dick M. Medical logisticians use the Joint Medical Asset Repository to know what they have and where it is all the time[J]. Milt Med Tech，2004：8(6).

Tim Dyhouse. Wounded Troops Suffer Treatment Delays[J]. VFW，Veterans of Foreign Wars Magazine. 2007，94(10)：10.

第四篇

非战争卫勤循证决策

第十章 大数据地震医疗救援人力资源配置

第一节 地震救援人力资源配置情况

一、军队卫生资源配置

（一）军队卫生资源配置相关概念

1. 军队卫生资源配置（army health resource allocation）

军队卫生资源配置指军队卫勤保障体系内卫生资源的分配和转移，反映了特定区域内军队卫生资源配置的状况。该配置一方面关注从"增长观"出发的要素资源（或者外生性资源）总量配置，另一方面关注从"发展观"出发的要素组合资源（或者内生性资源）结构配置，使之呈投入报酬递增，实现可持续发展。在获得一定外生性卫生资源总量的基础上，通过外生性卫生资源结构优化，获得内生性卫生资源总量增加，从而转变外生性经济增长为内生性经济增长，实现可持续发展。

2. 军队卫生资源合理配置（reasonable allocation of military health resources）

军队卫生资源的合理配置是在平时确定的条件下，主要根据军队卫生机构保障人群的需求，计算军队卫生资源各要素总量、结构与分布的配置标准，从而进行资源配置的过程。配置结果是相对稳定并呈现常态。

（二）军队卫生资源配置系统理论框架

军队卫生资源配置是一个复杂矩阵，由系统层次（宏观、中观、微观）、资源类别（机构、床位、人力、设备、经费）、保障实体类别（医疗、保健、防疫、药材保障）与配置标准（总量、结构、分布）共同构成，不同层面的配置目的、内容、标准与原则均不同。军队卫生资源合理配置是指在平时确定条件下，根据军队医院机构保障人群的需求，测算军队卫生资源的各要素总量、结构与分布的配置标准，并制定出配置指标体系，从而进行资源配置的过程。配置结构相对稳定并呈常态。

（三）军队卫生资源配置按照配置层次分类

1. 宏观配置

主要关注军队卫生资源的宏观总量配置，即在医疗、药材、部队、防疫、保健各实体的配置总量，以及各类要素资源的配置总量；宏观分布配置主要关注各实体卫生资源的地理分布、人口分布；宏观结构配置主要关注全国范围内卫生资源的实体结构和要素资源结构。宏观总量配置解决的是"配什么、配多少"的问题，它基本决定了各实体的配置效率，也决定了宏观军队医疗卫生系统的资源结构。

2. 中观配置

主要关注布局和区域内军队资源总量问题，以及区域内各机构类别拥有资源的比例情况，即"配在哪"的问题。中观资源总量和分布共同决定了区域内医疗卫生系统的配置效率。

3. 微观配置

主要关注医疗卫生机构内的功能学科布局及要素资源科室分布和结构。微观结构配置解决的是"怎么配"的问题，它决定了医疗卫生机构的资源配置技术效率，能够使外生性卫生资源向内生性卫生资源转化，促进机构的可持续发展。

二、卫勤力量优化部署

（一）卫勤力量优化部署相关概念

1. 卫勤力量（health strength）

卫勤力量是实施卫勤保障的人员、机构、物资和运力等要素卫生资源及其组合方式的统称，包括要素组合、功能模块、模块单元和模块化体系，是卫勤保障系统的结构性基础。

2. 卫勤力量优化部署（optimal deployment of health strength）

卫勤力量优化部署是指在应急或战时（通常指各类非军事行动和军事行动）等不确定条件下，所进行的卫生资源优化配置，主要配置方式是根据卫生减员进行卫勤力量的抽组、调集和部署。优化配置强调的是在不确定条件下的一种择优过程，是不稳定的变动过程，是一种动态优化的配置过程。

（二）卫勤力量优化部署的内涵

卫勤力量优化部署强调保障效能的最大化和力量使用的最优化。这是一个涉及军队卫生资源合理优化配置的复杂系统问题，其三要素包括系统结构（类别与指

标体系)、优化部署机理以及指挥工具(快速决策支持系统)。其中瓶颈问题是解决
应急与作战不确定条件(外部环境改变)下的优化部署与快速决策。因此,卫勤力
量的优化部署可以充分发挥军队卫生资源的效用,减少卫生资源的浪费,提高不确
定条件下卫勤保障的效能。然而,由于平时联勤状态、应急突发事件与战时条件下
卫勤力量微观结构处于不间断的动态优化过程中,因此,不确定条件下卫勤力量的
微观结构优化成为卫勤保障力量保障能力提高与保障效率提升的手段。其中,医
疗力量结构优化主要关注平时分布、应急与战时等不确定条件下医疗机构内部各
个力量结构比例的优化。

（三）卫勤力量分类

1. 建制卫勤力量(institutionalized health strength)

建制卫勤力量是指我国师以下建制部队的卫勤力量,包括师(摩步旅、海军支
队、空军场站、二炮旅)医院、旅团卫生队、营卫生所、连卫生室。在部队执行非战争
军事行动任务时,均应派遣建制卫勤力量实施伴随保障。建制卫勤力量是部队执
行非战争军事行动的伴随保障力量和基本力量,也是平时和战时卫勤保障的重要
组成部分。

2. 基地卫勤力量(base health strength)

基地卫勤力量是指军队军医大学、后方医院、疾病预防控制中心、药材仓库、药
品仪器检验所等拥有固定设施的卫勤保障机构。联勤保障力量,特别是中心以上
医院、疾病预防控制中心和药材仓库等机构,是基地卫勤力量的重要组成部分。基
地卫勤力量既是抽组机动卫勤力量和专家队伍的派出单位,也是建制卫勤力量的
强有力后盾,是对非战争军事行动卫勤保障实施支援和进行医学救援的重要依托。

3. 机动卫勤力量(mobile health strength)

机动卫勤力量是指在发生和可能发生紧急事态的情况下,能够紧急出动、遂行
机动卫勤保障或应急医学支援保障任务的卫勤部(分)队,是战略、战役卫勤支援的
主要力量,是我国军事斗争卫勤准备的重要组成部分,主要服务于战时保障。机动
卫勤力量总体按照"不改变现行体制,不增加建制单位、编制员额,不影响正常保障
任务"的原则,采取"预编""寓于"形式,从全国医院中抽组而成,是战役、战略卫勤
支援的"拳头"部队。

（四）军队卫生资源配置与卫勤力量部署比较

军队卫生资源是以卫生机构、卫生床位、医疗设备以及卫生经费等要素资源形
式存在,而卫勤力量在要素层面上与之一致,但更强调要素资源的组合方式和集

成,形成功能模块、模块单元和模块化体系。卫勤力量是卫勤力量部署的基本方式,只有要素集成后才能转化为强大的保障能力。在某种程度上,卫勤力量是军队卫生资源的特殊存在方式。与军队卫生资源配置相比,卫勤力量部署的目的同样是解决"配置多少""配置在哪"和"如何配置"3 个问题。二者的区别主要是:前者是标准化、稳定的过程,而后者更强调优化、动态的过程。科学合理的卫勤力量部署和医疗救援人力资源配置对于充分发挥各级医疗救援人员的作用,提升整体的医疗救援效率具有重要作用。

三、地震救援人力资源研究

本研究以前期军队卫生资源配置、卫勤力量优化部署和非战争军事行动卫勤力量研究为理论基础,聚焦人力资源配置,从总量、结构、分布三个方面,以玉树抗震救灾人力资源为研究对象,分析抗震救灾医疗救援人力资源静态的总量和分布配置,以及动态的结构配置。

(一)抗震救灾医疗救援人力资源分类

抗震救灾医疗救援人力资源是指地震后参与抗震救灾医疗救援行动的医疗救治人员。根据来源的不同,可分为灾区本地医疗救援人员、区域支援医疗救援人员和战略支援医疗救援人员;战略支援医疗救援人员按照展开医疗救治的位置,可进一步分为战略支援医疗救援人员和战略加强医疗救援人员。

1. 抗震救灾本地医疗救援人员

抗震救灾本地医疗救援人员是指地震后,自发或经医疗机构组织,参与抗震救灾医疗救援行动的卫生人员。这类人员反应速度最快,距离最近,对伤员需求最清楚,因此该类人员的救援行动对后期的医疗救援工作的展开起到至关重要的作用。

2. 抗震救灾区域支援医疗救援人员

抗震救灾医疗救援区域支援医疗救援人员是指地震后,由灾区所属的省(直辖市)派遣的参与抗震救灾医疗救援行动的医务人员。这类人员可根据灾情进行合理调配,并快速赶赴灾区,是抗震救灾医疗救援的中坚力量。

3. 抗震救灾战略支援医疗救援人员

抗震救灾战略支援医疗救援人员是指地震后,由国家统筹调度的灾区所在的省(直辖市)以外参与抗震救灾医疗救援行动的医务人员。他们一般是国家从全国范围内抽调的高技术、高水平医务工作者,并根据灾情对其进行合理配置。战略支援医疗救援人员主要部署在重灾区,和区域支援医疗救援人员一起共同完成医疗救援任务,并在灾后医疗重建工作中起到帮扶作用。

4. 抗震救灾战略加强医疗救援人员

战略加强医疗救援人员是指地震后，由国家统一调配的来自灾区所在的省（直辖市）以外的医务人员，他们主要支援后方区域医院，协助留守的医务人员一起对从灾区后送的伤员进行专科、全面的治疗。这类人员要求具备高技术、高水平的专业技能，通常以医生和护士为主，但与区域医院中医务人员的协作问题也最为明显。

（二）抗震救灾医疗救援人力资源配置的特殊性

卫生人力资源是一个高技术密集型的群体，除具有一般人力资源的特征外，还另有其特殊性，主要表现在：

1. 医疗救援人力资源的组成多样性

地震发生后，短时间内可能出现大量伤员。当伤员到达医疗救援队所部署位置之时，医学救治就要开始，从分诊到相对的专科救治，再到取药，再到离开医疗救援队、留置或后送。中间将经历多个环节，每个环节的任务性质不同，这需要医疗救援人力资源多样化配置。随着时间的推移，医疗救援任务也会从外科的紧急救治转向普通疾病的治疗，这也需要不同类型和层次的卫生人力资源的组合。按照职业标准，我国卫生人力主要包括医生、护理人员、药剂人员、辅诊人员、管理人员和后勤人员等。其中，医生有中医师、西医师、中西医结合医师、中医士、西医士和其他医士等；护理人员有护师、护士和护理员等；药剂人员有中药剂师、西药剂师、中药剂士、西药剂士、中药剂员和西药剂员等；辅诊人员有各类技师等。卫生人力还可以按职称划分为正高、副高、中级、初级等层次。此外，卫生技术人员分类一般分为师级、士级和员级。师级是指获得各类医师及以上技术职称的卫技人员，士级指获得各类士级（医士、护士等）技术职称的卫技人员，员级指医院中具有卫生员、化验员等技术职称的卫技人员。

从上述可看出参与抗震救灾医疗救援的人员结构的多元化。在地震发生后，不同时间、不同位置，存在不同的医疗救治任务，在这种情况下，医疗救治人员的组成形式就存在多样性，这就要求医疗救援人员之间相互合作、协同，以提高医疗救援效率。

医疗救援的执行者是具有主动性的人，他们是最复杂的社会要素，绝不是简单的、线性的、基本不变的，而是受自身能力、经历、地震灾害进展情况影响的、复杂的、运动变化着的活跃个体。他们作为抗震救灾医疗救援的核心主体，个体的行为方式和内容不仅受决策者决策行为的影响，还受自身状态属性的制约，他们具有不断学习、自我完善的能力。卫生人力资源配置是一个复杂的过程，涉及人的各个方面。决策者可以根据环境的变化进行灵活决策,个体在服从上级指挥的同时,还具有灵活的自身行为选择,正是因为人的主观性和能动性,才决定了人力资源配置的效能在相同或不同的环境下会有所差异。

2. 医疗救援人力资源配置具有动态特征

行为是不同的。个体可以根据自身医疗救援的能力和环境的变化,灵活调整救援策略,也可以通过相互协作与整合而组成更高一级的救援主体,如模块化的医疗救治体系,这样的体系能够依据环境和政策变化,及时调整自己的结构和功能,提高卫生人力资源的利用效率。医疗救援人力资源的结构演化是指随着时间的推移,医疗救援中的个体和交互行为发生变化,使得整个医疗救援人力资源结构呈现出动态演化性。如医疗救援人力资源配置形式由单个功能模块拆分为小分队,或由小分队转变为模块化体系,均会影响医疗救援人力资源的效能,从而导致医疗救援人力资源结构的演化。

(三)抗震救灾医疗救援人力资源配置研究思路

本部分以军队卫生资源配置、卫勤力量优化部署和非战争军事行动卫勤力量的研究为基础,对玉树抗震救灾医疗救援人力资源配置的总量、内部结构和分布进行了实证分析。通过对玉树抗震救灾中各级各类医疗救援人力资源配置现状的分析和比较,揭示了医疗救援人力资源静态配置的特征。其次进一步按照时间序列分析了在灾区展开医疗救治人员的内部结构变化,探究了抗震救灾医疗救援人力资源内部结构配置的变化规律,为抗震救灾医疗救援人力资源动态配置提供指导。

第二节　玉树地震灾区医疗救援人力资源配置

一、本地医疗救援人力资源配置分析

本部分主要以玉树地震灾区本地医疗救援人员为样本,运用 SPSS18.0 统计软件对他们的专业类别、性别、年龄和其中卫生专业技术人员的学历、职称和医疗专业学科分类等要素的频率、集中趋势、离散趋势以及分布等进行描述性统计分析。

(一)专业类别

玉树地震灾区本地医疗救援人员中,医疗专业人员占医疗救援总人数的

52.8％,护理专业人员占医疗救援总人数的 26.2％,辅诊专业人员占医疗救援总人数的 2.6％,其他卫生专业人员占医疗救援总人数的 2.6％;行政后勤人员占医疗救援总人数的 15.8％,医护比为 1∶0.5。玉树地震灾区本地医疗救援人员中无药剂专业人员。

（二）性别

玉树地震灾区本地医疗救援人员中,男性占医疗救援总人数的 43.7％,女性占医疗救援总人数的 56.3％,男女比例为 1∶1.29。另外,医生和护理人员的性别结构有明显的差异。医疗专业人员中,男性占医疗专业总人数的 52.1％,女性占医疗专业总人数的 47.9％;护理专业人员中,男性占护理专业总人数的 6.7％,女性占护理专业总人数的 93.3％。其他专业人员数量较少,在此不再作详细分析。

（三）年龄

玉树地震灾区本地医疗救援人员年龄在 20 岁～60 岁之间;中位数为 32 岁;平均数为 33 岁;25 百分位数,50 百分位数,75 百分位数,分别为 28 岁,32 岁,38 岁。按年龄划分为 25 岁以下,26～35 岁,36～45 岁,46 岁以上 4 组。可以看出,26 岁～35 岁年龄组的人员占比最高,占医疗救援总人数的 48.10％;25 岁以下年龄组的人员占医疗救援总人数的 17％,36～45 岁年龄组的人员占医疗救援总人数的 27.4％,46 岁以上年龄组的人员占医疗救援总人数的 7.5％。

医疗专业人员年龄主要以 26～35 岁为主,占医疗专业总人数的 54.8％;其次是 36～45 岁年龄组的医疗人员,占医疗专业总人数的 20％,25 岁以下年龄组的医疗人员占医疗专业总人数的 14.8％,46 岁以上年龄组的医疗人员占医疗专业总人数的 10.4％。护理专业人员在 45 岁以下的年龄组中分布比较均匀,其中 26～35 岁年龄组所占比例略高,占护理专业总人数的 37％;25 岁以下年龄组的护理人员占护理专业总人数的 27.8％,36～45 岁年龄组的护理人员占护理专业总人数的 33.3％;46 岁以上年龄组的护理人员仅占护理专业总人数的 1.9％。辅诊专业人员年龄也以 26～35 岁为主,占辅诊专业总人数的 50％;25 岁以下年龄组的辅诊人员占辅诊专业总人数的 33.3％,36～45 岁年龄组的辅诊人员占辅诊专业总人数的 16.7％。行政后勤人员年龄主要在 26～45 岁之间,其中 36～45 岁年龄组的行政后勤人员最多,占行政后勤总人数的 45.2％,26～35 岁年龄组的行政后勤人员占行政后勤总人数的 38.7％,25 岁以下年龄组的行政后勤人员占行政后勤总人数的 6.5％,46 岁以上年龄组的行政后勤人员占行政后勤总人数的 9.7％。其他卫生专业人员年龄也主要在 26～45 岁之间,其中 26～35 岁年龄组的其他卫生专业人员占其他卫生专业总人数的 66.7％,36～45 岁年龄组的其他卫生专业人员占其他卫生专业总人数的 33.3％。

（四）学历

玉树地震灾区本地医疗救援卫生专业人员中,大专学历的人员最多,占卫生专业总人数的 63.2％。本科学历和中专学历的人员各占卫生专业总人数的 17.6％,研究生学历和其他学历的人员很少,分别占卫生专业总人数的 0.5％和 1％。

（五）职称

玉树地震灾区本地医疗救援卫生专业人员中,主要以初级职称人员为主,占卫生专业总人数的 66.3％。中级职称的人员占卫生专业总人数的 25.9％,高级职称的人员占卫生专业总人数的 7.8％。

（六）医疗人员学科构成

玉树地震灾区本地医疗救援卫生专业人员中,医疗专业人员以内外科为主,其次为全科和藏医。具体来看,外科人员占医疗专业总人数的 31.4％,内科人员占医疗专业总人数的 27.3％,妇产科人员占医疗专业总人数的 7.4％,儿科人员占医疗专业总人数的 3.3％,全科人员占医疗专业总人数的 15.7％,地方病科人员占医疗专业总人数的 1.7％,藏医人员占医疗专业总人数的 13.2％。

二、支援医疗救援人力资源配置分析

本部分主要以玉树地震区域支援医疗救援人员、战略支援医疗救援人员和区域加强医疗救援人员为样本,运用 SPSS18.0 统计软件对其专业类别、性别、年龄和其中卫生专业技术人员的学历、职称和医疗专业学科分类等要素的频率、集中趋势、离散趋势以及分布等进行描述性统计分析。

（一）区域支援医疗救援人力资源配置

1. 专业类别

玉树地震支援医疗救援人员的专业类别分布比较全面,其中,医疗专业人员占区域支援医疗救援总人数的 45.1％,护理专业人员占 33.1％,辅诊专业人员占 2.4％,药剂专业人员占 1％,其他卫生专业人员占 1％;医护比为 1∶0.73;另外,行政后勤人员占区域支援医疗救援总人数的 17.4％。

2. 性别

玉树地震区域支援医疗救援人员中,男性占区域支援医疗救援总人数的59.6%,女性占40.4%,男女比例为1:0.68。另外,医生和护理人员的性别结构有明显差异。在医疗专业人员中,男性占医疗专业总人数的87.8%,女性占12.2%;在护理专业人员中,男性仅占护理专业总人数的1.5%,而女性占总人数的98.5%。其他专业人员数量较少,在此不再作详细分析。

3. 年龄

玉树地震区域支援医疗救援人员的年龄在21岁～79岁之间;中位数为38岁;平均数为38岁;25百分位数、50百分位数和75百分位数,分别为32岁,38岁和43岁。按年龄划分为25岁以下,26～35岁,36～45岁,46～55岁和56岁以上5组。其中36～45岁年龄组的人员所占比例最高,占区域支援医疗救援总人数的44%;其次为26～35岁年龄组的人员,占33.3%;另外,25岁以下年龄组的人员占6.4%,46～55岁年龄组的人员占13.8%,而56岁以上年龄组的人员仅占2.5%。

4. 学历

玉树地震区域支援医疗救援卫生专业人员以本科学历为主,其次为大专学历。分别占区域支援医疗救援卫生专业总人数的50.3%和40.5%;研究生学历和中专学历的人员分别占区域支援医疗救援卫生专业总人数的2.9%和5.5%;其他学历的人员仅占0.8%。

5. 职称

玉树地震区域支援医疗救援卫生专业人员中,主要以初级职称人员为主,占卫生专业总人数的42.9%;而高级职称人员占28.8%,中级职称人员占28.3%。

三、比较分析

本部分主要以玉树地震区域支援医疗救援人员、战略支援医疗救援人员和区域加强医疗救援人员为样本,运用SPSS18.0统计软件对这三类人员进行分析。主要采用χ^2检验,对不同来源和不同展开位置的医疗救援人员进行对比分析,主要是对各类人员的专业类别、年龄和卫生专业技术人员的学历、职称等要素的分布进行比较分析。

（一）不同来源的医疗救援人力资源配置比较

1. 专业类别

采用卡方检验,对战略支援和区域支援医疗救援人员中的专业类别分布情况进行比较分析,发现差异有统计学意义($P<0.001$)(表10-1)。

表 10 - 1　救援人员专业类别分布

类　　别	战略支援(%)	区域支援(%)
医疗	50.5	45.1
护理	23.1	33.1
辅诊	1.3	2.4
药剂	0.6	1
其他	1.5	1
行政后勤	23	17.4
χ^2		25.308
P 值		0.001

结果显示：战略支援和区域支援医疗救援人员中，都是以医疗专业人员为主，但战略支援医疗救援人员中，医疗专业人员占战略支援医疗救援总人数的比例高于区域支援，而护理人员占总人数的比例低于区域支援。此外，战略支援医疗救援人员中行政后勤人员占总人数的比例高于区域支援医疗救援人员。

2. 年龄

采用卡方检验，对战略支援和区域支援医疗救援人员的年龄分布情况进行比较分析。结果显示：战略支援和区域支援医疗救援人员都是以 36～45 岁年龄组为主，其次为 26～35 岁年龄组。两类人员的年龄分布基本相似，差异无统计学意义（$\chi^2 = 3.302, P = 0.509$）。

3. 学历

采用卡方检验，对战略支援和区域支援医疗救援人员中，卫生专业人员的学历分布情况进行比较分析（表 10 - 2），发现差异有统计学意义（$P < 0.001$）。

表 10 - 2　卫生专业人员的学历分布情况

类别	单　位	研究生(%)	本科(%)	大专(%)	中专(%)	其他(%)	χ^2	P 值
医疗	战略支援	14.2	65.2	15.1	5.4	0	20.404	<0.001
	区域支援	5.4	74.2	16.8	2.9	0.7		
护理	战略支援	1.5	26.1	51.7	18.2	2.5	23.704	<0.001
	区域支援	0	15.1	74.1	9.8	1		
辅诊	战略支援	9.1	27.3	54.5	9.1	0	5.372	0.147
	区域支援	0	66.7	33.3	0	0		

续　表

类别	单　位	研究生（%）	本科（%）	大专（%）	中专（%）	其他（%）	χ²	P 值
药剂	战略支援	0	40	40	20	0	1.32	0.517
	区域支援	0	50	50	0	0		
其他	战略支援	7.7	38.5	30.8	23	0	6.378	0.095
	区域支援	0	100	0	0	0		
合计	战略支援	10.1	52.1	27.3	9.8	0.7	43.645	＜0.001
	区域支援	2.9	50.3	40.5	5.5	0.8		

　　结果显示：战略支援和区域支援医疗救援中的卫生专业人员，以本科学历为主，其次为大专学历。战略支援医疗救援中的卫生专业人员，无论是研究生、本科还是中专等学历，占战略支援医疗救援中卫生专业总人数的比例均高于区域支援医疗救援；而大专和其他学历的卫生专业人员占战略支援医疗救援中卫生专业总人数的比例则低于区域支援医疗救援。对两级医疗救援中的医疗、护理、辅诊、药剂和其他卫生专业 5 类人员的学历分布分别进行比较，结果显示：两级医疗救援人员中，医疗人员和护理人员的学历分布有明显差异；战略支援医疗救援中医疗人员的研究生学历所占的比例明显高于区域支援医疗救援，并且没有其他学历的人员，差异有统计学意义（$P＜0.001$）；而战略支援医疗救援中的护理人员，其本科学历占护理专业总人数的比例明显高于区域支援医疗救援人员，并且战略支援医疗救援中具有研究生学历的护理人员占 1.5%，而区域支援医疗救援中没有研究生学历的护理人员，差异有统计学意义（$P＜0.001$）；辅诊、药剂和其他卫生专业人员的学历分布差异无统计学意义。

4. 职称

　　采用卡方检验，对战略支援和区域支援医疗救援中的卫生专业人员的职称分布进行比较分析，差异有统计学意义（$P=0.002$）（表 10-3）。

表 10-3　卫生专业人员的职称分布

类别	单位	高级（%）	中级（%）	初级（%）	χ²	P 值
医疗	战略支援	42.4	39.7	17.8	12.48	0.002
	区域支援	41.9	30.1	28		

续 表

类别	单位	高级(%)	中级(%)	初级(%)	χ²	P 值
护理	战略支援	5.4	28.6	66	1.326	0.515
	区域支援	8.3	27.3	64.4		
辅诊	战略支援	9	45.5	45.5	2.101	0.35
	区域支援	33.3	33.3	33.3		
药剂	战略支援	20	20	60	1.925	0.382
	区域支援	50	0	50		
其他	战略支援	46.2	23	30.8	2.675	0.262
	区域支援	83.3	0	16.7		
合计	战略支援	30.7	36	33.3	12.566	0.002
	区域支援	28.8	28.3	42.9		

结果显示：战略支援医疗救援中的卫生专业人员以中级职称为主，而区域支援医疗救援中的卫生专业人员则以初级职称为主。其中战略支援医疗救援中卫生专业人员的中级、高级职称占总人数的比例高于区域支援医疗救援；而初级职称占总人数的比例则低于区域支援医疗救援。对两级医疗救援中的医疗、护理、辅诊、药剂和其他卫生专业5类人员的职称分布分别进行比较，结果显示：两级医疗救援人员中医疗人员的职称分布有所不同，差异有统计学意义($P=0.002$)；而护理、辅诊、药剂和其他卫生专业人员的职称分布差异无统计学意义。

（二）不同展开位置的医疗救援人力资源配置比较

1. 专业类别

采用卡方检验，对战略支援和战略加强医疗救援人员中的专业类别分布情况进行比较分析，发现差异有统计学意义($P<0.001$)（表10-4）。

表10-4 专业类别分布情况比较分析

类 别	战略支援(%)	战略加强(%)
医疗	50.5	37.5
护理	23.1	34.3
辅诊	1.3	0

续　表

类　别	战略支援(%)	战略加强(%)
药剂	0.6	0
其他	1.5	1.5
行政后勤	23	26.7
χ^2		27.426
P 值		<0.001

　　结果显示：战略支援和战略加强医疗救援均以医疗人员为主，但战略支援医疗救援的医护比为1∶0.46，而战略加强医疗救援的医护比为1∶0.9。战略加强医疗救援中行政后勤人员占总人数的比例高于战略支援医疗救援。并且战略加强医疗救援没有药剂和辅诊等卫生专业人员。

　　2. 年龄

　　采用卡方检验，对战略支援和战略加强医疗救援的人员年龄分布情况进行比较分析，发现差异有统计学意义（$P=0.006$）（表10-5）。

表 10-5　人员年龄分布情况比较分析

年　龄	战略支援(%)	战略加强(%)
25 岁以下	6.6	9.4
26～35 岁	33.5	40.2
36～45 岁	44	34.8
46～55 岁	14.8	15.6
56 岁以上	1.1	0
χ^2		14.294
P 值		0.006

　　结果显示：战略支援医疗救援人员以36～45岁年龄组为主，其次为26～35岁年龄组；而战略加强医疗救援人员以26～35岁年龄组为主，其次为36～45岁年龄组；并且战略加强医疗救援人员中，25岁以下年龄组的人员占比高于战略支援医疗救援，而且战略加强医疗救援人员中没有56岁以上人员。

　　3. 学历

　　采用卡方检验，对战略支援和战略加强医疗救援中的卫生专业人员的学历分布情况进行比较分析，发现差异无统计学意义（$P=0.12$）（表10-6）。

表 10‑6 学历分布情况比较分析

类别	单位	研究生(%)	本科(%)	大专(%)	中专(%)	其他(%)	χ^2	P 值
医疗	战略支援	14.2	65.2	15.2	5.4	0	7.962	0.047
	区域支援	16.8	70.4	12.8	0	0		
护理	战略支援	1.5	26.1	51.7	18.2	2.5	4.296	0.367
	区域支援	0	26.3	59.6	12.3	1.8		
其他	战略支援	7.7	38.5	30.8	23	0	2.174	0.537
	区域支援	20	60	20	0	0		
合计	战略支援	10.1	52.1	27.3	9.8	0.7	7.322	0.12
	区域支援	9	49.6	34.9	5.7	0.8		

结果显示：战略支援和战略加强医疗救援中的卫生专业人员均是以本科学历为主，其次为大专学历。对两级医疗救援中医疗、护理和其他卫生专业 3 类人员分别进行比较，结果显示：两级医疗救援人员中医疗人员的学历分布有一些不同，战略加强医疗救援人员中具有研究生学历和本科学历的人员占医疗专业总人数的比例略高于战略支援医疗救援，并且没有中专学历和其他学历人员，差异有统计学意义（$P=0.047$）。而护理人员和其他卫生专业技术人员的学历分布差异无统计学意义。

4. 职称

采用卡方检验，对战略支援和战略加强医疗救援中的卫生专业人员的职称分布情况进行比较分析，发现差异无统计学意义（$P=0.796$）（表 10‑7）。

表 10‑7 职称分布情况比较分析

类别	单位	高级(%)	中级(%)	初级(%)	χ^2	P 值
医疗	战略支援	42.5	39.7	17.8	9.739	0.008
	区域支援	55.2	36.8	8		
护理	战略支援	5.4	28.6	66	0.056	0.972
	区域支援	5.3	29.8	64.9		
辅诊	战略支援	46.2	23	30.8	0.554	0.758
	区域支援	40	40	20		
药剂	战略支援	30.7	36	33.3	0.456	0.796
	区域支援	31.6	33.6	34.8		

结果显示:战略支援和战略加强医疗救援中的卫生专业人员均是以初级职称为主,其次为中级职称。其中战略支援医疗救援中卫生专业人员的初级、中级职称占总人数的比例高于战略加强医疗救援;而高级职称占总人数的比例低于战略加强医疗救援。对两级医疗救援中的医疗、护理和其他卫生专业技术3类人员分别进行比较,结果显示:两级医疗救援人员中医疗人员的职称分布有一些不同,战略加强医疗救援中医疗人员的高级职称占战略加强医疗救援中医疗专业总人数的比例明显高于战略支援医疗救援,差异有统计学意义($P=0.008$)。而护理人员和其他卫生专业技术人员的职称分布差异无统计学意义。

第三节　玉树地震灾区医疗救援人力资源配置时序研究

一、医疗救治展开情况

(一)灾区本地医疗救援人员医疗救治展开情况

玉树地震导致玉树州57.7%的医疗卫生机构受损,主要医疗机构的用房均已成危房,大部分医疗卫生机构均无法承担日常医疗工作,受伤卫生人员占总数的7%。地震当天玉树县的6个乡镇卫生院均在临时指挥部立即展开救治,上拉秀乡、巴塘乡和仲达乡等卫生院都在地震当天8时就开始了医学救治,安冲乡、哈秀乡、小苏莽乡等卫生院也在地震当天开展了医学救治。玉树州称多县、曲麻莱县、杂多县、囊谦县的卫生医疗队也在数小时后赶赴玉树县结古镇重灾区,分别部署在结古镇赛马场、结古镇扎曲科片区、结古镇扎曲南路(加吉娘移民村)等伤员集中的地段。作为灾后医疗救援的第一反应人,在紧急救治方面发挥了不可替代的作用。震后灾区本地参与医疗救援的人员共502名。通过对113份自制封闭式调查问卷的整理分析可发现,在地震发生1小时内采取救援行动的占58%,1~24小时内采取救援行动的占27%,24~48小时内采取救援行动的占7%,48~72小时内采取救援行动的占4%,72小时后采取救援行动的占4%。并且自发和医疗机构组织的医疗救援行动各占50%。但地震发生后1小时内自发采取救援行动的人员占调查总人数的80%,参与医疗机构组织的医疗救援行动人数占调查总人数的37%;在震后48小时内自发采取救援行动的人员占调查总人数96%,参与医疗机构组织的医疗救援行动人数占调查总人数的90%。由此可以看出,灾区本地医疗救援人员自发采取行动是灾害医疗救援前期的重要力量(图10-1)。

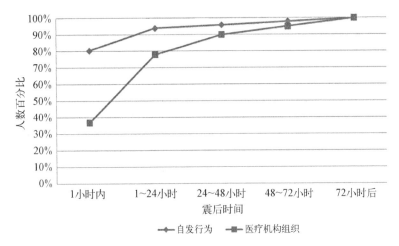

图 10-1　自发行为与医疗机构组织人数百分比

（二）支援医疗救援人员医疗救治展开情况

地震发生后各级医疗救援人员迅速反应，第一批战略支援医疗救援人员于当天 14 点抵达灾区，并立即展开了医疗救治，第二天和第三天（48 小时内）救援人员数量呈快速增长状态，第四天开始增长速度放缓，第六天战略支援医疗救援人员达到峰值，随后开始撤离，第十二天人员撤离明显。第一批区域支援医疗救援人员也在震后 7 小时抵达灾区，第二天（24 小时内）救援人员数量急速增长，第四天（72 小时内）区域支援医疗救援人员达到峰值，之后呈相对缓慢的撤离趋势，第九天人员撤离明显（图 10-2）。

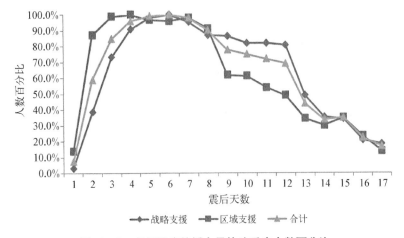

图 10-2　各级医疗救援人员快速反应人数百分比

二、本地医疗救援人力资源配置时序

（一）专业分类时序

医疗救援人员的专业类别主要由医疗、护理、药剂、辅诊、其他卫生专业人员和行政后勤6类人员组成。截至2010年4月30日，玉树灾区的医疗救援人员中，医疗人员占48%，护理人员占27.4%，药剂人员占0.8%，辅诊人员占2.2%，其他卫生专业人员占1.7%，行政后勤人员占19.9%。采用卡方检验，对每天在玉树灾区展开医疗救治工作的医疗救援人员的专业构成进行比较分析，结果显示差异无统计学意义（$\chi^2 = 72.687，P = 0.707$）。

（二）卫生专业人员学历时序

玉树灾区的医疗救援卫生专业人员中，以本科学历为主，占医疗救援卫生专业总人数的50%。大专学历占28.9%，中专学历占8.9%，其他学历占0.7%，研究生学历占11.5%。采用卡方检验，对每天在玉树灾区展开医疗救治工作的医疗救援卫生专业人员的学历构成进行比较分析，结果显示差异有统计学意义（$\chi^2 = 143.068，P < 0.001$）。

1. 灾区医疗救援卫生专业人员各类学历层次时序分析

对在玉树灾区展开医疗救治工作的医疗救援卫生专业人员的各类学历层次进行时间序列分析，结果显示：前4天（72小时内）各等级学历人员数量都呈快速上升趋势，第5天本科和中专学历达到峰值，随后呈缓慢下降趋势；第5天后，研究生学历呈缓慢上升趋势，第7天大专学历达到峰值，随后呈缓慢下降趋势。第10天研究生学历达到峰值，之后呈缓慢下降趋势。第12天开始各学历层次人员数量均快速下降（图10-3）。

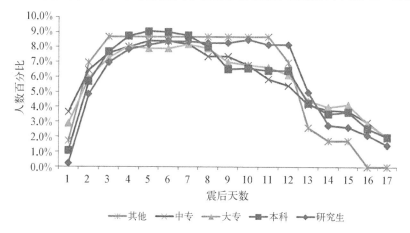

图10-3　专业人员的各类学历层次进行时间序列分析

2. 灾区每天卫生专业人员学历构成时序分析

对每天在玉树灾区展开医疗救治的卫生专业人员的学历构成进行分析,结果显示:第一天玉树灾区的医疗救援卫生专业人员中,主要以大专学历为主,占当天玉树灾区医疗救援卫生专业总人数的 58.6%;其次为本科学历,占 22.5%,中专学历占 17.5%,研究生学历占 0.7%。第二天本科和研究生学历的人员数量快速上升,其中,主要以本科学历为主,占当天玉树灾区医疗救援卫生专业总人数的 41.6%,之后呈缓慢上升趋势;而大专和中专学历的人员占总人数的比例迅速下降,分别为 41.3% 和 10.7%,随后均呈缓慢下降趋势;至于研究生学历的人员数量,占当天玉树灾区医疗救援卫生专业总人数的 5.4%。第五天本科学历的人员数量占比达到最高,占当天玉树灾区医疗救援卫生专业总人数的 45.3%;而大专学历的人员数量占比达到最低,占 38%;研究生学历的人员数量占 6.3%,中专学历的人员数量占 9%。

(三)卫生专业人员职称时序

玉树灾区的医疗救援卫生专业人员中,以初级职称为主,占玉树灾区医疗救援卫生专业总人数的 44.9%。其次为中级职称,占 32.2%,高级职称占 23%。采用卡方检验,对每天在玉树灾区展开医疗救治工作的卫生专业人员的职称构成进行比较分析,结果显示差异有统计学意义($\chi^2 = 123.076$,$P < 0.001$)。

1. 灾区医疗救援卫生专业人员各类职称等级时序分析

对在玉树灾区展开医疗救治工作的卫生专业人员的职称进行时间序列分析,结果显示:高级职称在震后前 4 天(72 小时内)上升明显,在第 5 天达到峰值,之后呈下降趋势;中级职称在震后前 4 天(72 小时内)上升明显,第七天达到峰值,之后呈下降趋势;初级职称在震后前 3 天(48 小时内)上升明显,在第 6 天达到峰值,之后呈下降趋势(图 10 - 4)。

2. 灾区每天卫生专业人员职称构成时序分析

对每天在玉树灾区展开医疗救治工作的卫生专业人员的职称构成进行分析,结果显示:第 1 天玉树灾区的卫生专业人员中,以初级职称为主,占当天医疗救援卫生专业总人数的 58.2%;而中级职称和高级职称分别占 27.5% 和 14.3%。第 2 天高级职称的人员数量快速上升,占当天医疗救援卫生专业总人数的 26.3%;而初级职称的人员数量快速下降,占 46.5%;中级职称的人员数量占当天卫生专业总人数的比例达到最低,占 27.3%。第 5 天初级职称的人员数量占比达到最低,占 42.8%;与此同时,高级职称的人员数量占比达到最高,占 26.7%;中级职称的人员数量占 30.5%。第 13 天中级职称的人员数量占比达到最高,占当天玉树灾区医疗救援卫生专业总人数的 35.6%。

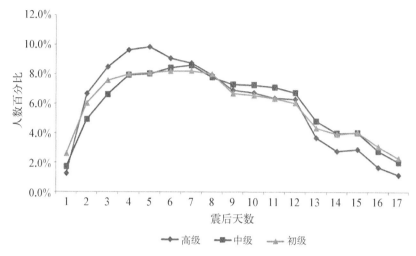

图 10-4　卫生专业人员的职称进行时间序列分析

（四）医疗人员学科时序

对玉树灾区展开医疗救治工作的卫生专业人员的学科构成进行分析,结果显示:玉树灾区的医疗专业人员中,以外科为主,占玉树灾区医疗救援中医疗专业总人数的48.5%。其次为内科,占20.9%。其余为妇产科、儿科、五官科、藏医、地方病科、感染科、中医、全科和其他学科。采用卡方检验,对每天在玉树灾区展开医疗救治工作的医疗专业人员的学科构成进行比较分析,结果显示差异有统计学意义($\chi^2 = 241.222, P \leqslant 0.001$)。

1. 灾区医疗人员内外科时序分析

对在玉树灾区展开医疗救治工作的内外科医疗人员数量进行时间序列分析,结果显示:前4天(72小时内)外科专业人员数量快速上升,第5天达到峰值,之后呈下降趋势;前3天(48小时内)内科专业人员数量快速上升,第7天达到峰值,之后下降趋势明显,第9天开始呈缓慢下降趋势。第12天两类学科人员数量明显下降,随后又呈缓慢下降趋势(图10-5)。

2. 灾区每天医疗人员学科构成时序分析

对每天在玉树灾区展开医疗救治工作的医疗专业人员的学科构成进行分析。结果显示:参与抗震救灾医疗救援人员的专业学科主要由外科、内科、妇产科、儿科、五官科、藏医、地方病科、感染科、中医、全科等构成,因除内科和外科以外的其他学科人员数量太少,所以在此合并为其他学科进行分析。分析表明,第1天玉树灾区医疗专业人员以外科为主,占当天玉树灾区医疗救援中医疗专业总人数的

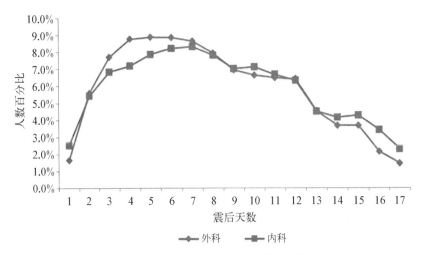

图 10-5　内外科医疗人员数量时间序列分析

36.9％;其次为内科,占 24.6％,之后呈下降趋势。第 2 天外科人员占比迅速上升,占当天总人数的 53.2％,并在之后呈缓慢上升趋势;内科人员占比则下降至 19.2％。第 4 天内科人员占比达到最低,占当天玉树灾区医疗救援中医疗专业总人数的 17.7％;第 5 天外科人员所占比例达到最高,占 58.5％。第 17 天,内科人员的比例达到最高,而外科人员占比达到最低,分别占当天总人数的 28.2％和 34.5％。

三、支援医疗救援人力资源配置时序

（一）专业分类时序

截至 2010 年 4 月 30 日,医疗人员占区域支援医疗救援总人数的 45.1％,占比最高,其次为护理人员,占总人数的 33.7％。另外,药剂人员占 1％,辅诊人员占 2％,其他卫生专业人员占 0.7％,而行政后勤人员则占区域支援医疗救援总人数的 17.4％。采用卡方检验,对每天在玉树灾区展开医疗救治工作的区域支援医疗救援人员的专业构成分布进行比较分析,结果显示差异无统计学意义（$\chi^2=68.767,P=0.811$）。

（二）卫生专业人员学历时序

区域支援医疗救援中的卫生专业人员以本科学历为主,占区域支援医疗救援卫生专业总人数的 47.2％。其次为大专学历,占 42.3％,中专学历占 6.2％,其他学历占 1.1％,研究生学历占 3.2％。采用卡方检验,对每天在玉树灾区展开医疗救治工作的区域支援医疗救援卫生专业人员的学历构成进行比较分析,结果显示差异无统计学意义（$\chi^2=57.605,P=0.7$）。

1. 灾区医疗救援卫生专业人员各类学历层次时序分析

对在玉树灾区展开医疗救治工作的区域支援医疗救援卫生专业人员的学历进行时间序列分析,结果显示:第 2 天(24 小时)各学历人员数量快速上升,之后研究生学历呈平稳状态,本科、大专和中专学历呈缓慢上升态势;第 3 天(48 小时)本科学历达到峰值,第 4 天(72 小时)大专学历达到峰值,随后均缓慢下降;第 6 天研究生学历达到峰值,之后又呈平稳状态;第 7 天本科学历开始迅速下降,第 8 天大专学历也开始迅速下降,第 9 天研究生学历也开始快速下降,第 10 天中专学历达到峰值,随后快速下降(图 10-6)。

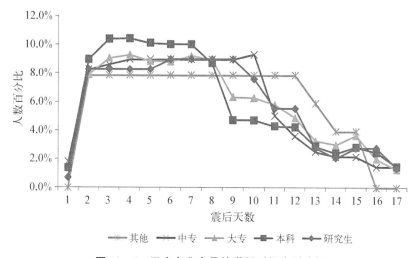

图 10-6　卫生专业人员的学历时间序列分析

2. 灾区每天卫生专业人员学历构成时序分析

对每天在玉树灾区展开医疗救援的区域支援卫生专业人员的学历构成进行分析,结果显示:第 1 天,本科和大专学历的人员数量均占当天区域支援医疗救援卫生专业总人数的 45.3%,研究生学历的人员数量则占 1.6%,中专学历占 7.8%。第 2 天,卫生专业人员的学历层次转变为以本科学历为主,占当天总人数的 50.1%,之后呈缓慢上升趋势,第 6 天开始缓慢下降;而大专学历的人员数量占比下降,占 39.6%,随后缓慢上升。第 9 天卫生专业人员的学历层次转变为以大专学历为主,占 45.8%。本科学历的人员数量比例达到最低,占 38.2%;研究生学历的人员数量占比达到最高,占 5%;第 10 天中专学历的人员数量比例达到最高,占 10%。第 15 天,大专学历的人员数量达到最高,占 48.9%。第 16 天卫生专业人员的学历层次又转变为以本科学历为主,占当天区域支援医疗救援卫生专业总人数的 53.1%。

（三）卫生专业人员职称时序

区域支援医疗救援卫生专业人员中,初级职称的比例最高,占总人数的40.7%。其次为中级职称,占30.8%。高级职称的比例最低,占28.5%。采用卡方检验,对每天在玉树灾区展开医疗救援的区域支援医疗救援卫生专业人员的职称构成进行比较分析,结果显示差异有统计学意义（$\chi^2 = 58.914, P = 0.003$）。

1. 灾区医疗救援卫生专业人员各类职称等级时序分析

对在玉树灾区展开医疗救治工作的区域支援医疗救援卫生专业人员的职称进行时间序列分析,结果显示:震后第2天（24小时）各类职称人员数量急剧增加,其中初级职称在第3天（48小时）达到峰值,随后逐渐稳定,第5天开始缓慢减少;高级职称在第4天（72小时）达到峰值,第5天开始缓慢减少;中级职称第3天开始缓慢增加,第7天达到峰值。随后第8天开始三类职称出现明显下降（图10-7）。

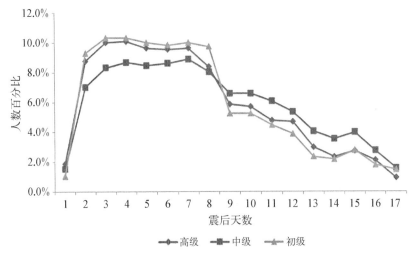

图10-7　卫生专业人员的职称进行时间序列分析

2. 灾区每天卫生专业人员职称构成时序分析

对每天在玉树灾区的区域支援医疗救援卫生专业人员的职称构成进行分析,结果显示:第1天,区域支援医疗救援卫生专业人员以高级职称为主,占当天总人数的37.5%,之后缓慢下降;而第一天中级职称的人员数量占当天区域支援医疗救援卫生专业总人数的32.8%,初级职称的人员量占29.7%。第2天,区域支援医疗救援卫生专业人员以初级职称为主,占当天区域支援医疗救援卫生专业总人数的44.9%,之后缓慢下降;而第2天中级职称的人员数量占当天总人数的25.6%,之后呈缓慢上升趋势;第2天高级职称的人员数量占29.6%。第7天,高级职称和中级职称的人员数量占当天总人数的比例均为 28.7%,初级职称的人员数量占 42.7%。

（四）医疗人员学科时序

对玉树灾区的区域支援医疗救援中医疗专业人员的学科构成进行分析,发现以外科为主,占区域支援医疗救援医疗专业总人数的 52.2%。其次为内科,占 20.4%。另外还有妇产科、儿科、五官科、藏医、地方病科、感染科、中医、全科和其他学科人员共同组成区域支援医疗救援中的医疗专业。采用卡方检验,对每天在玉树灾区展开医疗救治工作的区域支援医疗救援中医疗专业人员的学科构成进行比较分析,结果显示差异无统计学意义($\chi^2 = 196.568, P = 0.138$)。

1. 灾区医疗人员内外科时序分析

对区域支援医疗救援中内外科人员数量进行时间序列分析,结果显示：前 3 天(48 小时内),两类学科专业人员数量快速增加,第 4 天(72 小时)外科人员数量达到峰值,之后缓慢减少;第 6 天,内科人员数量达到峰值。第 8 天,两类学科人员数量开始快速减少,第 10 天内科人员数量稍有回升,随后与外科人员数量一样呈下降趋势(图 10 - 8)。

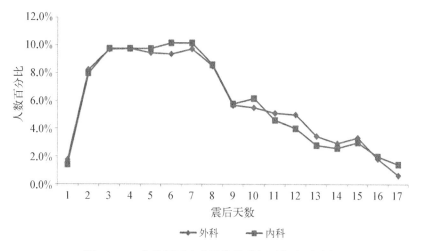

图 10 - 8　内外科医疗人员数量进行时间序列分析

2. 灾区每天医疗人员学科构成时序分析

对玉树灾区的区域支援医疗救援中医疗专业人员的学科构成进行分析。发现区域支援医疗救援人员的专业学科主要是外科与内科,其他学科包括妇产科、儿科、五官科、藏医、地方病科、感染科、中医、全科等。结果显示：第 1 天,玉树灾区区域支援医疗专业人员以外科为主,占当天区域支援医疗专业总人数的 59%;其次为内科，占 17.9%。第 12 天，内科人员占当天总人数的比例达到最低，为 17.5%；第 14 天，外科人员占当天总人数的比例达到最高，为 61.9%。

第四节　政策建议

一、加强抗震救灾医疗救援人才储备库的建设

自然灾难发生时，房屋等建筑物严重破坏、倒塌，大量人员被埋、被压，前期伤员数量大，伤情复杂。这时就需要一支合理配置并能快速响应的复合型医疗救援队伍，这将是高效完成医疗救治任务的强力资源基础。从国外现况来看，美国每一支灾难医学救援队都有一个赞助机构具体负责组织招募成员，类似于建立一个医学救援人才储备库，其中包括管理、后勤、医疗、防疫和心理等卫生专业工作人员，并对预备人员实行动态管理，随时根据医疗机构的人事变动情况，调整储备人员，组织训练等，以保证队伍随时能参与医学救援。现今我国各省（直辖市）也纷纷组建了灾难医学救援队，并由卫健委于 2010 年 11 月 21 日发布了《国家卫生应急队伍管理办法（试行）》。明确规定了应急管理和医疗卫生专业人员每队 20 人左右，设队长 1 名，副队长 2 名，每支队伍配 10 名左右的后备人员，并对队员的遴选条件做了描述。再通过本章可看出，在抗震救灾医疗救援中，灾区本地医疗救援人员是最先到达现场并能立即展开救治的主力军，在整个抗震救灾医疗救援工作中能起到至关重要的作用。但这次问卷调查发现，113 名本地医学救援人员中，参加过急救医学相关培训的人员仅占 31%，反映出平时训练的缺乏。而抗震救灾医疗救援的效率直接取决于医疗救援人员的救治能力，救治能力关键又在于救援人员的专业技术水平，因此医疗救援人员的专业技术是完成救治任务的首要条件。只有具备良好的医疗救治技术，才能保证救治质量，降低致残率和死亡率。

因此，为提高医学救援的决策指挥能力，卫健委可建设医学救援决策指挥网络，建立独立的医学救援决策指挥平台，并在此平台的基础上建立一级医疗救援人才储备库，由各省（直辖市）的卫生部门建立二级医疗救援人才储备库，再由各省（直辖市）的三级医院以医疗救援队的形式建立三级医疗救援人才储备库，医疗救援人员主要来源于各省（直辖市）的三级医院，医院负责人对其实行动态管理，定期更新并组织训练。各级卫生部门可对其进行监督管理，并每年定期从人才储备库中抽调人员针对不同的灾难情况进行专业培训和演练。一旦有灾情发生，各级卫生机构均可通过医学救援决策指挥平台查询医疗救援人才储备情况，并根据灾情

合理配置医疗救援队伍，为每支参加救援的医疗救援队配备通信工具。通过网络进行医疗救援队之间、医疗救援队与上级指挥机构之间的信息传送与接收。这样，在灾难发生后，各级卫生行政部门可对医疗救援队人员进行科学合理的调度，并实时掌握救援情况，根据灾区情况灵活调整队伍的内部结构。该医疗救援队成员主要以三级医疗救援人才储备库为选拔基础，加上平时的训练，在灾区现场无需磨合，并且该队伍无论大小均可灵活拆分、重组。

二、合理配置抗震救灾医疗救援人力资源

在抗震救灾医疗救援行动中，医疗救援人员展开的位置、展开的时间不同，任务也存在不同之处，从本部分可看出，玉树地震医疗救援行动中不同来源的支援力量和不同展开位置的战略力量，在人员类别、年龄结构、学历和职称层次均有一定的区别。由于战略支援医疗救援人员距离灾区本地远于区域支援医疗救援人员，因此战略支援医疗救援中行政后勤人员占比高于区域支援医疗救援人员，以保证战略支援医学救援队伍内部的行动效率。借鉴美国灾难医疗救援队的分级反应，根据汶川和玉树地震灾难医疗救援的经验，我国抗震救灾医疗救援队可根据来源和展开位置将队伍具体分为 3 类：1 类为区域支援医疗救援人员，主要是省内未受灾害影响的地区派出的，该医学救援队伍要求能快速抵达灾区展开医学救治；2 类为战略支援医疗救援人员，主要是地震发生所在区域的省（直辖市）以外，由国家统一指挥协调的队伍，在灾区卫生人力资源不够的情况下，要求以较高水平的卫生专业技术人员组成救援队伍，携带足够的物资、装备抵达灾区展开医疗救援；3 类为战略加强医疗救援人员，主要是地震发生所在区域的省（直辖市）以外，由国家统一指挥协调的队伍，但不抵达灾区本地，而是加强到地震发生所在的省（直辖市）未受灾难影响区域的后方医院，与本地医院工作人员一起对灾区后送的伤员进行专科水平的治疗，以降低致残率和死亡率。

根据上述的分类分别对各类型医疗救援人员进行合理的配置。一般来说，根据灾区环境特点，从强化行动力和执行力的角度出发，应配置适宜的年龄结构、男女比例、各专业结构比例、医疗学科比例，以及学历和职称结构，以确保医学救援队伍内部的执行效率。在专业结构配置、学历和职称结构组成等方面需要符合该医疗救援队伍的任务和目的；在医疗学科的配置方面，应该根据地震灾难的伤情特点，增加急诊内外科、创伤外科、普通外科、神经外科、麻醉科等专业人员，同时还应该加强五官科、心脏内科、妇产科、儿科、传染科、辅诊科室等专业人员的配备，全方位满足地震灾区伤员的医疗需求；在年龄结构和男女比例配置方面，主要考虑的因素应该是灾区外在环境情况。最终以形成有活力的抗震救灾医疗救援队伍为目

标,以提高整体医疗救援效率。

三、科学调配抗震救灾医疗救援人力资源

从玉树地震的访谈中我们了解到,紧急伤害处理结束后,灾区的公共卫生需求,以及常见病与慢性病诊疗需求迅速上升为灾区的主要矛盾。通过对汶川抗震救灾卫勤力量使用的现场调研,获得了伤亡"两期"时间分布和卫勤力量使用"三段"划分等主要研究结果。国内外多次地震灾难的救援数据也表明,可以根据伤病发生的特点,将地震灾难医学救援分为早期、中期和晚期3个阶段。早期是由地震灾难直接造成的外伤类疾病发生的高峰期。在中期,由地震灾难直接造成的外伤类疾病明显减少,此期间的外伤多无生命危险,但处理不当会导致致残率明显增加,此阶段内科类疾病发病率明显上升,以急性上呼吸道感染为主。晚期是灾区本地的常见病、多发病等发病率略高的时期。

从中可发现,区域和战略支援医疗救援在早期均配置了高学历、高职称的专业人员,快速进入灾区展开医疗救治工作。并且区域和战略医疗救援在早期均是以外科人员为主,内科为辅,随着后期灾区伤员需求的变换,内外科人员的需求量也有所调整,从研究中可明显看出内外科人员配置发生了转换。因此,我们应根据具体情况,明确各专业医学救援人员在灾区各阶段的救治作用,合理配置医学救援人员的专业学科结构,尽量避免卫生人力资源的浪费,降低自我保障的负担,提高医学救援效率。

四、广泛普及基本急救知识

抗震救灾医疗救援中,灾后72小时是公认的生命救援的黄金时间,若超过72小时,受灾人员的生存率将不足20%。然而实际上,灾后的36~48小时,往往是外界响应最薄弱的时间,这意味着黄金时间内的救援将无法完全依赖于外援。而自救能力的贫乏是导致伤亡人数无法缩减的重要原因之一。在本部分中,课题组访谈了曾亲临地震现场的相关医疗救援人员,受访者一致认为灾区本地医疗救援人员在早期,尤其是最初的72小时内发挥了不可替代的作用。同时课题组在回收的113份自制封闭式调查问卷的整理中发现,50%的医疗救援人员自己和(或)家人均不同程度地受伤,但这些医务人员仍然能快速反应,积极采取搜救、搬运伤员、清创包扎、简易固定、抢救复苏、心理疏导等紧急救治措施。为取得玉树地震医学救援工作任务的顺利开展打下了坚实的基础。但即使如此,救援过程中仍然面临着灾区本地医疗救援人员不足、医疗物资短缺等问题。虽然随着国家从各省抽调的医疗救援人员和紧急抢运的救援物资抵达灾区,这些情况有所缓解,但仍然没有得

到完全解决。要从根本上解决这些问题,就必须在预防上下功夫,把加强防震救灾教育作为首要任务,切实提高人民群众的防震意识和能力。如果灾区民众在灾前普遍接受过急救基本知识的教育和训练,那么在灾害发生时,他们就能更好地利用"黄金救援时间",发挥自我的防灾救援能力。这样一来,灾区本地医疗救援人员面临的压力无疑会小很多,起码不会将宝贵的医护人员浪费在绑绷带和处理伤口这样的小事上,可以让他们集中精力救治重伤员。因此,我国应切实加强防震救灾教育,使防震救灾知识和技能进农村、进社区、进学校,切实提高人民群众的自救和互救能力。具体措施包括:一方面可以从教育部门入手,将自救常识和急救知识列入中小学课程体系,在各级学校中广泛开设救助知识课程;另一方面,有关部门可将各级政府的行政干预手段和医疗单位的专业知识结合起来,以乡镇(街道)、村(社区)为单位,开展公众急救自救基本知识的普及教育,建立起公众防灾、自救知识的培训机制,增强人民群众的备灾救灾意识,切实提高我国民众防灾减灾的能力。

参 考 文 献

董谢平,沈录峰.国内外灾害医学救援现状分析[J].临床急诊杂志,2010,11(04):207-209.

樊毫军,侯世科,郑静晨.我国灾害医学救援组织体系建设分析[J].解放军医院管理杂志,2008,15(1):77-78.

高建国.地震应急期的分期[J].灾害学,2004,19(1):11-15.

韩志海,王海威,钱阳明,等.从汶川地震灾区疾病谱构成规律分析医疗救援队的组配变化[J].中国急救复苏与灾害医学杂志,2009,4(20)9-11.

黄伟灿."5·12"抗震救灾卫勤保障的实践与思考[J].解放军医院管理杂志,2008,15(6):501-503.

刘爱兵,王海燕,郝钦芳,等.从疾病谱变化规律划分灾难医学救援阶段及其意义[J].中华急诊医学杂志,2006,15(12):1063-1066.

刘纪宁,王羽,刘云兵,等.四川地震疾病谱对医学救援的意义[J].中国急救医学,2008,28(6):513-514.

刘旭,张鹭鹭,刘源,等.汶川、玉树地震伤病员医疗后送特征比较分析[J].中国循证医学杂志,2012,12(05):512-515.

刘源,刘旭,康鹏,等.玉树地震紧急医学救援战略支援力量抽组分析[J].解放军医院管理杂志,2011,18(03):288-290.

潘竹林,张秀梅.地震伤病规律与野战医疗队抽组[J].解放军医院管理杂志,2009,16(4):336-337.

沈燕,张鹭鹭,刘源,等.玉树地震应急医学救援人员结构分析[J].中国医药导报,2012,9(28):132-134.

沈燕,张鹭鹭,刘源.玉树地震紧急医学救援队部署效果分析[J].解放军医院管理杂志,2012,19(04):369-371.

沈燕.玉树抗震救灾医疗救援人力资源配置研究[D].第二军医大学,2012.

盛昭瀚,李静,陈国华.社会科学计算实验基本教程[M].上海三联书店,2010.

汤敏,杨淑香,吴秀云.卫生人力资源配置方法探讨[J].中国全科医学,2007,10(17):1478-80.

王登高.地震灾害紧急医学救援卫勤保障模式[J].解放军医院管理杂志,2008,15(8):701-704.

王谦,陈文亮.非战争军事行动卫勤应急管理[M].北京:人民军医出版社,2009.

王兴永,王运斗,伍瑞昌,等.美国国家灾害医疗系统的发展及对我国的启示[J].中国急救复苏与灾害医学杂志,2010(3):4.

王正国,张连阳.汶川特大地震医学救援的经验教训与发展建议[J].解放军医学杂志,2009,34(2):121-124.

邢茂迎,张鹭鹭.卫生人力资源层次界定的定性研究[J].中华医院管理杂志,2000,16(12):714-715.

鱼敏.军队卫生勤务学[M].北京:人民军医出版社,2008.

张鹭鹭,陈群平,张义,等.卫生资源配置系统性分析[J].解放军医院管理杂志,2003,10(6):506-508.

张雁灵.非战争军事行动卫生勤务学[M].北京:人民军医出版社,2010.

赵锦宁,李华强.灾害对医疗救援人员的素质要求[J].中国医药指南:学术版,2008,6(12):12.

第十一章 大数据龙卷风医疗 救援伤病员发生

第一节 龙卷风伤员创伤特征及地理分布

2016年6月23日,江苏省盐城市发生EF4(Enhanced Fujita 4)级龙卷风,造成99人死亡,846人受伤,这是中国近半个世纪以来伤亡最严重的一次龙卷风灾害。2017年8月11日,内蒙古自治区赤峰市发生F3(Fujita 3)级龙卷风,造成5人死亡,58人受伤。根据国际灾害数据库(EM - DAT,The International Disaster Database)统计结果,1900—2016年全球气象灾害(龙卷风、雾霾、极端气温)发生频率逐渐增加,死亡人数波动增加,龙卷风对人类的生命安全威胁值得关注。目前国内外关于龙卷风伤员的研究,多集中在现况调查,缺乏对龙卷风创伤发生过程的系统性分析及相关建模研究,国内研究更是匮乏,因此有必要开展相关研究。

一、人口学特征

盐城龙卷风401名伤员中,女性占51.62%,45岁以上中老年人占77.30%,已婚伤员占91.77%,职业分类中农民占81.55%。赤峰龙卷风51名伤员中,女性占51.98%,45岁以上中老年人占86.47%,已婚伤员占86.27%,职业分类中农民占92.16%(表11 - 1)。

表 11 - 1　伤员的人口学特征

类别	分　　组	盐　城		赤　峰	
		人数	比例(%)	人数	比例(%)
性别	男	194	48.38	25	49.02
	女	207	51.62	26	50.98
年龄	<18	50	12.47	4	7.84
	18~29	18	4.49	3	5.88

续　表

类别	分　组	盐　城		赤　峰	
		人数	比例(%)	人数	比例(%)
	30～44	23	5.74	5	9.80
	45～64	124	30.92	23	45.10
	≥65	186	46.38	16	31.37
婚姻	已婚	368	91.77	44	86.27
	未婚(含单身、离婚和丧偶等)	33	8.23	7	13.73
职业	农民	327	81.55	47	92.16
	学生	40	9.98	4	7.84
	工人	11	2.74	0	0.00
	其他	23	5.74	0	0.00

从两次龙卷风造成的伤员比较来看,盐城、赤峰龙卷风伤员在性别、年龄、婚姻状况以及受伤原因结构上相似。但在职业方面,赤峰伤员只有农民和学生,不存在工人和其他职业。原因为赤峰灾区属于偏远农牧区,而盐城灾区不仅包括乡村,还包括工业开发区和旅游度假区。院前时间方面,赤峰伤员中最早接受院内救治的伤员晚于盐城,但完成全部伤员接受院内救治的时间早于盐城。原因为赤峰灾区地处偏远,伤员后送困难,但是伤员总体数量远小于盐城,所以后送完成时间较短。无论是盐城还是赤峰,伤员中男女比例相近。伤员年龄分布呈现"类哑铃型"结构(即伤员年龄分布上,两头比例大中间比例小)。盐城龙卷风中,45岁以上中老年人(77.30%)比例较大,18～45岁青壮年(10.23%)和未成年人(12.47%)比例较小。赤峰龙卷风中,45岁以上中老年人(76.47%)比例较大,未成年人(7.84%)和18～45岁青壮年比例较小(15.68%)。

与其他研究相比,美国1999年俄克拉何马州龙卷风伤员中,15岁以下伤员占16.08%,45岁以上伤员占38.69%。美国2011年亚拉巴马州龙卷风伤员中,45岁以上伤员占49.0%。而地震伤员分布在各个年龄阶段,以青壮年为主。2013年芦山地震中以每10岁年龄进行分组,大多数伤员(44.4%)属于中年人(31～50岁)。造成这种差异的原因有两方面:首先,这与灾害类型相关。地震发生更为急促,青壮年和其他人群一样难以在短时间内采取有效避灾措施,所以地震伤员的年龄分布与整个社会的年龄分布一致。而在龙卷风袭击时,青壮年避灾能力强,未成年人、中老年人接受预警信息的途径差,行动能力弱,所以其受伤的比例大。其次,与地域特征相关。地震袭击地域不受限,且造成伤亡的几次大地震破坏区域往往是有建筑的居民聚居区,甚至是城市。而龙卷风常常发生于乡村等空阔地带,乡村中青壮年劳动力人口较少,尤其是中国乡村地区,留守老年人和未成年人比例较大。综上所述,龙卷风伤员在性别上没有明显差异,但是在年龄分布上呈现"类哑铃型"结构。

二、伤员创伤特征及 AIS 评分

(一)受伤原因及救治

盐城龙卷风中,60.10%的伤员受伤原因为房屋倒塌砸伤,63.09%的伤员在12小时内接受医院治疗,58.61%的伤员的住院时间在2周以内。

赤峰龙卷风中,50.98%的伤员受伤原因为房屋倒塌砸伤,86.27%的伤员在12小时内接受医院治疗(表11-2)。盐城龙卷风伤员开始入院时间比赤峰早,但结束时间比赤峰晚。由于赤峰调研时间距灾害发生时间较近,调研期间大部分伤员还在院治疗,其伤员住院时间不详。

表 11-2　龙卷风伤员伤因及救治基本特征

类　别	分　组	盐　城		赤　峰	
		人数	比例(%)	人数	比例(%)
伤　因	房屋倒塌砸伤	241	60.10	26	50.98
	被风刮起的重物砸伤	142	35.41	22	43.14
	被风吹倒摔伤	18	4.49	3	5.88
院前时间	(0,1]小时	14	3.49	0	0.00
	(1,3]	77	19.20	0	0.00
	(3,12]	162	40.40	44	86.27
	(12,24]	99	24.69	7	13.73
	>24	49	12.22	0	0.00
住院时长	0 天(表示未住院)	14	3.49	——	——
	(0,7]天	118	29.43	——	——
	(7,14]天	117	29.18	——	——
	(14,21]天	62	15.46	——	——
	>21 天	37	9.23	——	——
	不详	53	13.22	——	——

由于赤峰调研时间距灾害发生时间较近,调研期间大部分伤员还在院治疗,其伤员住院时间不详

（二）伤部

盐城 401 名伤员中，排名前 3 位的伤部为头部（46.63%）、体表（39.90%）、下肢（29.43%），胸部伤也占有较大比例（22.69%），大部分伤员为多发伤（58.60%），7 名伤员有 5 个伤部（1.75%）。

赤峰 51 名伤员中，排名前 3 位的伤部为头部（62.75%）、上肢（45.10%）、下肢（43.14%），胸部伤同样占有较大比例（39.22%），大部分伤员为多发伤（88.22%），4 名伤员有 5 个伤部（7.84%）（表 11-3）。

表 11-3　龙卷风伤员伤部特征

类　别	分　组	盐　城		赤　峰	
		人数	比例（%）	人数	比例（%）
伤　部	头	187	46.63	32	62.75
	体表	160	39.90	16	31.37
	下肢	118	29.43	22	43.14
	胸	91	22.69	20	39.22
	面	64	15.96	16	31.37
	上肢	63	15.71	23	45.10
	脊柱	39	9.73	7	13.73
	腹	29	7.23	7	13.73
	颈	2	0.50	1	1.96
伤部数量	1	166	41.40	6	11.76
	2	148	36.91	15	29.41
	3	64	15.96	16	31.37
	4	16	3.99	10	19.61
	5	7	1.75	4	7.84

多发伤伤员呈现所有伤部，其所示百分比为占比

从两次龙卷风伤员的比较来看，二者的伤部分布相似，但盐城伤员体表伤比例相对略高，原因可能为高风级的龙卷风卷起了更多重物砸伤刮伤体表。

与龙卷风伤员伤部分布研究相比，2010 年玉树地震伤员中排名前三位的伤部依次是四肢（48.1%）、胸部（13.3%）、脊柱（12.1%），其头部伤发生率相对较小（10.1%）。这与地震和龙卷风的致伤原因不同相关，地震伤员主要为重物砸伤相关，上肢和下肢面积大受伤概率相对较大。而龙卷风伤员除了受房屋倒塌等重物

砸伤以外,空气中还有大量横飞的重物,这些重物往往造成头部和体表不可防避的创伤,尤其是头部缺乏保护,所以龙卷风灾害中头部伤发生率高。例如,2011 年阿拉巴马龙卷风伤员四肢和骨盆伤最多(64.2%),头部伤排第二(37.5%),头部伤构成了住院(46.5%)、ICU 收治(56.3%)、死亡(71.4%)的大部分比例。并且美国龙卷风灾害中,重度头部伤是最普遍死因。本部分中 AIS≥5 的伤员伤部集中在头部、胸部、脊柱,唯一的 1 名院内死亡伤员为头部伤伤员。这说明龙卷风灾害中,头部伤比例高,造成的生命威胁大。灾民应根据所处环境利用适当设备预防头部伤的发生,医务人员应高度重视头部伤伤员的救治,加强头部固定、止血包扎等头部伤急救措施。

（三）伤类

据统计,盐城伤员中排名前三位的伤类为软组织伤(90.77%)、骨折(38.90%)、脏器损伤(19.70%)。对伤员的骨折数量按照 9 大伤部进行计数,同一伤部的骨折记为一处骨折。结果显示,27.93%的伤员仅有 1 处骨折,而有 2 名伤员则出现了 4 处骨折。此外,5.24%伤员发生了细菌感染,3.74%伤员出现了意识障碍。

赤峰伤员中,排名前三位的伤类同样为软组织伤（92.16%）、脏器损伤（25.49%）、骨折(17.65%),类似盐城地区将伤员的骨折数量按照九大伤部进行计数,同一伤部的骨折记为一处骨折,结果显示 5.88%的伤员仅有 1 处骨折,有 2 名伤员则出现了 4 处骨折。赤峰地区有 21.57%的伤员发生意识障碍,但未报道有细菌感染者(表 11 - 4)。

表 11 - 4　龙卷风伤员伤类特征

类　别	分　组	盐　城		赤　峰	
		人数	比例(%)	人数	比例(%)
伤　类	软组织伤	364	90.77	47	92.16
	骨折	156	38.90	9	17.65
	脏器损伤	79	19.70	13	25.49
	肺挫伤	30	7.48	4	7.84
	中枢神经系统伤	17	4.24	0	0.00
	血气胸	16	3.99	2	3.92
	脑震荡	4	1.00	8	15.69
	毁损伤	3	0.75	0	0.00

续　表

类　别	分　组	盐　城		赤　峰	
		人数	比例(%)	人数	比例(%)
骨折数量	0	245	61.10	43	84.31
	1	112	27.93	3	5.88
	2	31	7.73	3	5.88
	3	11	2.74	0	0.00
	4	2	0.50	2	3.92
细菌感染	是	21	5.24	0	0.00
	否	380	94.76	51	100.00
意识障碍	是	15	3.74	11	21.57
	否	386	96.26	40	78.43

多发伤伤员呈现所有伤类,其所示百分比为占比

对比两次龙卷风的情况,可以发现二者伤类分布相似,但盐城龙卷风伤员中细菌感染的比例(5.24%)高于赤峰伤员(0.00%)。龙卷风破坏区中,无论是室内还是室外,基本没有完全安全的区域,被吹起的重物所导致的体表软组织伤发生率很高。此外,灾害中房屋倒塌、重物砸伤、被风刮倒等多种原因均可能导致骨折伤的发生。骨折伤的发生说明伤员遭受了较大的暴力性打击,尤其是脊柱骨折的伤员,救援中应予以关注和救助。

与其他研究相比,本部分和国外研究均发现,脏器损伤在龙卷风灾害中比例较高,这可能与伤员被重物撞击和被风卷起摔伤等原因造成的内脏损伤相关。然而脏器损伤不易被发现,且常常伴有内脏出血,如肝脏、脾脏破裂,其造成的潜在生命威胁大。因此在龙卷风灾害救援中,应对这些外在创伤不明显,安静的脏器伤伤员予以重视。美国学者 Bohonos 在 1999 年总结发现,龙卷风伤员中,软组织伤是最常见的伤类,30%的伤员有骨折,骨折是伤员入院的普遍原因。另外,伤员伤口污染严重,甚至有感染致死的伤员。伤口感染致死的情况在发展中国家更为常见,孟加拉国 2005 年龙卷风中,败血症成为继头部伤、大出血之后的第三大死因。而在本部分中,5.24%的盐城伤员存在伤口细菌感染。这与灾害环境相关,龙卷风发生时常伴有雷电暴雨等恶劣天气,灾害中被风吹起的泥土碎物等往往导致伤口污染。这说明在伤员救治中,需重视龙卷风伤员伤口感染的防治,注意深度清创,避免过早缝合,防止坏疽、败血症等恶性感染的发生。

（四）伤势（AIS 评分）

盐城龙卷风灾害中，60.85％的伤员 AIS＝1，2.50％的伤员 AIS≥5。进一步描述不同 AIS 评分伤员在各伤部的分布情况。10 名 AIS≥5 的伤员伤部分布在头部（70.00％）、胸部（20.00％）、脊柱（10.00％）这 3 个极其凶险的致伤部位。3 名 AIS 为 6 分的伤员存在严重的头部或胸部挤压伤，其中 1 名头部伤伤员因抢救无效而死亡。赤峰伤员中，60.78％的伤员 AIS＝1，不存在 AIS≥5 的伤员，3 名 AIS＝4 的伤员存在较为严重的头部或胸部伤。

从两次龙卷风伤员的比较来看，根据 AIS 的分级规则，盐城龙卷风伤员中，轻伤（AIS＝1）占 60.85％，中度伤（AIS＝2）占 15.46％，无生命危险的严重伤（AIS＝3）占 14.46％，有生命威胁的严重伤（AIS＝4）占 6.73％，危重伤（AIS＝5）占 1.75％，致命伤（AIS＝6）占 0.75％。赤峰伤员中，轻伤（AIS＝1）占 60.78％，中度伤（AIS＝2）占 23.53％，无生命危险的严重伤（AIS＝3）占 9.80％，有生命威胁的严重伤（AIS＝4）占 5.88％，无危重伤和致命伤伤员。总体来看，赤峰龙卷风伤员伤势的严重程度小于盐城伤员，这与赤峰龙卷风级别更低、破坏强度更小有关。

研究美国 2011 年亚拉巴马州龙卷风伤员伤势时发现，轻伤（ISS：1～9）占 89％，中度伤（ISS：10～15）占 6％，严重伤（ISS＞15）占 5％。相比美国亚拉巴马州龙卷风，中国盐城龙卷风导致的严重伤及更严重伤的伤员比例更高，伤势更严重，这说明中国居民在龙卷风防灾减灾的意识与能力上更需要提高。另外，危重伤主要发生在头部、胸部、脊柱，这与美国亚拉巴马州龙卷风的伤部特征类似，该州伤员的龙卷风危重伤主要发生在头部、胸部、腹部。2011 年美国塔斯卡卢萨龙卷风儿童伤员的相关分析同样显示，大部分儿童的危重伤是由头部伤、胸部伤、腹部伤引起的。这说明应重视龙卷风中头部、胸部、脊柱伤伤员。

三、不同地理区域伤员分布特征

（一）不同破坏区伤员分布密度特征

由于一般破坏区仅有一名伤员，本部分将一般破坏区和严重破坏区合并进行描述和分析。结果显示，受影响区面积（disaster affacted areas）（2 457.18 km²）大于严重破坏区（severe areas）（118.13 km²）或极严重破坏区（very severe areas）（133.02 km²），但是受影响区伤员数量（37 人）少于严重破坏区（64 人）或极严重破坏区（300 人）。从每平方千米伤员密度来看，破坏区越严重，伤员密度越大。尽管极严重破坏区面积较小，但其伤员密度最大（2.26 人/km²）。

不同破坏区和风级区的伤员,其 AIS 评分无显著差异。这说明不同程度的伤势在不同破坏区和风级区内广泛分布,且受伤严重程度相当,低破坏区和低风级区中同样存在伤势较为严重的伤员。在创伤急救中有"黄金 1 小时,白金 10 分钟"的理论,所以重伤员救治的时效性尤为重要。这提示我们在龙卷风灾害早期现场救援中,应给予低破坏区和低风级区的重伤员同样的重视。在救援力量的早期部署中,应向各破坏区和各风级区"同速"部署救援力量,进行全面的医疗搜救,以确保低破坏区和低风级区中的重伤员能得到及时有效的救治,提高所有伤员的整体救治效果。这种"同速"救援的策略在地震等其他灾害中同样适用,一些偏远的、散落的居民区在地震中同样可能存在危重伤员。

(二)不同风级区伤员分布密度特征

在盐城龙卷风 EF0 至 EF4 级区域的基础上,从伤员在风级区的定位结果来看,风级越大,伤员密度越大。EF4 级风级区的伤员密度最高(2.65 人/km²)。同时,有 154 名伤员在测定的风级区域以外。这可能是因为灾区面积过大。研究者对此次龙卷风的核心破坏区(centerline)进行了现场勘测,而未对灾区核心破坏区域以外的区域进行现场勘测(详见表 11 - 5)。

表 11 - 5　伤员在不同破坏区和风级区的分布情况

类　别	面积(km²)	伤员数量	百分比(%)	伤员密度(人/km²)
破坏区				
受影响区	2 457.18	37	9.23	0.02
严重破坏区	118.13	64	15.96	0.54
极严重破坏区	133.02	300	74.81	2.26
合计	2 708	401	100.00	0.15
风级区				
EF0	129.74	20	8.10	0.15
EF1	84.19	139	56.28	1.65
EF2	27.61	40	16.19	1.45
EF3	13.66	33	13.36	2.42
EF4	5.66	15	6.07	2.65
合计	260.86	247	100.00	0.95

(三)不同地理区域的伤员伤势严重程度特征

不同的伤势严重程度对于创伤结局有着重要影响,并且需要不同的救治措施。

为进一步研究不同地理区域伤员的伤势特征,我们对不同破坏区和 EF 风级区的伤员进行伤势严重程度(AIS 评分)的非参数检验。结果显示,在不同破坏区和 EF 风级区的伤员中,伤势严重程度并没有统计学上的差异($P>0.05$)(表 11 - 6)。

表 11 - 6　不同 GIS 区域间 AIS 评分的差异

类　别	AIS＝1 ($n,\%$)	AIS＝2 ($n,\%$)	AIS＝3 ($n,\%$)	AIS＝4 ($n,\%$)	AIS＝5 ($n,\%$)	AIS＝6 ($n,\%$)	P
破坏区							0.131
受影响区	23(62.16)	8(21.62)	3(8.11)	2(5.41)	0(0.00)	1(2.70)	
严重破坏区	33(51.56)	8(12.50)	14(21.88)	8(12.50)	1(1.56)	0(0.00)	
极严重破坏区	188(62.67)	46(15.33)	41(13.67)	17(5.67)	6(2.00)	2(0.67)	
风级区							0.322
EF0	9(45.00)	6(30.00)	4(20.00)	1(5.00)	0(0.00)	0(0.00)	
EF1	92(66.19)	18(12.95)	17(12.23)	8(5.76)	3(2.16)	1(0.72)	
EF2	26(65.00)	7(17.50)	5(12.50)	1(2.50)	1(2.50)	0(0.00)	
EF3	17(51.52)	6(18.18)	5(15.15)	4(12.12)	1(3.03)	0(0.00)	
EF4	10(66.67)	3(20.00)	2(13.33)	0(0.00)	0(0.00)	0(0.00)	

虽然各破坏区和风级区的伤员伤势评分差异不明显,但不同破坏区和风级区的伤员数量和密度是有所不同的。灾区破坏程度越大,伤员密度越高,极严重破坏区的伤员密度远高于受影响区。风级越大的区域,其伤员密度越高。不同破坏区的伤员数量差异由风级及建筑倒塌程度不同等原因造成。EF4 级龙卷风的中心破坏区为 EF4 级,但是边缘地区的风级可能为 EF1 级或者 EF0 级。盐城龙卷风造成中国近 50 年来最大的人员伤亡数量和分布密度,一是因为盐城龙卷风的风级高,二是因为当地人口稠密(568 人/km²)。龙卷风袭击的区域人口密度越高,造成的伤亡人数越多。美国乔普林龙卷风之所以造成了 1950 年以来美国最大的单次龙卷风死亡人数,主要是因为此次龙卷风袭击了人口密集的乔普林市中心(1 500 人/km²)。此外,中国龙卷风灾害预警薄弱,盐城龙卷风袭击时伴有雷电暴雨、冰雹等恶劣气象,影响了灾民对龙卷风的观测和预警,同样造成了盐城龙卷风中伤亡惨重的局面。综上所述,在伤亡数量众多、不同区域伤员分布不均匀的龙卷风伤员救援中,虽然救援力量的部署应"同速"到达不同灾区,但由于不同破坏区和风级区伤员数量和密度的不同,不同区域的救援力量应该"不同数"。在高破坏区和高风级区,应部署更多的救援力量,以保障该区域的伤员救治需要。所以龙卷风救援力量的部署策略应为"同速不同数"。

第二节　龙卷风灾民创伤发生影响因素

目前,国外关于龙卷风灾民创伤发生影响因素的研究主要集中于人口学因素、个体行为因素、建筑因素、预警信息等。相比之下,国内对于龙卷风的研究,特别是龙卷风创伤发生的复杂影响因素的研究,基本属于空白。尽管中国龙卷风相比于美国发生频率较低,但由于预测困难,发生地点多为长三角和珠三角等沿海经济发达地区,人口密度大,经济发展程度高,潜在人员伤亡和经济损失巨大。中国地区以其不同于美国的人文特征、建筑环境、防灾减灾能力,往往有着不同于国外的龙卷风创伤发生规律。因此,从创伤预防的角度出发,分析中国龙卷风创伤发生的影响因素,减少群体创伤的发生概率,对于提高龙卷风防灾减灾能力尤为重要。

本部分研究拟从灾民的人口学特征、受灾环境、个人行为三个方面分析我国龙卷风灾民创伤发生的影响因素,这将有利于拓展龙卷风灾害医学的研究范围,厘清龙卷风灾民创伤发生的危险因素。为龙卷风防灾减灾提供科学依据。

在江苏省盐城市 94 名受调研的龙卷风灾民中,有 60 人在龙卷风中受伤(受伤率为 63.83%)。在内蒙古自治区赤峰市 67 名受调研的龙卷风灾民中,有 29 人在龙卷风中受伤(受伤率为 43.28%)。采用卡方检验比较两次龙卷风灾害受调研灾民的受伤率,结果呈现出统计学差异($P<0.05$)(表 11 - 7)。

表 11 - 7　两次龙卷风受调研灾民受伤情况

龙卷风级别	未受伤(%)	受伤(%)	P
EF4(盐城)	34(36.17)	60(63.83)	0.010
F3(赤峰)	38(56.72)	29(43.28)	

一、人口学特征

盐城龙卷风灾害参与调查的 94 名灾民中,其中有男性 46 人(48.94%),65 岁以上老年人 31 人(32.98%),已婚 73 人(77.66%)。对盐城龙卷风灾民的人口学特征对创伤发生的影响进行分析,发现不同年收入水平的灾民受伤率存在统计学差异,年收入高的灾民受伤概率更低($P<0.05$)。

与盐城受调查灾民相比,赤峰市参与调查的 67 名灾民中男性比例较高

(78.95％),65 岁以上老年人比例更小(8.96％),高中及以上文化程度的人群比例较高(52.24％),年收入 1 万以下的人群比例更高(79.10％)。从统计检验结果来看,赤峰龙卷风灾民的人口学特征对创伤发生的影响没有统计学差异(详见表 11-8)。

表 11-8　灾民人口学特征对受伤的影响

类别	分组	盐　城			P	赤　峰			P
		人数(％)	未受伤人数(％)	受伤人数(％)		人数(％)	未受伤人数(％)	受伤人数(％)	
性别	男	46(48.94)	20(43.48)	26(56.52)	0.149	53(79.10)	30(56.60)	23(43.40)	0.971
	女	48(51.06)	14(29.17)	34(70.83)		14(20.90)	8(57.14)	6(42.86)	
年龄	<20	3(3.19)	2(66.67)	1(33.33)	0.336	1(1.49)	0(0.00)	1(100.00)	0.655
	20~65	60(63.83)	23(38.33)	37(61.67)		60(89.55)	34(56.67)	26(43.33)	
	>65	31(32.98)	9(29.03)	22(70.97)		6(8.96)	4(66.67)	2(33.33)	
文化	文盲	31(32.98)	12(38.71)	19(61.29)	0.153	3(4.48)	1(33.33)	2(66.67)	0.516
	小学	32(34.04)	8(25.00)	24(75.00)		10(14.93)	4(40.00)	6(60.00)	
	初中	20(21.28)	11(55.00)	9(45.00)		19(28.36)	12(63.16)	7(36.84)	
	初中以上	11(11.70)	3(27.27)	8(72.73)		35(52.24)	21(60.00)	14(40.00)	
年收入	<1 万	53(56.38)	12(22.64)	41(77.36)	0.001	53(79.10)	30(56.60)	23(43.40)	1.000
	1~5 万	37(39.36)	18(48.65)	19(51.35)		12(17.91)	7(58.33)	5(41.67)	
	>5 万	4(4.26)	4(100.00)	0(0.00)		2(2.99)	1(50.00)	1(50.00)	
婚姻	已婚	73(77.66)	24(32.88)	49(67.12)	0.215	59(88.06)	34(57.63)	25(42.37)	0.977
	未婚	21(22.34)	10(47.62)	11(52.38)		8(11.94)	4(50.00)	4(50.00)	

　　通过对两次龙卷风灾害的比较来看,性别、年龄、文化水平、婚姻状况对受伤的影响均差异无统计学意义。但对盐城灾民而言,收入水平对受伤的影响在单因素检验中存在差异,收入水平越高,受伤的概率越低(OR＝0.26,95％CI:0.11~0.64),而在赤峰灾民中收入水平对受伤的影响均差异无统计学意义。导致这种差异的原因可能为,赤峰龙卷风的级别和破坏强度较低,不同收入水平灾民在抵抗风灾方面的差异较小。一般而言,收入高的家庭建筑抗灾性能和个人防灾设备相对较好,其抵抗灾害袭击能力较强。低收入可能降低灾民收到网络、电视等相关预警信息的可能性以及采取有效避灾行为的能力。因此,政府应加大对高危特殊人群的防灾减灾投入,帮助灾民进行建筑物抗风能力评估,改进房屋抗风性能,尤其应帮助贫困人群完善个人龙卷风防灾设备。

与其他研究相比,性别方面,美国 2011 年亚拉巴马州龙卷风的研究中发现,性别对于受伤概率的影响没有统计学差异,这与本部分中的结果相似。提示中国农村地区男性和女性在龙卷风灾害中具有相似的受伤概率。年龄对创伤发生的影响是国外学者研究的热点,多项研究指出,年龄越大受伤危险性越大,尤其是老年人。但在本部分中,年龄对灾民受伤的影响没有统计学意义。主要原因是灾区为农村地区,大部分居民为留守中老年人,青年人较少,且青年人缺乏龙卷风防灾意识。这提示中国乡村青年居民在突发龙卷风灾害袭击时,其避灾能力并不比老年人强,需进一步提高其龙卷风防灾意识和能力。

二、受灾环境

在盐城龙卷风灾民中,有 14.89% 的灾民在龙卷风发生时处于室外,仅有27.66% 的灾民认为自己能够找到安全避灾建筑,50.00% 的灾民房屋完全倒塌,79.79% 的灾民住在平房,21.28% 的灾民独居。从受灾环境对创伤发生的影响来看,不能找到安全避灾建筑的灾民受伤概率更高($P<0.05$)。房屋倒塌程度越高,灾民受伤概率越大($P<0.05$)。

相较于盐城灾民,赤峰龙卷风发生时,其室外居民比例更低(2.99%),其认为能够找到安全的避灾建筑的比例更低(13.43%),而完全倒塌房屋比例更低(14.93%),当地的房屋类型全部为平房,2000 年以后的新修房屋比例更高(32.84%),居民独居比例更低(10.45%)。与盐城居民相似,赤峰龙卷风中,房屋倒塌程度越高,灾民受伤概率越大($P<0.05$)(见表 11 - 9)。

表 11 - 9　受灾环境对受伤的影响

类别	分组	盐　城			P	赤　峰			P
		人数(%)	未受伤人数(%)	受伤人数(%)		人数(%)	未受伤人数(%)	受伤人数(%)	
是否室内	是	80(85.11)	28(35.00)	52(65.00)	0.572	65(97.01)	37(56.92)	28(43.08)	0.682
	否	14(14.89)	6(42.86)	8(57.14)		2(2.99)	1(50.00)	1(50.00)	
安全建筑	找到	26(27.66)	17(65.38)	9(34.62)	<0.001	9(13.43)	7(77.78)	2(22.22)	0.313
	未找到	68(72.34)	17(25.00)	51(75.00)		58(86.57)	31(53.45)	27(46.55)	
房屋倒塌程度	受损轻微	4(4.26)	4(100.00)	0(0.00)	<0.001	3(4.48)	3(100.00)	0(0.00)	<0.001
	中度受损	12(12.77)	7(58.33)	5(41.67)		23(34.33)	18(78.26)	5(21.74)	
	受损较重	12(12.77)	6(50.00)	6(50.00)		17(25.37)	12(70.59)	5(29.41)	

类别	分组	盐　城			P	赤　峰			P
		人数(%)	未受伤人数(%)	受伤人数(%)		人数(%)	未受伤人数(%)	受伤人数(%)	
	部分倒塌	19(20.21)	10(52.63)	9(47.37)		14(20.90)	5(35.71)	9(64.29)	
	完全倒塌	47(50.00)	7(14.89)	40(85.11)		10(14.93)	0(0.00)	10(100.00)	
房屋类型	平房	75(79.79)	25(33.33)	50(66.67)	0.255	67(100.00)	38(56.72%)	29(43.28%)	——a
	楼房	19(20.21)	16(47.37)	3(52.63)		0(0.00)	0(0.00)	0(0.00)	
房屋年代	1980 年前	8(8.51)	3(37.50)	5(62.50)	0.387	2(2.99)	1(50.00)	1(50.00)	0.636
	80 年代	44(46.81)	12(27.27)	32(72.73)		17(25.37)	11(64.71)	6(35.29)	
	90 年代	27(28.72)	12(44.44)	15(55.56)		26(38.81)	16(61.54)	10(38.46)	
	2000 年后	15(15.96)	7(46.67)	8(53.33)		22(32.84)	10(45.45)	12(54.55)	
是否独居	是	20(21.28)	8(40.00)	12(60.00)	0.688	7(10.45)	6(85.71)	1(14.29)	0.217
	否	74(78.72)	26(35.14)	48(64.86)		60(89.55)	32(53.33)	28(46.67)	

注：赤峰灾民房屋类型全为平房，不能计算相应 P 值

从两次龙卷风的比较来看，无论是在盐城还是赤峰，是否在室内、房屋年代、是否独居对于灾民是否受伤均没有明显影响，而房屋倒塌程度对于灾民是否受伤均有明显影响。但是在盐城中，能否找到避灾建筑对于灾民是否受伤有明显影响，而在赤峰中没有明显影响，这可能与赤峰龙卷风级别较低有关。

与其他研究相比，本部分中发现，是否在室内对灾民受伤的影响没有统计学差异，而建筑物倒塌程度与此有关。这与大多数美国学者的研究不同，因为在美国等地，室外是龙卷风灾民创伤发生的危险因素。

首先，本研究发现中国龙卷风灾害中建筑严重倒塌与灾民受伤密切相关。在盐城龙卷风中，重灾区 50.00％灾民的房屋完全倒塌，而在赤峰龙卷风中，14.93％房屋完全倒塌。由于灾区房屋抗风能力差，倒塌严重，导致房屋对灾民不能起到很好的保护作用。无论是在盐城龙卷风中（OR＝2.16，95％CI：1.43～3.26）还是在赤峰龙卷风中（OR＝4.08，95％CI：2.06～8.13），房屋倒塌程度与灾民受伤密切相关，房屋倒塌程度越大，受伤可能性越大。这表明，房屋倒塌是龙卷风灾害中灾民受伤的重要原因。Sugimoto 在研究孟加拉国 2005 年龙卷风伤亡影响因素时同样发现，龙卷风中无论是屋顶墙体损坏还是整个房屋倒塌对创伤发生均能产生明显影响。房屋倒塌程度与风级、房屋结构、房屋年代等多种因素相关。这提示在龙卷

风的防灾减灾准备中,应重点提高房屋的抗风能力。

其次,这与中国龙卷风灾区建筑特点有关。调研发现,中国乡村地区建筑窗户较多,龙卷风卷起的碎物从窗户中吹入,增加了室内居民受伤的概率。同时在本次龙卷风袭击时,很多室内灾民有去关门窗甚至用身体抵住门窗的行为,这增加了高强度龙卷风吹坏门窗时,室内灾民受伤的可能性。多项国外研究发现,地面上房间有窗户是受伤的危险因素。因此,在高强度龙卷风袭击时,室内居民应尽量避开门窗所在位置,寻找室内相对封闭坚固的避灾场所,以减少受伤概率。

最后,美国研究表明,地下室是龙卷风的保护因素(OR=0.13;95%CI:0.04~0.40),2011年乔普林龙卷风死亡人数较多的一个原因即当地房屋拥有地下室的比例较低。而中国盐城龙卷风和赤峰龙卷风灾区灾民几乎没有建有地下室的房屋,这更加降低了房屋对于灾民的保护功能,使得室内外居民受伤概率相近。美国部分地区甚至专门建立了风暴避灾建筑(shelter)并证实其对减少伤亡有明显作用(OR=0.0,95%CI:0.0~0.2)。因此,中国应适当在龙卷风高发地区建设地下室等风暴避灾场所,在龙卷风等自然灾害发生时保护灾民的安全。

龙卷风灾害中,大量研究表明坚固的房屋是良好的避灾场所。而本部分发现,在高强度龙卷风灾害中,易倒塌的建筑不仅不能起到保护作用,相反还是重要的致伤危险因素。因此,应根据不同房屋的抗风能力和龙卷风的破坏强度,分别考虑房屋对灾民创伤发生的影响。

三、个人行为

据统计,在盐城龙卷风发生时,55.32%的灾民的避灾行为是逃向室内,20.21%的灾民选择去关闭或用身体抵住门窗。64.89%的灾民在灾害发生时极度恐惧,86.17%的灾民认为有必要开展龙卷风防灾避灾演习。从统计检验结果来看,灾民个人行为、恐惧程度、认为是否有必要演习对创伤发生的影响没有统计学意义。

与盐城灾民相比,赤峰龙卷风发生时,居民选择去关闭或用身体抵住门窗的比例更高(49.25%),选择逃向室内的比例更低(38.81%)。极度恐惧的灾民比例更高(77.61%),认为有必要开展龙卷风防灾避灾演习的比例更低(74.63%)。从统计检验结果来看,居民个人行为对是否受伤影响明显($P<0.05$),单纯逃向室内的灾民受伤比例更高,去关闭并用身体抵住门窗的灾民受伤比例更低。认为有必要演习的灾民受伤概率更低($P<0.05$)(详见表11-10)。

表 11 - 10　个人行为对受伤的影响

类别	分组	盐　城			P	赤　峰			P
		人数(%)	未受伤人数(%)	受伤人数(%)		人数(%)	未受伤人数(%)	受伤人数(%)	
个人行为	原地不动	19(20.21)	8(42.11)	11(57.89)	0.825	7(10.45)	4(57.14)	3(42.86)	0.011
	逃向室内	52(55.32)	18(34.62)	34(65.38)		26(38.81)	9(34.62)	17(65.38)	
	抵住门窗	19(20.21)	6(31.58)	13(68.42)		33(49.25)	24(72.73)	9(27.27)	
	远离奔跑	4(4.26)	2(50.00)	2(50.00)		1(1.49)	1(100.00)	0(0.00)	
恐惧程度	没有恐惧	5(5.32)	4(80.00)	1(20.00)	0.137	3(4.48)	2(66.67)	1(33.33)	0.316
	一点恐惧	4(4.26)	2(50.00)	20(50.00)		2(2.99)	2(100.00)	0(0.00)	
	一般恐惧	7(7.45)	2(28.57)	5(71.43)		3(4.48)	3(100.00)	0(0.00)	
	重度恐惧	17(18.09)	8(47.06)	9(52.94)		7(10.45)	5(71.43)	2(28.57)	
	极度恐惧	61(64.89)	18(29.51)	43(70.49)		52(77.61)	26(50.00)	26(50.00)	
需要演习	是	81(86.17)	31(38.27)	50(61.73)	0.455	50(74.63)	33(66.00)	17(34.00)	0.009
	否	13(13.83)	3(23.08)	10(76.92)		17(25.37)	5(29.41)	12(70.59)	

　　根据对两次龙卷风的比较来看,可以发现对于盐城灾民而言,个人行为、恐惧程度、演习意识对于是否受伤的影响均没有统计学差异,而对于赤峰灾民而言,个人行为、演习意识对于是否受伤的影响均有统计学差异。这说明在高强度的龙卷风中,个人有效的避灾行为极其有限,而在低破坏强度龙卷风中,不同的个人行为对于是否受伤影响显著。在赤峰灾民中,单纯逃进室内的灾民受伤比例较高($P<$0.05),这可能与内蒙古地区房屋结构有关。赤峰地处中国北方少数民族聚居区域,房屋主要采用砖瓦结构,而墙体和屋顶的砖瓦采用泥土黏合,抗龙卷风能力相对较弱,对室内居民的保护作用较小。关闭并用身体抵住门窗的灾民受伤比例较低($P<$0.05),这与盐城 EF4 级龙卷风的情况相反。这提示在强度较小的龙卷风灾害中(F3 级),关闭并抵住门窗能防止室内环境的破坏,是一种有效的防止受伤的行为。但是在强度较大的龙卷风灾害中,并不建议采用这类行为。对于赤峰龙卷风灾民而言,有演习意识的居民的受伤概率明显小于没有者(OR＝0.12,95％CI:0.02～0.58)。这说明有演习意识的居民具有更高的防灾减灾意识,他们在日常生活中更倾向于关注灾害相关信息和科普知识,从而在龙卷风中采取更加积极有效的避灾措施,使得其受伤概率降低。因此在中国,适当对灾害高发地区居民开展防灾演习,提高居民的防灾减灾意识是非常必要的。事实上,自 2008 年汶川地震发生后,中国政府更加重视灾害的逃生演练。盐城龙卷风灾害后,阜宁县人民政

府于 2017 年 3 月 29 日在灾区组织了龙卷风灾害灾民应急逃生演练。

与其他研究相比,2011 年美国亚拉巴马州龙卷风研究中发现,在灾民寻找避难处、就地躲避或开车逃跑时,对于创伤发生的影响均没有统计学差异。与赤峰灾民不同,这项个人行为的研究与盐城灾民研究结果相同,这可能与亚拉巴马州龙卷风(EF4 级)和盐城龙卷风(EF4 级)的级别相同有关,再次说明在高强度龙卷风中,个人有效的避灾行为所能起到的效果极其有限。尤其是在盐城龙卷风中,如果没有有效的灾害预警,高强度龙卷风发生急促,当龙卷风袭击时,在龙卷风中心破坏区内,个人采取有效防灾行为的时间极为匮乏。相反,如果能提供有效的灾害预警,无论是网络预警、电视预警还是广播预警,均能对伤亡的发生起到一定的预防作用。

四、受伤影响因素回归分析

为了确定具有显著影响的因素,我们采用逐步回归法对灾民受伤的影响因素进行二元 logistics 回归分析,并纳入单因素卡方检验有意义的影响因素。

针对盐城龙卷风灾民,我们纳入了家庭收入水平、能否找到安全避灾建筑和房屋倒塌程度三个因素进行回归分析。结果表明,家庭收入水平、房屋倒塌程度对灾民受伤有显著影响($P<0.05$)(见表 11 - 11)。

表 11 - 11　盐城灾民受伤影响因素逐步 logistics 回归分析

因　　素	回归系数	标准误	P	OR(95%CI)
家庭收入	−1.35	0.46	0.00	0.26(0.11,0.64)
房屋倒塌程度	0.77	0.21	0.00	2.16(1.43,3.26)

对于赤峰龙卷风灾民,我们纳入了房屋倒塌程度、个人行为和是否有必要开展龙卷风防灾演习三个因素进行回归分析。结果表明,房屋倒塌程度、认为是否有必要开展龙卷风防灾演习对灾民受伤有显著影响($P<0.05$)(见表 11 - 12)。

表 11 - 12　赤峰灾民受伤影响因素逐步 logistics 回归分析

因　　素	回归系数	标准误	P	OR(95%CI)
房屋倒塌程度	1.41	0.35	0.00	4.08(2.06,8.13)
是否需要演习	−2.15	0.82	0.01	0.12(0.02,0.58)

第三节　龙卷风伤员创伤发生模型
模拟与干预实验

一、盐城龙卷风模拟

（一）参数设置

1. 龙卷风灾情

根据盐城龙卷风调研结果，我们得知龙卷风级别为 EF4 级，无预警，中心破坏区（即国家气象中心设定的极严重破坏区）面积为 133 平方千米。

2. 灾民情况

根据盐城龙卷风调研结果，得到了不同年龄组灾民在未得到龙卷风预警信息时的日常初始情况如下（见表 11-13）。

表 11-13　不同年龄组成员基本情况

年龄组	比例（%）	初始在室率（%）	逃生速度（km/h）
<20	3.19	33.33	0.50
20~65	63.83	86.67	1.00
>65	32.98	87.10	0.30

室内外居民在龙卷风灾害时的避灾行为选择如下（表 11-14）。

表 11-14　室内外人员得知龙卷风消息后的不同行为比例

类　别	原地不动（%）	逃向室内（%）	远离龙卷风奔跑（%）
室外居民	14.29	71.42	14.29
室内居民	97.50	0.00	2.50

根据阜宁县政府官网数据，我们得知阜宁县辖区面积为 1 438.29 平方千米。农村居民的户数约等于房屋数量。但是实地调研发现，阜宁县为劳动力人口输出大县，大量青壮年外出工作，青少年外出上学，老年人基本留守乡村，因此灾区常住人口远远小于户籍登记人口。根据国家统计局发布的 2015 年中国人口年龄结构，中国 1~14 岁年龄组、15~64 年龄组和 65 岁以上年龄组人口比例为 16.52：

73.01：10.47。而本次调研中灾区人口 1～20：20～65：65 以上为 3.19：63.83：32.98。从中可以发现,老年人所占比例增至约户籍人口比例的 3 倍,因此推算出灾区实际居住人口降为原有户籍人口的 1/3。所以阜宁县灾区人口密度约为 189.33 人/平方千米,房屋密度为 246.20 户/平方千米(见表 11 - 15)。

表 11 - 15　阜宁县人口基本信息

乡　镇	户数(户)	人数(人)
阜城镇	23 301	82 150
沟墩镇	15 588	51 086
陈良镇	13 892	42 651
三灶镇	15 045	53 039
郭墅镇	12 309	41 792
新沟镇	14 923	50 404
硕集镇	13 334	46 997
羊寨镇	13 276	45 569
芦浦镇	119 891	11 927
板湖镇	13 001	46 415
东沟镇	28 331	90 970
益林镇	19 854	69 288
古河镇	16 224	57 455
罗桥镇	13 320	51 513
吴滩镇	15 391	54 901
金沙湖	6 431	21 012
合　计	354 111	817 169
密度(每平方千米)	246.20	568.15

3. 伤亡比例情况

根据本文第一部分伤势 AIS 评分结果,结合盐城卫计委报道的 846 名伤员,99 名死亡人员,设置各类伤亡人员比例如下(见表 11 - 16)。

表 11 - 16　各类伤亡人员比例

伤亡比例	比例(%)	伤情评分
死亡	10.48	
危重伤	2.22	AIS=5 或 6
重度伤	18.94	AIS=3 或 4
轻度伤	68.36	AIS=1 或 2

4. 房屋倒塌情况

根据盐城龙卷风调研结果,阜宁县龙卷风灾区房屋不同倒塌程度的概率、不同倒塌程度房屋的致伤概率如下(见表 11-17)。

表 11-17　房屋倒塌率(%)

类　别	受损轻微	中度受损	受损严重	部分倒塌	完全倒塌
倒塌程度概率	4.26	12.77	12.77	20.21	50.00
不同倒塌房屋的致伤概率	0.00	41.67	50.00	47.37	85.11

(二)模拟结果

按照盐城龙卷风基本情况进行设置后,模拟结果显示,伤亡总数为 1 093 人,其中死亡 105 人,危重伤 21 人,重度伤 212 人,轻度伤 755 人。

二、赤峰龙卷风模拟

(一)参数设置

1. 龙卷风灾情

根据赤峰龙卷风调研结果,得知该龙卷风级别为 EF3 级(近似于 F3 级),无预警,中心破坏区面积为 6.72 平方千米。

2. 灾民情况

根据盐城龙卷风调研结果,得到了不同年龄组灾民在未得到龙卷风预警信息时的日常初始情况如下(见表 11-18)。

表 11-18　不同年龄组成员基本情况

年龄组	比例(%)	初始在室率(%)	逃生速度(km/h)
<20	1.49	100.00	0.50
20~65	89.55	96.67	1.00
>65	8.96	100.00	0.30

室内外居民在龙卷风灾害时的避灾行为选择如下(表 11-19)。

表 11-19　室内外人员得知龙卷风消息后的不同行为比例

类　别	原地不动(%)	逃向室内(%)	远离龙卷风奔跑(%)
室外居民	50.00	0.00	50.00
室内居民	9.23	90.77	0.00

根据赤峰市政府官网信息,赤峰市人口约 460 万,户数约 210 户,面积约 9 万平方公里,因此可以得到赤峰龙卷风灾区人口密度约为 51.11 人/平方千米,房屋密度为 23.33 户/平方千米。

3. 伤亡比例情况

根据本文第一部分研究中伤势 AIS 评分结果,结合赤峰市报道的 58 名伤员,5 名死亡人员,设置各类伤亡人员比例如下(见表 11-20)。

表 11-20　各类伤亡人员比例

伤亡比例	比例(%)	伤情评分
死亡	7.93	
危重伤	0.00	AIS=5 或 6
重度伤	17.46	AIS=3 或 4
轻度伤	74.60	AIS=1 或 2

4. 房屋倒塌情况

根据现场调研结果,赤峰龙卷风灾区房屋不同倒塌程度的概率、不同倒塌程度房屋的致伤概率如下(见表 11-21)。

表 11-21　房屋倒塌率(%)

类　别	受损轻微	中度受损	受损严重	部分倒塌	完全倒塌
倒塌程度概率	4.48	34.33	25.37	20.90	14.93
不同倒塌房屋的致伤概率	0.00	21.74	29.41	64.29	100.00

(二)模拟结果

根据赤峰龙卷风基本情况进行设置后,模拟结果显示,伤亡总数为 67 人,其中死亡 6 人,危重伤 3 人,重度伤 13 人,轻度伤 45 人。

盐城龙卷风灾害报道死亡 99 人,受伤 846 人,而模型模拟产生死亡 105 人,受伤 988 人,误差为 6.35%;赤峰龙卷风灾害报道死亡 5 人,受伤 58 人,而模型模拟产生死亡 6 人,受伤 61 人,误差为 15.66%。以误差 20% 为界,总体来看,无论是盐城龙卷风模拟,还是赤峰龙卷风模拟,模型模拟结果与灾害实际结果相近,这表明模型具有较好的可靠性和稳定性。

两次模拟伤亡总数均略大于实际伤亡总数,盐城龙卷风模拟误差为 6.35%,赤峰龙卷风模拟误差为 15.66%。分析原因,① 纳入人口密度不够准确,盐城模拟人口密度以阜宁县户籍人数为准进行核定,而盐城龙卷风灾区主要为阜宁县乡镇,人口密度远小于全县水平,从而导致模拟中伤亡人员数量大于灾害实际伤亡数量。赤峰模拟人口密度以赤峰全市户籍人数为准进行核定,而赤峰龙卷风灾区为乡村,人口密度应小于全市平均水平,从而导致模拟中伤亡人员数量大于灾害实际伤亡数量。这提示如果此次龙卷风发生在人口更为集中的市区,可能会造成更为严重的人员伤亡。② 龙卷风发生后灾区处于混乱状态,存在一些受伤未就诊的伤员,导致灾害官方统计的伤员数量少于实际值。

在盐城、赤峰两次龙卷风灾害的调研数据基础上,我们进行了动态模拟,以研究两次龙卷风群体创伤的发生过程。通过比对模型模拟结果与灾害实际伤亡情况,我们发现二者之间存在差异并分析了其可能的原因,从而验证了模型的稳定性和可靠性。

三、龙卷风伤员创伤发生模型干预实验

（一）调整龙卷风预警时间

为观察预警时间对伤亡数量的影响,我们设计了三组干预实验,模拟不同预警时间条件下的伤亡总数(详见图 11-1,表 11-22)。

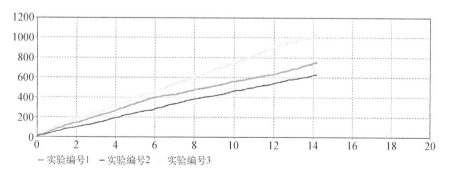

图 11-1 调整龙卷风灾害预警时间对伤亡数量的影响

表 11-22　调整龙卷风灾害预警时间对伤亡数量的指标变化

编号	预警时间	伤亡数量	指标变化	结　局
1	0	751	对照	对照
2	−10	628	83.62%	阳性
3	10	1028	136.88%	阴性

1. 实验方案

实验 1：预警时刻为 0 分钟，即预警时刻与龙卷风产生时刻相同。政府在刚刚检测到龙卷风产生时就对潜在的灾区居民发出龙卷风预警信息。

实验 2：预警时刻为−10 分钟，即预警时刻在龙卷风产生时刻前 10 分钟。指政府能提前十分钟发出龙卷风相关预警。

实验 3：预警时刻为 10 分钟，即预警时刻在龙卷风产生时刻后 10 分钟。指政府在不能提前预警的情况下，在龙卷风发生后迅速收集相关灾情信息，预判接下来可能的受灾区域，向潜在的灾区居民发出龙卷风预警信息。

2. 实验结果

从干预实验结果可以看出，与灾害产生时预警相比（实验 1），提前 10 分钟预警产生阳性结果（实验 2），伤员数量减少；而灾后 10 分钟预警产生阴性结果（实验 3），伤员数量增加。

这提示预警时间越是靠前，产生的伤员数量越少。龙卷风袭击前 10 分钟预警产生的伤员与提前 0 分钟预警相比，产生的伤员减少了 16.38%。龙卷风袭击发生后 10 分钟预警产生的伤员与灾前 0 分钟预警相比，产生的伤员增加了 36.88%。说明提前预警有助于灾民采取有效避灾行为，对于减少伤亡人员数量具有重要意义。即便不能做到预测龙卷风的到来，也应该实时观测强对流天气状态，一旦发现有龙卷风的形成，应立即对潜在受灾区域的居民发出预警。这样，即便不能对已经被袭击的区域的居民产生保护作用，也能对将要被袭击的区域的居民产生保护作用。

（二）调整灾民避灾行为

为观察灾民避灾行为对伤亡数量的影响，在预警时间为 0 分钟的前提条件下（即在发现有龙卷风形成时，立即对潜在受灾区域的居民发出预警），设计了三组干预实验，以模拟伤亡总数的变化（见图 11-2，表 11-23）。通过前期的调研分析，本部分干预实验将灾民的行为分为就地躲避型、逃向室内型和远离奔跑型三类。

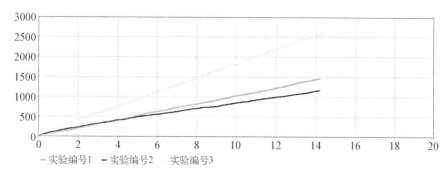

图 11-2　调整灾民避灾行为对伤亡数量的影响

表 11-23　调整龙卷风灾民避灾行为对伤亡数量的指标变化

编号	个人行为	伤亡数量	指标变化	结　局
1	就地躲避型	1 457	对照	对照
2	逃向室内型	1 162	79.75%	阳性
3	远离奔跑型	2 551	175.09%	阴性

1. 实验方案

实验1：就地躲避型。即灾民不改变自己所处室内外、灾区内外的初始位置，就地寻找避灾场所进行避灾。如果初始位置在室内的灾民在龙卷风袭击时依然在室内，如果初始位置在室外的灾民在龙卷风袭击时依然在室外。

实验2：逃向室内型。即灾民一致选择室内作为安全避灾场所，在得到预警信息后，室外灾民全力奔跑进入室内，室内灾民继续保持在室内。室外灾民能否成功逃向室内取决于预警时间是否充分。

实验3：远离奔跑型。即室内、室外灾民在得到预警信息后，一致选择朝远离龙卷风的方向奔跑作为有效避灾行为，最终产生室外、室内、逃出灾区三种位置结局。灾民能否成功逃出灾区取决于预警时间是否充分。

2. 实验结果

从干预实验结果可以看出，与就地躲避行为相比（实验1），逃向室内行为产生阳性结果（实验2），伤员数量减少；远离奔跑行为产生阴性结果（实验3），伤员数量增加。

与就地躲避行为相比，灾民全部采取逃向室内型行为，伤亡数量能减少20.25%，说明室内相对于室外而言更为安全。但是二者之间的伤亡数量差异不是很大,这说明室内居民仍然有受伤的可能。主要原因是由于重灾区房屋倒塌严重,此时房屋并没有对灾民起到很好的保护作用,这也从侧面说明了应加强龙卷风高发区域房屋的抗风性能。值得注意的是,远离奔跑型行为导致的伤亡数量远大于其他行为,与就地躲避型行为相比,其伤亡数量增加了75.09%。这说明在不能有效地提前预警的情况下,远离奔跑行为在龙卷风灾害中是极为危险的,试图靠奔跑逃出龙卷风破坏区的概率很小,龙卷风灾害发生时灾民应当避免采取这种行为。

（三）调整建筑倒塌程度

为观察建筑倒塌程度对伤亡数量的影响,在预警时间为0分钟的前提条件下(即在发现有龙卷风形成时,立即对潜在受灾区域的居民发出预警),我们设计了三组干预实验,模拟伤亡总数的变化(详见图11-3,表11-24)。

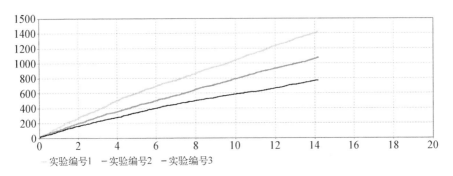
一实验编号1 一实验编号2 一实验编号3

图 11-3　调整建筑倒塌程度对伤亡数量的影响

表 11-24　调整建筑倒塌程度对伤亡数量的指标变化

编号	房屋倒塌程度	伤亡数量	指标变化	结　局
1	重度倒塌型	1 419	对照	对照
2	中度倒塌型	1 075	75.75%	阳性
3	轻微倒塌型	768	54.12%	阳性

1. 实验方案

实验1:重度倒塌型。即将房屋的5类倒塌程度比例设置为受损轻微:中度受损:受损严重:部分倒塌:完全倒塌=1:1:1:1:6。

实验2:中度倒塌型。即将房屋的5类倒塌程度比例设置为受损轻微:中度受损:受损严重:部分倒塌:完全倒塌=1:1:6:1:1。

实验3：轻微倒塌型。即将房屋的5类倒塌程度比例设置为受损轻微：中度受损：受损严重：部分倒塌：完全倒塌＝6：1：1：1：1。

2. 实验结果

从干预实验结果可以看出，与房屋重度倒塌相比(实验1)，房屋中度倒塌(实验2)和房屋轻微倒塌(实验3)均产生阳性结果，伤员数量减少。

房屋倒塌程度越严重，灾民的伤亡数量越高，这表明倒塌的房屋是灾区灾民重要的致伤原因。与重度倒塌型房屋相比，中度倒塌型房屋能将伤员数量减少24.25％，轻度倒塌型房屋能将伤员数量减少45.88％。此外，房屋对灾民的保护作用不能单纯地依据室内室外来判断，坚固的房屋能对灾民起到良好的保护作用，但是倒塌的房屋反而是灾民重要的致伤原因。这说明应极力降低房屋倒塌程度，政府应关注龙卷风多发地区的房屋建筑情况，尽量提高建筑的抗风能力，以减轻龙卷风灾害的危害。

第四节　政策建议

一、提前预警能有效降低伤员数量

从模型干预实验我们发现，预警时间越早，产生的伤员数量越少，说明提前预警有助于灾民采取有效避灾行为，对于减少伤亡数量具有重要意义。相较于0分钟预警，龙卷风袭击前10分钟预警能够减少16.38％的伤员数量。与灾后10分钟预警相比，灾害发生时(0分钟)发出预警也能减少伤员数量。即使在龙卷风开始袭击后发出预警，也能减少伤员的数量。原因是龙卷风袭击范围呈条带状，灾害会持续一段时间，如果无法提前预警，灾后预警尽管不能对已经受灾的灾民产生明显保护作用，但是对于将要被灾害袭击的区域的灾民仍能够起到保护作用。

二、远离奔跑是龙卷风灾害中的危险行为

从模型干预实验我们发现，相较于就地躲避行为，逃向室内型行为能使伤员数量减少20.25％，远离龙卷风奔跑行为会导致伤员数量增加75.09％。远离奔跑型行为导致的伤员数量远大于其他行为，这表明在不能对龙卷风的产生时间和袭击轨迹进行有效提前预警的情况下，采取远离奔跑行为在龙卷风灾害中极为危险。在时间紧迫的情况下，靠奔跑逃出龙卷风破坏区的概率很小，龙卷风灾害中应当避免采取这种行为。就地躲避型行为比逃向室内型行为的伤亡数量多，这说明房屋

对灾民仍具有一定的保护作用,但保护作用不明显。主要原因是重灾区的房屋倒塌程度严重,房屋对灾民并没有起到良好的保护作用。

三、改善房屋抗风能力能减少伤员发生

从模型干预实验我们发现,与重度倒塌型房屋相比,中度倒塌型房屋能将伤员数量减少 24.25%,轻度倒塌型房屋能将伤员数量减少 45.88%。房屋倒塌率与灾民创伤发生率呈正相关,房屋倒塌程度越严重,灾民的伤亡数量越高。这表明坚固未倒塌的房屋尽管能保护灾民,但是倒塌的房屋是灾区灾民重要的致伤原因。政府应关注龙卷风多发地域的房屋建筑情况,尽力提高龙卷风高发区域房屋的抗风性和稳固性,以减少伤员的产生。

-------------------------------- **参 考 文 献** --------------------------------

邓强宇,康鹏,张鹭鹭.主体建模在公共卫生领域的应用现状[J].东南国防医药,2017,19(06):611-614.

邓强宇.我国两次龙卷风伤员创伤发生特征及建模研究[D].中国人民解放军海军军医大学,2018.

CHIU C H, SCHNALL A H, MERTZLUFFT C E, et al. Mortality from a tornado outbreak, Alabama, April 27, 2011[J]. Am J Public Health, 2013, 103(8): e52-58.

DALEY W R, BROWN S, ARCHER P, et al. Risk of tornado-related death and injury in Oklahoma, May 3, 1999[J]. Am J Epidemiol, 2005, 161(12): 1144-1150.

NIEDERKROTENTHALER T, PARKER E M, OVALLE F, et al. Injuries and post-traumatic stress following historic tornados: Alabama, April 2011[J]. PLoS One, 2013, 8(12): e83038.

PALMER C S, NIGGEMEYER L E, CHARMAN D. Double coding and mapping using Abbreviated Injury Scale 1998 and 2005: identifying issues for trauma data[J]. Injury, 2010, 41(9): 948-954.

PAUL B K, STIMERS M. Exploring probable reasons for record fatalities: the case of 2011 Joplin, Missouri, Tornado[J]. Nat Hazards, 2012, 64(2): 1511-1526.

PAUL B K, STIMERS M. Spatial Analyses of the 2011 Joplin Tornado

Mortality: Deaths by Interpolated Damage Zones and Location of Victims[J].
Weather Clim Soc, 2014, 6(2): 161 - 174.

SCHMIDLIN T W, KING P S. Risk factors for death in the 27 March 1994
Georgia and Alabama tornadoes[J]. Disasters, 1995, 19(2): 170 - 177.

SUGIMOTO J D, LABRIQUE A B, AHMAD S, et al. Epidemiology of tornado
destruction in rural northern Bangladesh: risk factors for death and injury[J].
Disasters, 2011, 35(2): 329 - 345.

第十二章 大数据龙卷风医疗救援医疗后送

第一节 龙卷风伤员救援力量部署情况

一、龙卷风伤员集中点位置信息

（一）盐城龙卷风

根据实际调研可知,盐城龙卷风的伤员数量在 7 个重灾乡镇的乡镇卫生所(板湖、硕集、新沟、陈良、金沙湖、施庄、吴滩)中随机分布。在后续研究中,这 7 个乡镇可以作为伤员的集中地点,以便于进行伤员的医疗后送工作(见表 12 - 1)。

表 12 - 1　重灾乡镇伤员集中点经纬度表

序号	乡镇卫生所名称	经　度	纬　度
1	板湖	33.686	119.592
2	硕集	33.674	119.707
3	新沟	33.761	119.726
4	陈良	33.694	119.796
5	金沙湖	33.734	119.788
6	施庄	33.754	118.824
7	吴滩	33.777	119.926

（二）开原龙卷风

开原龙卷风的伤员数量在 2 个重灾乡镇的乡镇卫生所(二社、金英村)、1 个小区(尚品铭城小区)、1 个化工园区随机分布(见表 12 - 2)。

表 12‑2　重灾乡镇伤员集中点经纬度表

序号	乡镇卫生所名称	经　度	纬　度
1	二社村	42.587 93	123.972 75
2	金英村	42.588 5	123.990 43
3	尚品铭城卫生室	42.536 31	124.018 11
4	化工园区卫生所	42.529 13	124.034 48

二、龙卷风救治机构救治能力情况

经过专家咨询、问卷调研以及专家访谈得知,盐城地区在灾害发生后,主要的收治医院共有 20 所。辽宁省开原市发生龙卷风灾害后,共有 4 所收治医院,主要调研了相关医院的救护车数量、空余 ICU 床位及空余普通病床数量(见表 12‑3)。

表 12‑3　救援信息表

序号	医　　院	级别	救护车数量(辆)	ICU 床位(张)	普通床位(张)
1	盐城市第一人民医院	三级	4	12	22
2	盐城市第三人民医院	三级	4	11	22
3	盐城市中医院	三级	3	12	22
4	盐城市城南医院	三级	3	9	22
5	东台市人民医院	三乙	2	6	15
6	东台市中医院	二级	2	5	10
7	大丰区人民医院	二级	2	4	9
8	大丰区中医院	二级	2	4	12
9	射阳县人民医院	二级	2	4	10
10	射阳县中医院	二级	2	4	10
11	阜宁县人民医院	二级	2	4	9
12	阜宁县中医院	二级	2	4	11
13	滨海县人民医院	二级	2	5	10
14	滨海县中医院	二级	2	6	8
15	响水县人民医院	二级	2	6	10
16	响水县中医院	二级	2	4	12
17	建湖县人民医院	三级	3	8	18

序号	医　　　院	级别	救护车数量(辆)	ICU 床位(张)	普通床位(张)
18	建湖县中医院	二级	2	5	10
19	建湖县第三人民医院	二级	2	5	10
20	建湖慈航医院	二级	2	5	10
21	开原市第一人民医院	三级	3	9	19
22	开原市妇幼保健院	二级	2	5	10
23	开原市中医院	二级	2	4	9
24	开原市骨科医院	二级	2	4	9

三、龙卷风不同伤员急救耗时情况

通过对盐城卫健委相关救援专家和医院参与救援的医务人员的调研得知,一般情况下,区域内三级医院对危重伤员的处理时间约为 60 分钟左右,对重度伤员的急救处理时间约为 12 分钟左右,对轻度伤员则是 5 分钟左右。而区域内二级医院的救治耗时则相应增加(见表 12-4)。

表 12-4　急救耗时

伤　类	三级医院	二级医院
危重伤	60 分钟	600 分钟
重度伤	12 分钟	20 分钟
轻度伤	5 分钟	10 分钟

四、龙卷风伤员救治相关规则

急救指挥中心的指挥规则是,在收到各乡镇的急救需求后,统一指挥全市的急救车辆前往各乡镇,后送伤员至各医院。后送目标为减少各类伤员的后送时间,降低死亡率。急救车辆按照危重伤、重度伤、轻度伤的顺序依次后送伤员,每辆急救车只能载 2 名伤员,当一名伤员为危重伤时,另外一名伤员只能为重度伤或轻度伤,也就是说不能同时载 2 名危重伤伤员,并且只能将目标医院相同的伤员载到同一车辆上。

院内急救规则为,按照危重伤、重度伤、轻度伤的顺序进行伤员抢救。如果当时急诊门口排队的伤员中没有危重伤,则抢救重度伤;如果没有危重伤和重度伤,则抢救轻度伤。

第二节 基于 AnyLogic 的龙卷风伤员医疗后送离散事件模型

龙卷风发生之后,往往会在短时间、一定范围内产生大批量的伤病员,伤情多样,伤势程度不同,因此需要对医疗后送进行研究,以便及时将伤病员后送并获得有效救治。盐城、开原龙卷风发生后,灾区的现场急救、伤员分类以及伤员后送工作进展顺利,但是仍然有很大的改善空间。龙卷风伤病员的医疗后送效率受到多方面多因素的影响,包括龙卷风伤病员本身、救治机构、救援力量、组织指挥等。目前,国内外几乎没有龙卷风伤病员医疗后送方面的研究,因此有必要进行建模研究,以进一步厘清医疗后送机理,改进医疗后送策略,提高效率,为龙卷风防灾减灾提供依据。

一、复杂性分析与问题提出

(一)龙卷风伤员后送系统复杂性分析

1. 聚集性

聚集性是指系统中个体特性通过相互作用而产生群体"涌现"的特性,它是系统复杂性的重要特征之一。龙卷风发生时往往伴随着雷电暴雨等极端天气,灾民相互预警并逃向安全避灾场所等行为体现了聚集性;同时,伤员在短时间内大量产生且较为集中,也体现了伤员的聚集性。灾后,救援人员、救援车辆、救治机构等救援力量参与较多,这些力量的聚集体现了聚焦性。

2. 非线性

非线性指的是各个主体之间并不仅仅存在简单的线性关系,也不仅仅是单纯的因果关系,而是一种主动的适应关系。正是因为这种关系才会使得系统的发展难以预测。

龙卷风伤员医疗后送系统中,包括伤员、救护车、伤员集散点、后方医院和指挥中心 5 类主体,它们之间存在相关作用联系。各个主体之间对于医疗后送效率的影响不仅仅是线性关系,其中的逻辑关系及相互作用规则体现了非线性特征。

3. 流分析

"流"指的是各个主体的一种运行、流动的状态,可以是现实的物资资源流,也可以是虚拟的信息流等。在龙卷风医疗后送系统中,就存在着各种"流",包括伤员流、救援车辆路径流、组织指挥流等等,都在时刻运行、变化、发展。

4. 多样性

多样性指的是医疗后送系统中主体较多,构成系统多样性。龙卷风医疗后送系统中,多样性体现在伤员伤情、伤部、救援机构救治能力、救援路径选择、人员部署配置等方面,每一个主体都存在着差异性,也都存在着一定的运行机理与演化规律。

(二)龙卷风伤员后送系统的不确定性分析

1. 龙卷风灾害不确定性

由于目前科技水平有限以及龙卷风灾害的特殊性,灾害的提前预警难度大,发生具有很强的不确定性。龙卷风灾害的路径并不确定,不是沿着直线行进,袭击的路线具有很强的不确定性,这些因素都增加了灾害的不确定性。

2. 伤病员发生的不确定性

由于龙卷风灾害发生的不确定性,导致伤病员的产生也具有很强的不确定性,包括产生伤员的数量、伤员的伤情等级以及伤类、伤部等信息都具有很强的不确定性。

3. 组织指挥行为不确定性

组织指挥对于医疗后送工作的有效进行起着巨大的作用。目前,国内外对于龙卷风医疗后送的研究很匮乏,从而导致救援车辆的调度、救援人员的分配、救援路径的选择等缺乏科学的策略可循,存在很强的不确定性。

基于以上分析可以发现,龙卷风伤病员医疗后送系统具有很强复杂性,难以用常规线性研究方法对其规律进行研究。目前国内外关于龙卷风医疗后送方面开展了一些研究,但多集中在现况调查,缺乏对龙卷风医疗后送过程及影响因素的系统性分析,因此,有必要开展龙卷风伤病员医疗后送的建模研究,系统分析后送过程及影响因素,探究后送机理与规律,为再发生此类灾害时提供科学应对策略。

二、AnyLogic 建模理论与方法

(一)GIS 相关理论

地理信息系统(GIS)通过构建地理信息的空间数据库,并以此为基础,运用计算机等信息化手段对地理空间数据进行整体地采集、管理、分析、挖掘、模拟和人机交互,最终形成完善的计算机技术系统,实现模拟技术的可视化。

地理信息系统的构成主要包括 5 个部分,分别为电脑硬件设备、软件设备、数

据收集整理、操作人员以及操作规则与方法。其中，软硬件系统、操作人员为系统能动性的关键因素，协调各个组成部分和方法主要提供解决方案。

（二）离散事件多主体建模理论

以多主体仿真技术为基础的"个体模型"最初来源于 20 世纪 70 年代美国麻省理工学院的一系列关于分布式人工智能的研究，是研究复杂适应系统的有效方法之一。主体（Agent）一般被理解为一个具有智能行为的个体，也是一个独立、自治的实体，同时可以根据其他实体和系统反映出来的不同状态而互相协调，决定自己的行为与状态。多主体建模是研究复杂系统中多个主体间相互作用机制的有效方法。多主体建模通过建立对象（主体）和定义其行为来进行建模，该方法既可以连接各个主体，又可以将其放置在特定的具有动态性的环境中。从而使系统的全局可以通过大量个体（数十个、数百个、数百万个）并发的独立行为得以涌现。

目前，多主体建模广泛用于医疗卫生领域中的传染病流行、灾害应急医学救援、慢性非传染性疾病的防控等相关研究，并逐步引入了 GIS 系统和社交网络信息在模型中，能够开展包含一个社区或国家的全人群的超大规模仿真。因此，多主体建模是一种多学科交叉的新兴研究方法。

（三）排队论理论

排队论（Queuing Theory）是通过对服务对象到来及服务时间的统计研究，得出这些数量指标（等待时间、排队长度、忙期长短等）的统计规律，然后根据这些规律来改进服务系统的结构或重新组织被服务对象，使得服务系统既能满足服务对象的需求，又能使机构的费用最经济或某些指标最优。

龙卷风灾害发生后，伤员会不断地涌入最近的救治点，当后送工具不足以一次性将全部伤员后送至救治医院时，就会出现排队现象。根据经验可知，伤员产生的过程具有以下两个特点：① 产生伤员的时间间隔无后效性，即不重叠的时间段内产生的伤病员数量相互独立；② 任意时刻起的一段时间段内产生的伤病员概率与事件无关。这两个特点符合泊松分布。

在医疗后送系统中，从前到后的后送伤病员就是顾客源，各级医疗救治机构就是服务台，而战时采取的先重后轻等救治策略就是服务规则。整个系统符合"多对多服务台"的排队系统。

（四）模拟理论

系统模拟不仅是计算机应用的一个重要方面，也是近年来发展的一门新学科。

通过构建模型,并结合具体的案例,设置一定参数进行模拟,可以定量地了解系统的整个流程运行状况以及效能。

计算机模拟的三要素是系统、模型、计算机。计算机模拟大致可分为以下两步:① 建立模型:通过学习、调研、专家咨询等方法,收集相关参数资料,并结合案例数据构建模型;② 模型实验与结果分析:模型实验及其运行结果分析是一个模型利用过程(模拟过程),在模型验证后不断改进模型,以求得最佳模型。通过模拟,可以综合评价系统某一部分的性能,也可以评价各个主体对于整体研究的作用性及影响程度,为决策方案的选择开辟了一条新的途径。

(五)AnyLogic 软件

AnyLogic 是由俄罗斯 XJTechnologieS 公司开发的建模软件,支持多方法联合建模。它能够全面支持离散事件建模、基于智能体建模、系统动力学建模三大建模方法,是一款高效实用的建模软件。其建模语言为 Java,可视化程度效果好。与其他建模软件相比,AnyLogic 具有以下优势:

(1)多方法联合:作为现今唯一一款完整支持多方法联合建模的软件,AnyLogic 能够全面支持离散事件建模、基于智能体建模(多主体建模)、系统动力学建模三大建模方法,是一款高效实用的建模软件。

(2)可视化效果良好:AnyLogic 能够支持 3D 效果图、2D 效果图、统计显示区(statistic)和逻辑展示区(logic)等不同界面的展示。

(3)自带多样化的建模工具库:AnyLogic 支持多种工具库的单独和联合使用,包括行人库(人群疏散)、轨道库(高铁、地铁)、道路库(城市道路分析、停车场的优化)、流体库(石油、燃气、水的输送)、系统动力学建模库(宏观系统)、智能体建模库(演示、空间标记、分析、控件、状态图、行动图、连接)等。

基于 AnyLogic 的龙卷风伤员医疗后送的多主体建模研究,能够针对龙卷风医疗后送系统中各主体的行为、结构变化和对环境的反应,以及主体之间的相互作用进行模拟,实施多方面的动态性干预实验,为制定医疗后送策略提供循证依据。

三、AnyLogic 模型设计

(一)Agent 界定

本模型主要用于模拟龙卷风灾害发生时医疗后送的过程,分析多类影响因素对最终后送效率的影响。基于公共安全三角理论和前期的影响因素分析,界定伤员、救护车、伤员集散点、后方医院和指挥中心 5 类主体(Agent)。

本部分通过对盐城、开原2次龙卷风灾民的问卷调研以及救援力量调研发现，伤员产生数量较多，伤情种类复杂，救援车辆调度规则需要进一步统筹规划、后送机构选择需要更加精准。通过对龙卷风医疗后送影响因素的文献回顾，发现伤情种类、救护车数量、伤员集散点、后方医院和指挥中心这几类因素对医疗后送能否顺利展开有很大影响，本模型也纳入这些因素作为龙卷风医疗后送的影响因素（见表12-5）。

表12-5　模型纳入的主要因素

因素来源	纳　入　因　素
盐城、开原灾区调研	伤员数量、伤情种类、伤情严重程度
文献回顾	伤员、救护车、伤员集散点、后方医院和指挥中心

1. 伤员

本模型的主体是在龙卷风袭击中受伤的居民，将受伤的居民定义为伤员。伤员的属性包括：伤情、所在位置（即伤员集散点）、目的医院、报到时间、后送开始时间、后送结束时间和接受治疗时间等。

（1）伤情作为影响伤员后送的最主要因素，影响着伤员后送的优先级和后送医院的选择。

（2）所在伤员集散点主要描述伤员所处的地理位置，对伤员后送的流程有着一定的影响。

（3）目的医院记录的是根据伤员的伤情、所处伤员集散点的位置和后方医院的等级综合考虑选择的后送目的医院。

（4）报到时间记录的是伤员到达伤员集散点的时间，伤员到达伤员集散点之后就可以派救护车去运送伤员。

（5）后送开始时间记录的是伤员被运送到救护车上的时间。

（6）后送结束时间记录的是伤员被运送到医院的时间。

（7）接受治疗时间记录的是伤员排队完成开始接受急救治疗的时间。

（8）救治完成时间记录的是伤员完成急救治疗的时间，接下来轻伤的可以不住院，重伤伤员和危重伤伤员要继续住院治疗。

2. 救护车

救护车是本模型中的主要载体，它往来于后方医院和伤员集散点之间，负责将伤员从伤员集散点向后方医院运送。救护车的属性包括：初始所属医院和存储伤员的集合。

（1）初始所属医院记录的是救护车在初始状态下属于哪家医院，确认其初始位置。

（2）存储伤员的集合主要是记录当前救护车所拉的伤员信息，以便于救护车到医院之后为接下来流程的正常进行提供准确的基础信息。

3. 伤员集散点

伤员集散点是指伤员报到的位置，它决定了救护车的目的地。伤员集散地的属性包括：集散地经度、集散地纬度、集散地名称。

（1）集散地经度记录的是集散地的经度坐标。

（2）集散地纬度记录的是集散地的纬度坐标。

（3）集散地名称记录的是集散地的名称信息。

4. 后方医院

后方医院是伤员后送的目的地和急救住院的场所。后方医院的属性包括：后方医院经度、后方医院纬度、后方医院名称、后方医院级别、救护车数量、ICU床位数量、普通床位数量、存放伤员的集合。

（1）后方医院经度记录的是后方医院的经度坐标。

（2）后方医院纬度记录的是后方医院的纬度坐标。

（3）后方医院名称记录的是后方医院的名称信息。

（4）后方医院级别记录的是后方医院的等级信息。

（5）救护车数量记录的是救治机构的救护车数量信息。

（6）ICU床位数量记录的是对应医院的ICU病床数量。

（7）普通病床数量记录的是对应医院的普通病床数量。

（8）存放伤员的集合记录的是对应医院中急救和住院的伤员信息。

5. 指挥中心

指挥中心是统筹指挥救护车调度的核心。指挥中心的属性包括存放伤员的集合，指挥中心根据集合中已报到的伤员的信息分派对应的救护车前往相关伤员集散点。

（二）逻辑关系构建

模型关注龙卷风伤员产生之后的医疗后送过程，从中可以看出，伤员、伤员集散点、救护车、后方医院、指挥中心构成了系统的基本结构，伤病员的医疗后送过程是系统的逻辑主线，主要基于救护车逻辑（图12-1）。

不同级别的龙卷风有着不同的破坏区面积和致伤率，对灾区造成的破坏程度不同，产生的伤员数量以及医疗后送的规模也不同。

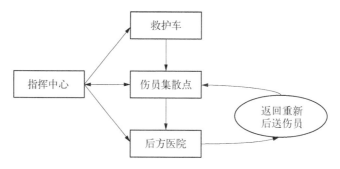

图 12-1　伤员医疗后送过程

　　指挥中心对于系统的影响在于协调救护力量的调度,合理分配救护车资源并基于 GIS 系统确定后送路线。

　　伤员后送过程是整个系统的逻辑主线,从灾情发生产生大量伤病员开始,指挥中心根据各个伤员集散地的伤员数量派出相应的救护力量,然后选择合适的后送路线以及后送规则,最终将伤员送达后方医院,再返回伤员集散地进行新一轮伤员后送救治工作。

（三）模型规则

1.伤员产生规则

　　基于盐城龙卷风的调研结果,我们发现各项参数指标都有实际参考来源。为了更好地展现灾区报到伤员发生规则,我们以镇为单位,作为伤员集中点,并以 Anylogic 中的 GIS 地图里的盐城市地图为底图。设伤员总数为 846 人,伤员报到的时序特征为在 3 小时内随机报到。伤员数量在 7 个重灾乡镇的乡镇卫生所(板湖、硕集、新沟、陈良、金沙湖、施庄、吴滩)随机分布。各伤员的伤情及伤员 ISS 值也随机分布如下表(表 12-6)。

表 12-6　伤情比例

伤亡比例	比　例	伤情评分
危重伤	25%	ISS≥25
重度伤	17%	16<ISS<24
轻度伤	58%	ISS≤16

2.急救指挥中心指挥规则

　　急救指挥中心收到各乡镇急救需求后,统一指挥全市急救车辆前往各乡镇后

送伤员。后送目标为减少各类伤员后送时间,降低死亡率。需考虑的因素如下(表 12 - 7):

表 12 - 7　指挥规则

急救车数量和初始位置	定值	数量因医院不同而不同,初始位置在各医院。
路程	定值	初始位置到灾区的距离,灾区到目标医院的位置。
伤情	定值	危重伤员只能往三级医院送,其他伤员可在二级或三级医院送。
各类伤员数量	变量	随机函数产生,不断变化更新中。 各乡镇伤员数量=乡镇总伤员数量-已后送伤员数量
目标医院床位数量	变量	各医院床位数量=总空余床位数量-已占用床位数量(包括后送途中伤将要占用的床位数量),如果目标医院没有床位,则不能向其后送伤员。
医院排队时间	变量	医院排队时间=(该医院急诊室排队人数+该医院对应后送途中伤员)×每名伤员急诊抢救用时

3. 急救车行动规则

① 听从指挥中心指挥命令而行动,车速 30 km/h。

② 按照危重伤、重度伤、轻度伤的顺序依次后送伤员。

③ 每辆急救车只能载 2 名伤员,当一名伤员为危重伤时,另外一名伤员只能为重度伤或轻度伤,也就是说不能同时载 2 名危重伤伤员。

④ 只能载相同目标医院的伤员。

4. 伤员院内急救规则

急救室中每名伤员的急救耗时(单位:分钟)。伤员抢救顺序为危重伤、重度伤、轻度伤。如果当时急诊门口排队伤员中没有危重伤,则抢救重度伤;如果没有危重伤和重度伤,则抢救轻度伤(见表 12 - 8)。

表 12 - 8　床位使用规则

伤　类	ICU 床位(张)	普通床位(张)
危重伤 75≥ISS≥25	ISS>60 的伤员占用	60≥ISS≥25 的伤员占用
重度伤 16<ISS<24	否	是
轻度伤 ISS≤16	否	不入院

四、龙卷风伤病员医疗后送离散事件模型模拟

(一)初始界面

1.初始化设置界面

龙卷风伤员后送模型的初始化设置界面主要是对模型中的主体参数进行设置。参数初始化界面以外的其他参数可以通过后台数据库进行设置(图12-2)。

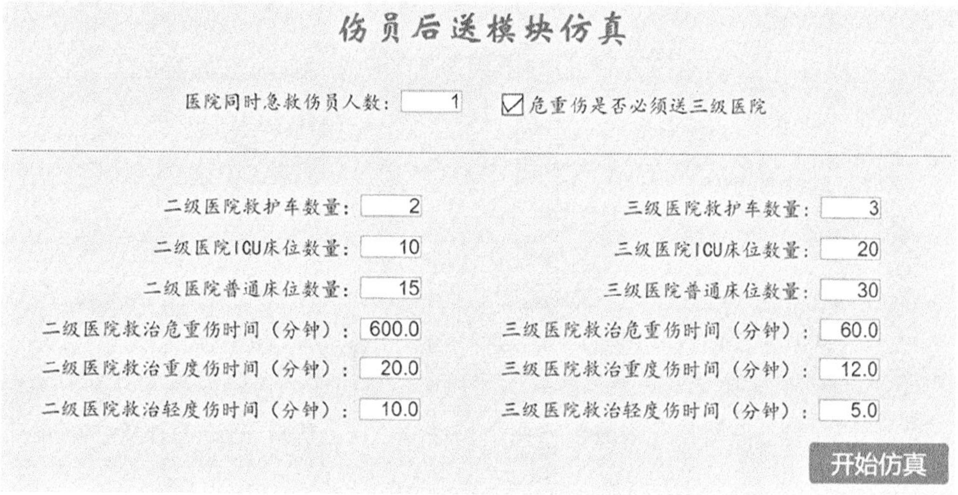

伤员后送模块仿真

医院同时急救伤员人数：[1]　☑危重伤是否必须送三级医院

二级医院救护车数量：[2]　　　三级医院救护车数量：[3]

二级医院ICU床位数量：[10]　　三级医院ICU床位数量：[20]

二级医院普通床位数量：[15]　　三级医院普通床位数量：[30]

二级医院救治危重伤时间（分钟）：[600.0]　三级医院救治危重伤时间（分钟）：[60.0]

二级医院救治重度伤时间（分钟）：[20.0]　三级医院救治重度伤时间（分钟）：[12.0]

二级医院救治轻度伤时间（分钟）：[10.0]　三级医院救治轻度伤时间（分钟）：[5.0]

[开始仿真]

图 12-2 伤员后送模块仿真

(1)把"医院同时急救伤员人数"作为重要的干预条件,根据模拟需求而定。

(2)把"危重伤是否必须送三级医院"作为重要的干预条件,根据模拟需求而定。

(3)把"二级医院救护车数量"作为重要的干预条件,根据模拟需求而定。

(4)把"三级医院救护车数量"作为重要的干预条件,根据模拟需求而定。

(5)"二级医院ICU床位数量"根据目标灾区的实际情况而定。

(6)"三级医院ICU床位数量"根据目标灾区的实际情况而定。

(7)"二级医院普通床位数量"根据目标灾区的实际情况而定。

(8)"三级医院普通床位数量"根据目标灾区的实际情况而定。

(9)把"二级医院救治危重伤时间"作为重要的干预条件,根据模拟需求而定。

(10)把"三级医院救治危重伤时间"作为重要的干预条件,根据模拟需求而定。

(11)把"二级医院救治重度伤时间"作为重要的干预条件,根据模拟需求而定。

（12）把"三级医院救治重度伤时间"作为重要的干预条件，根据模拟需求而定。

（13）把"二级医院救治轻度伤时间"作为重要的干预条件，根据模拟需求而定。

（14）把"三级医院救治轻度伤时间"作为重要的干预条件，根据模拟需求而定。

2. Main

main 表示主函数，是模型的主要设计界面。在 main 的主界面中，设置了本模型的主体（Agent）类型、数量，还设置了本模型中基本函数、变量、参数、集合、数据库的引用方式。同时也设置了模型运行时所能看到的显示区域。

3. GIS 地图

AnyLogic 软件含 GIS 地图，能与地图地理信息进行良好的交互结合。运行时可以调整模型区域的经纬度坐标，以模拟不同地区的龙卷风灾害情况。

（二）运行过程

1. 运行界面

（1）界面的主体主要是由 GIS 地图占据，在 GIS 地图之上的是各个伤员集散点、二级医院和三级医院，以及救护车，这些构成了整个模型的逻辑主体。

（2）界面的右侧显示的是等待后送的伤员数量的变化情况以及完成急救的伤员数量变化情况，数量变化曲线根据伤员的伤情不同分为危重伤、重度伤和轻度伤三条曲线（图 12-3）。

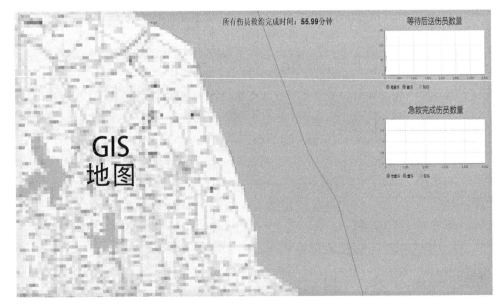

图 12-3　模型运行界面

2. 主体状态变化

（1）伤员主体状态：

（a）初始状态：指伤员的最初状态，代表的是伤员被送到伤员集散点之前的状态，伤员在三小时之内将被全部送到伤员集散点报到。

（b）报到：伤员被送到伤员集散点之后的状态，伤员处在报到状态之后就可以分配相应的救护车进行后送。

（c）开始后送：伤员被送到救护车上之后就进入开始后送的状态，主要代表伤员在救护车上的状态。

（d）后送完成：伤员被救护车送到对应的医院之后，整个后送流程就完成了，伤员也进入后送完成状态。

（e）等待急救：伤员被送到医院之后，由于伤员数量和医院急救能力上限之间的匹配问题，可能会在急救之前进行排队，在排队的过程中伤员就进入等待急救状态。

（f）开始急救：伤员在急救之前排队完成之后就进入开始急救状态。

（g）最终状态：最终状态代表的是伤员完成急救治疗之后，危重伤和重度伤伤员住院以及轻度伤伤员出院的状态（图 12 - 4）。

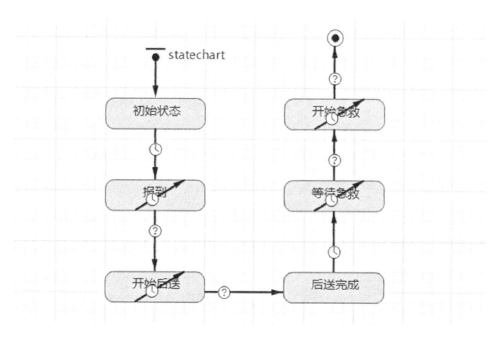

图 12 - 4　伤员主体状态图

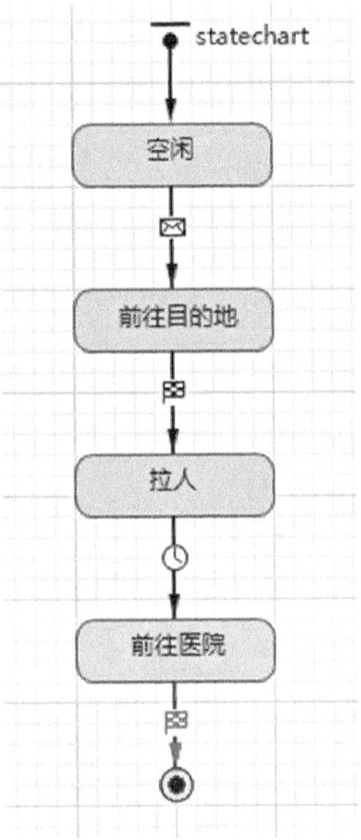

图 12 - 5　救护车主体状态图

（2）救护车主体状态：

（a）空闲：救护车刚开始空闲等待指挥中心给其指令的状态。

（b）前往目的地：救护车接到指挥中心的指令之后开始出发，前往目的地的状态。

（c）拉人：救护车到达伤员集散点之后，向救护车上拉伤员的状态。

（d）前往医院：救护车拉上伤员以后前往医院的状态。

（e）最终状态：救护车到达目的医院之后的状态。

状态之间的变迁由指令性消息触发：当消息内容为"go"时，空闲状态变为前往目的地状态，智能体到达目的地后，前往目的地状态变为拉人状态，拉人状态经过一定时间后，变为前往医院状态，智能体到达医院后，前往医院状态变为最终状态（图 12 - 5）。

（3）医院主体状态：

医院内部流程使用的是流程建模的方式，使用流程库中的插件完成。

（a）enter：代表伤员处置流程的进入模块，是伤员智能体进入医院内部救治流程的模块。

（b）queue：代表伤员的排队模块，是伤员进入医院之后排队的模块。

（c）急救：代表伤员排完队之后的急救模块，伤员在急救模块中停留的时间是由伤员的伤情和伤员所在医院的等级而定。

（d）selectOutput：代表伤员在急救完成之后的流程选择模块。

（e）住院：指危重伤和重度伤伤员在急救之后需要住院，住院的伤员在此模块中。

（f）exit：是整个医院内部治疗流程的结束模块（图 12 - 6）。

（4）指挥中心内部逻辑：

指挥中心的内部逻辑主要通过事件来控制，指挥中心通过上报的伤员伤情及位置分布来分配救护车（图 12 - 7）。

（三）结果输出

本模型的运行结果以 Access 数据库的形式导出，数据库格式为 Microsoft

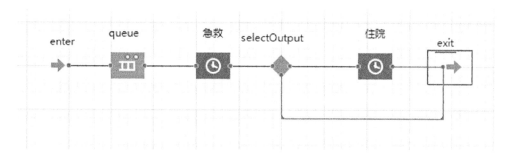

图 12 - 6　医院内部流程图

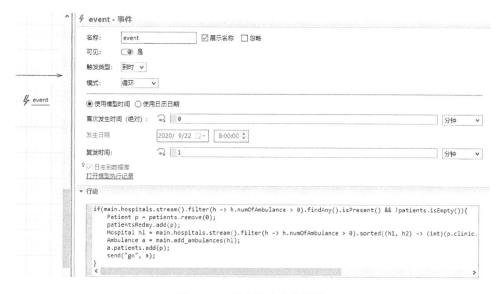

图 12 - 7　指挥中心内部逻辑

Access 数据库(.accdb)。Access 数据库与 AnyLogic 软件具有良好的交互功能,可实现数据的导入、导出。方便记录模型的模拟与干预实验数据,统计分析模型的运行结果。

本模型的 Access 数据库的输出信息包括:每名伤员的伤情(轻度伤、重度伤、危重伤)、报到时间、后送开始时间、后送结束时间和接受治疗时间(图12 - 8)。

除了相关的 Access 数据库的数据输出之外,模型界面上还有运行过程中相关动态数据变化的曲线图表(详见图 12 - 9、图 12 - 10)。

伤员伤情	伤员报道时间（min）	后送开始时间（min）	后送结束时间（min）	接受到医院确定性治疗时间（min）
危重伤	80.87	379.22	515.53	515.53
轻度伤	62.25	1285.78	1365.14	1375.14
危重伤	55.13	659.89	762.09	762.09
轻度伤	132.12	2254.63	2271.29	2271.29
危重伤	150.61	2795.99	2899.07	4637.09
轻度伤	93.21	1951.69	2028.45	2038.45
轻度伤	24.45	579.69	746.92	756.92
轻度伤	68.69	1470.97	1598.30	1618.30
轻度伤	138.92	2347.72	2598.46	2598.46
重度伤	86.40	670.92	799.87	799.87
轻度伤	153.31	1064.78	1139.07	1166.75
危重伤	138.36	2649.78	2766.77	2777.09
轻度伤	75.90	1759.49	1775.44	1800.68
轻度伤	2.07	89.97	166.99	186.99
轻度伤	68.30	1473.09	1587.52	1587.52
轻度伤	110.81	2269.14	2339.85	2339.85
轻度伤	31.26	766.44	965.75	1025.75
轻度伤	95.50	2131.10	2263.46	2443.46
重度伤	23.94	298.00	421.95	421.95
轻度伤	2.94	135.17	276.67	276.67
轻度伤	14.56	331.59	443.97	625.67
重度伤	89.32	1839.59	1905.30	1905.30
重度伤	129.14	1053.58	1126.75	1126.75
轻度伤	159.83	2960.66	3258.82	3258.82
轻度伤	174.08	3025.08	3072.52	3072.52
轻度伤	168.80	758.94	850.81	860.81
轻度伤	155.02	2026.67	2138.39	2138.39
轻度伤	20.31	410.09	547.29	630.67
轻度伤	164.05	1181.47	1411.35	1421.35
危重伤	126.34	2501.89	2629.17	3917.09
危重伤	113.87	2325.85	2462.30	2812.70
重度伤	80.69	1694.92	1750.68	1770.68
轻度伤	165.15	2662.37	2947.20	2954.43
轻度伤	23.42	535.58	624.49	644.49
轻度伤	170.12	3012.83	3088.82	3088.82
危重伤	141.78	2678.32	2814.77	2872.70
重度伤	171.75	1956.44	1973.60	1973.60
轻度伤	136.76	846.81	970.76	980.76

图 12 - 8　模型输出结果的 Access 数据库

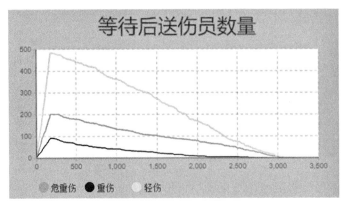

图 12 - 9　等待后送伤员变化曲线

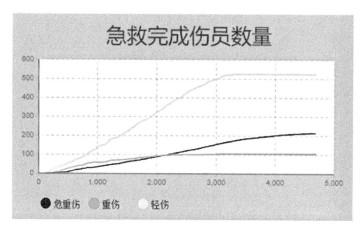

图 12‑10　急救完成伤员数量变化曲线

（四）龙卷风伤病员医疗后送模型模拟实例

1. 龙卷风灾情

根据盐城龙卷风调研结果,龙卷风级别为 EF4 级,无预警,中心破坏区（即国家气象中心设定的极严重破坏区）面积为 133 平方千米。产生伤员数量较多。

2. 伤员的伤情

设伤员总数 846 人,根据对龙卷风伤病员的分析所得,伤员报到的时序特征为在 3 小时内随机报到,伤员的伤情及伤员 ISS 值随机分布如下表（表 12‑9）。

表 12‑9　伤情分布

伤亡比例	比　例	伤情评分
危重伤	25%	ISS≥25
重度伤	17%	9<ISS<24
轻度伤	58%	ISS≤9

3. 乡镇卫生所的位置

伤员数量在 7 个重灾乡镇的乡镇卫生所（板湖、硕集、新沟、陈良、金沙湖、施庄、吴滩）中随机分布。7 个重灾乡镇的经纬度在 GIS 系统中显示如下（见图 12‑11）。

id	名称	纬度	经度
1	板湖	33.686	119.592
2	硕集	33.674	119.707
3	新沟	33.761	119.726
4	陈良	33.694	119.796
5	金沙湖	33.734	119.788
6	施庄	33.754	119.824
7	吴滩	33.777	119.926

图 12 - 11　重灾乡镇分布图

4. 伤员抢救时间

急救室每名伤员的急救耗时(单位:分钟)。按照危重伤、重度伤、轻度伤的顺序抢救伤员。如果当时急诊门口排队伤员中没有危重伤,则抢救重度伤;如果没有危重伤和重度伤,则抢救轻度伤。根据调研以及向专家咨询所得,三甲医院及二甲医院的危重、重度、轻度伤的救治时间分布如下(见表 12 - 10)。

表 12 - 10　急救耗时

伤　类	三级医院	二级医院
危重伤	60 分钟	600 分钟
重度伤	12 分钟	20 分钟
轻度伤	5 分钟	10 分钟

5. 伤员床位占用情况

根据调研所得,伤员的 ISS 值决定了他们所需的床位类型。ICU 床位由 $ISS>60$ 的伤员占用,普通床位由 $25 \leqslant ISS \leqslant 60$ 的伤员占用。$ISS<25$ 的伤员则不占据床位(见表 12 - 11)。

表 12 - 11　床位使用规则

伤　类	ICU 床位(张)	普通床位(张)
危重伤 $25 \leqslant ISS \leqslant 75$	$ISS>60$ 的伤员占用	$25 \leqslant ISS \leqslant 60$ 的伤员占用
重度伤 $16<ISS<24$	否	是
轻度伤 $ISS \leqslant 16$	否	不入院

6.医院分布

定义二级及以上公立综合医院为后送医院。根据调研结果可知,盐城地区共有 20 所二级以上医院可以承担龙卷风伤病员的救治工作,有足够的 ICU 病床以及普通病床可供伤病员使用。其中三甲医院救护车数量一般为 3 辆,应急 ICU 病床数量为 10 张,应急普通病床数量为 20 张;二甲医院救护车数量一般为 2 辆,应急 ICU 病床数量为 5 张,应急普通病床数量为 10 张。这 20 家医院的经纬度分布如下(见表 12 - 12、12 - 13)。

表 12 - 12　救援信息

序号	医　　　院	级别	救护车数量(辆)	ICU 床位(张)	普通床位(张)
1	盐城市第一人民医院	三甲	3	10	20
2	盐城市第三人民医院	三甲	3	10	20
3	盐城市中医院	三甲	3	10	20
4	盐城市城南医院	三甲	3	10	20
5	东台市人民医院	三乙	3	10	20
6	东台市中医院	二甲	2	5	10
7	大丰区人民医院	二甲	2	5	10
8	大丰区中医院	二甲	2	5	10
9	射阳县人民医院	二甲	2	5	10
10	射阳县中医院	二甲	2	5	10
11	阜宁县人民医院	二甲	2	5	10
12	阜宁县中医院	二甲	2	5	10
13	滨海县人民医院	二甲	2	5	10
14	滨海县中医院	二甲	2	5	10
15	响水县人民医院	二甲	2	5	10
16	响水县中医院	二甲	2	5	10
17	建湖县人民医院	三乙	3	10	20
18	建湖县中医院	二甲	2	5	10
19	建湖县第三人民医院	二甲	2	5	10
20	建湖慈航医院	二甲	2	5	10

表 12 - 13　医院的地理坐标经纬度

序号	医　　　院	经　　　度	纬　　　度
1	盐城市第一人民医院	120.126 072	33.388 996
2	盐城市第三人民医院	120.136 477	33.392 082

序号	医　　院	经　度	纬　度
3	盐城市中医院	120.146 017	33.397 314
4	盐城市城南医院	120.198 514	33.326 753
5	东台市人民医院	120.324 888	32.858 643
6	东台市中医院	120.311 496	32.857 656
7	大丰区人民医院	120.471 976	33.205 971
8	大丰区中医院	120.470 764	33.196 302
9	射阳县人民医院	120.264 254	33.783 788
10	射阳县中医院	120.272 397	33.771 991
11	阜宁县人民医院	119.800 284	33.789 296
12	阜宁县中医院	119.806 413	33.791 762
13	滨海县人民医院	119.850 451	34.004 191
14	滨海县中医院	119.841	34.005 8
15	响水县人民医院	119.578 838	34.209 522
16	响水县中医院	119.595 007	34.182 663
17	建湖县人民医院	119.786 821	33.436 802
18	建湖县中医院	119.794 964	33.477 891
19	建湖县第三人民医院	119.835 354	33.469 198
20	建湖慈航医院	120.151 245	33.401 817

7. 模拟结果

按照盐城龙卷风基本情况进行设置后,模拟结果显示伤员后送完成所需的时间在 3 000 分钟左右。后送效率大幅度提高(图 12-12)。

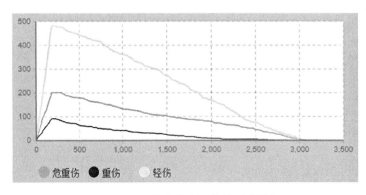

图 12-12　盐城龙卷风伤员后送模拟

第三节 2次龙卷风医疗后送干预实验

聚焦龙卷风伤员创伤发生后的后送规律,在所构建的模型基础上,模拟不同干预条件下,等待后送的伤员数量的变化情况。对模型进行分析后发现,为减少龙卷风伤员后送时间,政府能采取的干预措施主要有是否增加医院空余床位数量、危重伤员是否必须送往三级医院、是否增加救护车数量。所以本部分主要就医院空余床位数、危重伤员是否必须送往三级医院、救护车数量这 3 类开展干预实验,根据实验结果,找到影响救援效率的关键因素,为后续策略研究提供科学依据。

干预实验设定后送总时长降低为阳性结果,后送总时长增加为阴性结果。

一、盐城龙卷风干预实验研究

(一)调整医院空余床位数量

为观察医院空余床位数量对伤员后送总时长的影响,设计三组干预实验,模拟空余床位不同数量情况下伤员后送总时长的变化。

1. 实验方案

实验 1:作为参照的实验方案,二级医院的普通床位空余数量为 10,ICU 床位空余数量为 5;三级医院普通床位空余数量为 20,ICU 床位空余数量为 10。

实验 2:将二级医院和三级医院的普通床位空余数量和 ICU 床位空余数量调整为参照实验方案的 80%。

实验 3:将二级医院和三级医院的普通床位空余数量和 ICU 床位空余数量调整为参照实验方案的 120%。

2. 实验结果

从干预实验结果可以看出,与实验 1 相比,医院空余床位数量的增加(实验 3)产生了阳性结果,伤员后送时间减少了;医院空余床位的减少(实验 2)产生了阴性的结果,伤员后送时间增加了。

医院空余床位数量越多,伤员的后送时间就越短。当医院空余床位增加 20%,与原来相比,伤员的后送时间可以减少 7.69%。但若医院空余床位减少 20%,与原来相比,伤员的后送时间则增加了 1.92%。这表明增加医院空余床位数量,对于缩减伤员的后送时间有一定的意义(详见表 12-14,图 12-13)。

表 12-14　调整医院空余床位数量对后送时间的指标变化

编号	床位数量比例	后送时间	指标变化	结　局
1	100%	2 080	对照	对照
2	80%	2 120	1.92%	阴性
3	120%	1 920	7.69%	阳性

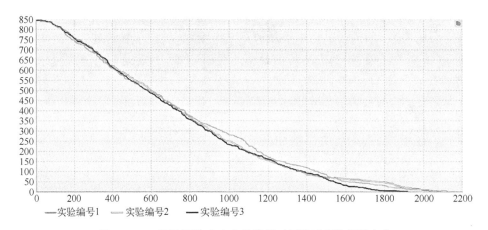

图 12-13　调整医院空余床位数量对后送时间的指标变化

（二）调整危重伤是否必须送三级医院策略

为了观察伤员后送策略对伤员后送时间的影响，在床位数及其他条件都为默认的情况下设计了两组干预实验，本部分主要关注的是危重伤伤员是否一定要送到三级医院并就此来做探讨。

1. 实验方案

实验 1：危重伤伤员必须送往三级医院，在此方案中危重伤伤员必须被送到三级医院进行救治，不能拉到二级医院进行救治。

实验 2：危重伤伤员不是必须被送往三级医院，在此方案中危重伤伤员也可以送往二级医院进行救治。

2. 实验结果

伤员的后送策略对于后送效率有很大影响。如果危重伤伤员可以送往二级医院，那么伤员的后送时间比只能送往三级医院的情况下减少了 13.51%（表 12-15，图 12-14）。

表 12‑15　调整危重伤是否必须送到三级医院对后送时间的指标变化

编号	危重伤是否必须送三级医院	后送时间	指标变化	结　局
1	是	1 850	对照	对照
2	否	1 600	13.51%	阳性

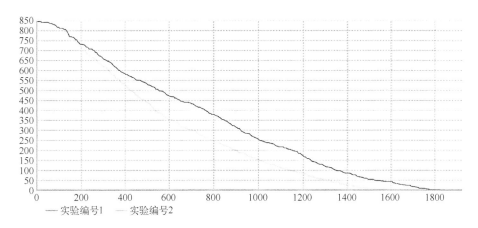

—— 实验编号1　—— 实验编号2

图 12‑14　调整危重伤是否必须送到三级医院对后送时间的指标变化

（三）调整医院的救护车数量

为观察医院救护车数量对伤员后送总时长的影响,设计了三组干预实验,以模拟不同救护车数量情况下伤员后送总时长的变化。

1. 实验方案

实验 1：作为参照方案,三级医院的救护车数量为 3 辆,二级医院的救护车数量为 2 辆,其他条件均为默认值。

实验 2：作为减少方案,将三级医院的救护车数量和二级医院的救护车数量都调整为比参照方案少 1 辆,其他条件均为默认值。

实验 3：作为增加方案,将三级医院的救护车数量和二级医院的救护车数量都调整为比参照方案多 1 辆,其他条件均为默认值。

2. 实验结果

从干预实验结果可以看出,与实验 1 相比,医院救护车数量的增加(实验 3)产生了阳性结果,伤员后送时间减少了;而医院救护车数量的减少(实验 2)产生了阴性的结果,伤员后送时间增加了。

医院救护车数量越多,伤员的后送时间就越短。与原来相比,医院救护车数量增加 1 辆,伤员的后送时间就减少 23.63%;但若医院救护车数量减少 1 辆,则救援所需时间接近原来 2 倍。这表明增加医院救护车数量,可以大大提高救援效率(表 12-16,图 12-15)。

表 12-16　调整医院救护车数量对后送时间的指标变化

编号	救护车数量变化	后送时间	指标变化	结　局
1	0	1 820	对照	对照
2	−1	3 490	91.76%	阴性
3	+1	1 390	23.63%	阳性

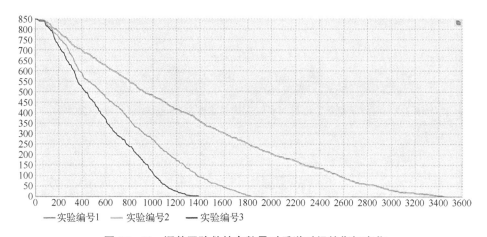

图 12-15　调整医院救护车数量对后送时间的指标变化

二、开原龙卷风干预实验研究

(一)调整医院空余床位数量

为观察医院空余床位数量对伤员后送时间的影响,设计了三组干预实验,以模拟空余床位不同数量情况下伤员后送总时长的变化。

1. 实验方案

实验 1:作为参照的实验方案,设二级医院的普通床位空余数量为 10,ICU 床位空余数量为 5;三级医院普通床位空余数量为 20,ICU 床位空余数量为 10。

实验 2:作为减少方案,将二级医院和三级医院的普通床位空余数量和 ICU

床位空余数量调整为参照实验方案的 80%。

实验 3：作为增加方案，将二级医院和三级医院的普通床位空余数量和 ICU 床位空余数量调整为参照实验方案的 120%。

2. 实验结果

从干预实验结果可以看出，与实验 1 相比，医院空余床位数量的增加（实验 3）产生了阳性结果，伤员后送时间减少了；医院空余床位的减少（实验 2）产生了阴性的结果，伤员后送时间增加了。

医院空余床位数量越多，伤员的后送时间就越短。与原来相比，医院空余床位增加 20%，伤员的后送时间就减少 30.17%。但若医院空余床位减少 20%，则伤员的后送时间增加 25%。这表明增加医院空余床位数量，对于减少伤员的后送时间有一定的意义（表 12 - 17，图 12 - 16）。

表 12 - 17　调整医院空余床位数量对后送时间的指标变化

编号	床位数量比例	后送时间	指标变化	结　局
1	100%	580	对照	对照
2	80%	725	25%	阴性
3	120%	405	30.17%	阳性

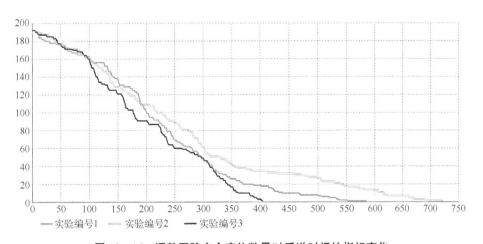

图 12 - 16　调整医院空余床位数量对后送时间的指标变化

（二）调整危重伤是否必须送三级医院策略

为了观察伤员后送策略对伤员后送时间的影响，在床位数及其他条件都为默认的情况下设计了两组干预实验,本部分主要关注的是危重伤伤员是否一定要送到三级医院并就此来做探讨。

1. 实验方案

实验1:危重伤伤员必须送往三级医院,在此方案中危重伤伤员只能被送到三级医院进行救治,不能拉到二级医院进行救治。

实验2:危重伤伤员不是必须送往三级医院,在此方案中危重伤伤员也可以送往二级医院进行救治。

2. 实验结果

伤员的后送策略对于后送效率有很大影响。如果危重伤伤员可以送往二级医院,那么伤员的后送时间比只能送往三级医院的情况下减少了13.85%(表12-18,图12-17)。

表 12-18 调整危重伤是否必须送到三级医院对后送时间的指标变化

编号	危重伤是否必须送三级医院	后送时间	指标变化	结局
1	是	455	对照	对照
2	否	392	13.85%	阳性

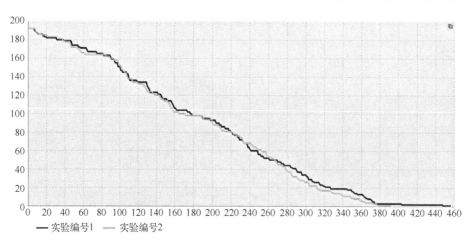

图 12-17 调整危重伤是否必须送到三级医院对后送时间的指标变化

(三)调整医院的救护车数量

为观察医院救护车数量对后送伤员总时长的影响,设计了三组干预实验,以模拟不同救护车数量情况下伤员后送总时长的变化。

1. 实验方案

实验 1：作为参照方案，设三级医院的救护车数量为 3 辆，二级医院的救护车数量为 2 辆，其他条件均为默认值。

实验 2：作为减少方案，将三级医院的救护车数量和二级医院的救护车数量都调整为比参照方案少 1 辆，其他条件均为默认值。

实验 3：作为增加方案，将三级医院的救护车数量和二级医院的救护车数量都调整为比参照方案多 1 辆，其他条件均为默认值。

2. 实验结果

从干预实验结果可以看出，与实验 1 相比，医院救护车数量的增加（实验 3）产生了阳性结果，伤员后送时间减少了；而医院救护车数量的减少（实验 2）产生了阴性的结果，伤员后送时间增加了。

显然，医院救护车数量越多，伤员的后送时间就越短。与原来相比，医院救护车数量增加 1 辆，伤员的后送时间就减少 38.18%，后送效率提高幅度也很大（详见表 12 - 19，图 12 - 18）。

表 12 - 19　调整医院救护车数量对后送时间的指标变化

编号	救护车数量变化	后送时间	指标变化	结　局
1	0	550	对照	对照
2	−1	860	56.36%	阴性
3	+1	340	38.18%	阳性

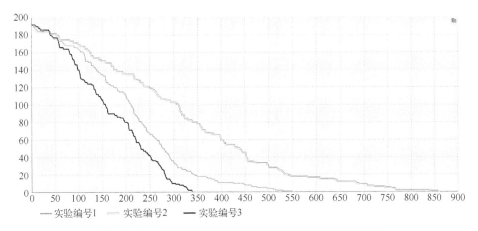

图 12 - 18　调整医院救护车数量对后送时间的指标变化

第四节 政策建议

一、增加 20% 的医院空余床位能缩短伤员后送时间

通过模型干预实验发现,医院空余床位数量越多,伤员的后送时间就越短。在盐城龙卷风灾害中,与原来相比,医院空余床位若增加 20%,则伤员的后送时间减少了 7.69%;但若医院空余床位减少 20%,伤员的后送时间则增加了 1.92%。在开原龙卷风灾害中,与原来相比,医院空余床位增加 20% 伤员的后送时间就减少30.17%;但若医院空余床位减少 20%,伤员的后送时间就增加了 25%。这表明增加医院空余床位数量,对于减少伤员的后送时间有一定的意义。

二、危重伤员可以送到二级医院可有效提高医疗后送效率

从盐城龙卷风模型干预实验发现,如果危重伤伤员可以送往二级医院,那么伤员的后送时间比只能送往三级医院的情况下减少了 13.51%。开原龙卷风模型干预实验中则减少了 13.85%,这表明伤员后送策略的选择对于伤员后送时长还是有很大的影响的。

三、增加 1 辆救护车可以很大程度提升伤员后送的效率

模型干预实验发现,医院的救护车数量越多,伤员的后送时间就越短。盐城龙卷风干预结果显示,与原来相比,医院救护车数量每增加 1 辆,伤员的后送时间就减少 23.63%。而医院救护车数量每减少 1 辆,则伤员的后送时间增加了 91.76%。开原龙卷风干预结果也显示,与原来相比,医院救护车数量每增加 1 辆,伤员的后送时间则减少 38.18%。这提示在灾后救援中,适当增加一定数量的救护车辆可以很好地提高救援的整体效率。

———————————————— 参 考 文 献 ————————————————

邓强宇,康鹏,张鹭鹭.主体建模在公共卫生领域的应用现状[J].东南国防医药, 2017,19(06):611-614.

邓强宇.我国两次龙卷风伤员创伤发生特征及建模研究[D].中国人民解放军海军军医大学.

杜海舰,伍瑞昌.医疗后送仿真及后送工具配置研究[J].数理医药学杂志,2007,20
  (005)：598－601.

范维澄.城市公共安全体系架构分析[J].城市管理前沿,2009,5(5)：38－41.

顾品强.龙卷风的危害及预防救援措施[J].职业卫生与应急救援,2010,28,(1)：
  10－11.

康鹏,张鹭鹭,刘源.玉树地震伤病员空运后送的几点思考[J].解放军医院管理杂
  志,2011,18(1)：28－30.

刘旭.抗震救灾医疗后送系统实证与建模研究[D].第二军医大学,2012.

刘巽明,邹志康.战时医院船床位利用排队系统研究[J].海军医学杂志,2003,24
  (2)：139－142.

刘志鹏.地震伤亡发生分析与预测[D].第二军医大学,2013.

吕国强,孙维伟,余伟.龙卷风所致急性应激障碍1例[J].临床精神医学杂志,2005,
  15(5)：308.

汪博,牛冬军,王西熙,等.龙卷风医疗后送卫生资源配置[J].解放军医院管理杂志,
  2021,28(08)：701－702＋705.

汪博,王胤丞,王西熙,等.开原龙卷风灾民创伤发生影响因素分析[J].西南国防医
  药,2021,31(01)：72－75.

汪博.两次龙卷风医疗后送建模与循证决策研究[D].中国人民解放军海军军医大
  学,2021.

王西熙,汪博,牛冬军,等.2次龙卷风伤员伤情调查分析[J].解放军医院管理杂志,
  2021,28(08)：755－757.

张鹭鹭,康鹏,顾洪.地震应急医学救援"两期三段"研究-基于玉树地震医学救援实
  证分析[M].北京：科学出版社,2016.

张鹭鹭.Modeling the Injury Flow and Treatment after the Major Earthquake[M].
  Germany：Springer, 2016.

张鹭鹭.非战争军事行动卫勤力量模块化研究[J].解放军医院管理杂志,2009,16
  (8)：719－722.

赵春晓,钟宁,郝莹.基于NetLogo平台的HIV治疗模型[J].计算机科学,2008,135
  (14)：283－284.

周高速,苏磊.重视风暴灾害所致群体伤的医学救援[J].中华急诊医学杂志,2015,
  24(9)：931－935.

CENTERS FOR DISEASE C, PREVENTION. Tornado-related fatalities—five
  states, Southeastern United States, April 25－28, 2011[J]. MMWR Morb

Mortal Wkly Rep, 2012, 61(28): 529 - 533.

KANTER R K. The 2011 Tuscaloosa tornado: integration of pediatric disaster services into regional systems of care[J]. J Pediatr, 2012, 161(3): 526 - 530.

LUO J, CONG Z, LIANG D. Number of Warning Information Sources and Decision Making During Tornadoes [J]. American Journal of Preventive Medicine, 2015, 48(3): 334 - 337.

NIEDERKROTENTHALER T, PARKER E M, OVALLE F, et al. Injuries and post-traumatic stress following historic tornados: Alabama, April 2011[J]. Plos One, 2014, 8(12): e83038.

PAUL B K, STIMERS M, CALDAS M. Predictors of compliance with tornado warnings issued in Joplin, Missouri, in 2011[J]. Disasters, 2015, 39(1): 108.

PAUL L A, FELTON J W, ADAMS Z W, et al. Mental Health Among Adolescents Exposed to a Tornado: The Influence of Social Support and Its Interactions With Sociodemographic Characteristics and Disaster Exposure[J]. Journal of Traumatic Stress, 2015, 28(3): 232 - 239.

RUGGIERO K J, DAVIDSON T M, MCCAULEY J, et al. Bounce Back Now! Protocol of a population-based randomized controlled trial to examine the efficacy of a Web-based intervention with disaster-affected families [J]. Contemporary Clinical Trials, 2015(40): 138 - 149.

RUSH S C, HOUSER R, PARTRIDGE A. Rebuilding Sustainable Communities for Children and Families After Disaster: Recommendations from Symposium Participants in Response to the April 27th, 2011 Tornadoes[J]. Community Mental Health Journal, 2015, 51(2): 132 - 138.